作業で結ぶマネジメント

作業療法士のための自分づくり・仲間づくり・組織づくり

編集

澤田辰徳
東京工科大学医療保健学部作業療法学科・准教授
（前 イムス板橋リハビリテーション病院リハビリテーション科・技士長）

編集協力

齋藤佑樹
仙台青葉学院短期大学リハビリテーション学科作業療法学専攻・准教授

上江洲 聖
日赤安謝福祉複合施設・作業療法士

友利幸之介
東京工科大学医療保健学部作業療法学科・准教授

医学書院

編者略歴 ● 澤田辰徳(さわだ たつのり)

1975年,岐阜県生まれ.広島大学医学部保健学科卒業.急性期から在宅,特別養護老人ホーム,そして教員の経験を経て,イムスグループ イムス板橋リハビリテーション病院の設立よりリハビリテーション科技士長として勤務.訪問リハビリテーション事業所,通所リハビリテーション事業所,診療技術部門責任者を兼務しつつ,イムスグループOT(作業療法士)会代表幹事を兼任.2016年8月に退職し,同年9月より東京工科大学医療保健学部作業療法学科准教授.保健学博士.

【所属】日本作業療法士協会(学術部員,定義改定委員,運転と作業療法特設委員),日本臨床作業療法学会(会長),作業療法臨床実践研究会(代表世話人),運転と作業療法研究会(世話人),A-ONE研究会(世話人),NPO法人ADOC project,日本臨床神経生理学会など

作業で結ぶマネジメント
―作業療法士のための自分づくり・仲間づくり・組織づくり

発　行　2016年9月15日　第1版第1刷Ⓒ
　　　　2019年12月1日　第1版第2刷

編　集　澤田辰徳

編集協力　齋藤佑樹(さいとうゆうき)・上江洲 聖(うえず せい)・友利幸之介(ともりこうのすけ)

発行者　株式会社　医学書院
　　　　代表取締役　金原　俊
　　　　〒113-8719　東京都文京区本郷1-28-23
　　　　電話　03-3817-5600(社内案内)

組　版　明昌堂
印刷・製本　日経印刷

本書の複製権・翻訳権・上映権・譲渡権・貸与権・公衆送信権(送信可能化権を含む)は株式会社医学書院が保有します.

ISBN978-4-260-02781-6

本書を無断で複製する行為(複写,スキャン,デジタルデータ化など)は,「私的使用のための複製」など著作権法上の限られた例外を除き禁じられています.大学,病院,診療所,企業などにおいて,業務上使用する目的(診療,研究活動を含む)で上記の行為を行うことは,その使用範囲が内部的であっても,私的使用には該当せず,違法です.また私的使用に該当する場合であっても,代行業者等の第三者に依頼して上記の行為を行うことは違法となります.

JCOPY 〈出版者著作権管理機構　委託出版物〉
本書の無断複製は著作権法上での例外を除き禁じられています.複製される場合は,そのつど事前に,出版者著作権管理機構(電話03-5244-5088,FAX 03-5244-5089,info@jcopy.or.jp)の許諾を得てください.

執筆者一覧（執筆順）

澤田　辰徳	東京工科大学医療保健学部作業療法学科・准教授（前 イムス板橋リハビリテーション病院リハビリテーション科・技士長）	
田村　浩介	株式会社いきがいクリエーション・代表取締役	
京極　真	吉備国際大学保健医療福祉学部作業療法学科・教授	
寺岡　睦	吉備国際大学保健医療福祉学部作業療法学科・講師	
三﨑　一彦	済生会小樽病院リハビリテーション室作業療法課・課長	
齋藤　佑樹	仙台青葉学院短期大学リハビリテーション学科作業療法学専攻・准教授	
上江洲　聖	日赤安謝福祉複合施設・作業療法士	
友利幸之介	東京工科大学医療保健学部作業療法学科・准教授	
小川　真寛	京都大学大学院医学研究科人間健康科学系専攻作業療法学講座	
福留　大輔	イムス横浜狩場脳神経外科病院リハビリテーション科・技士長	
金城　正太	うむやすみゃあす・ん診療所・事務長代行/認知症デイケアみゃあすみゃあす・管理者・作業療法士	
鈴木　達也	聖隷クリストファー大学リハビリテーション学部作業療法学科	
仲地　宗幸	株式会社NSPキングコング専務取締役	
建木　健	NPO法人えんしゅう生活支援net・理事長/ID-Lab合同会社・CEO	
上城　憲司	西九州大学リハビリテーション学部リハビリテーション学科作業療法学専攻・教授	
小林　隆司	首都大学東京健康福祉学部作業療法学科・教授	
大野　勘太	東京工科大学医療保健学部作業療法学科・助教	
竹林　崇	大阪府立大学地域保健学域総合リハビリテーション学類作業療法学専攻・准教授	
籔脇　健司	吉備国際大学保健医療福祉学部作業療法学科・教授	
柴田八衣子	兵庫県立リハビリテーション中央病院リハビリ療法部次長 兼 作業療法科主任	
石黒　望	近江温泉病院総合リハビリテーションセンター部長・作業療法士	
山口　清明	特定非営利活動法人はびりす・代表理事	
中塚　聡	諏訪共立病院在宅リハビリテーション科・科長・作業療法士	
西尾絵里香	たたらリハビリテーション病院リハビリテーション技術部	
河原　克俊	埼玉セントラル病院リハビリテーション科・技士長・作業療法士	
饒平名亜紀子	日赤安謝福祉複合施設・作業療法士	
下重　斎	一般財団法人太田綜合病院附属太田熱海病院作業療法科・主任	
原田　伸吾	株式会社つむぎ代表取締役	
志村　邦康	洛和会音羽記念病院リハビリテーション部・係長	
唐松　考記	春日部ロイヤル訪問看護ステーション・作業療法士	
冨永　美紀	重度認知症デイケアなのはな・作業療法士	
藤本　一博	茅ヶ崎新北陵病院リハビリテーション科・係長・作業療法士	
木田　佳和	介護老人保健施設楢葉ときわ苑・施設長	
宮崎　宏興	特定非営利活動法人いねいぶる・理事長	
小澤　友恵	イムス板橋リハビリテーション病院訪問リハビリテーション事業所	

序

　私が作業療法士になった理由は到底褒められたものではない．理髪師の両親の間に生まれ，故郷の県内有数の進学校で文系を選択していた私には，医学・医療・福祉といったいわゆる理系の道に歩む気持ちなど微塵もなかった．私の大学の志望学部は，第一志望は弁護士になりたいという理由で法学部，第二志望は魅惑のキャンパスライフに夢を膨らませたという理由で意味もなく経済学部や経営学部だった．しかし，スポンサー（父親）の酒飲み友達が作業療法士という運命のいたずらが起きた．家の経済的な理由もあり，スポンサーに逆らえない私の選択肢は国立大学が作業療法士の養成校，私立大学が法学部か経済学部の記念受験というものになった．そして，めでたく国立大学に合格し，作業療法士の道を進むことになったのである．しかし，このときの私には良くも悪くも，作業療法士になるしかないという一種のキャリアデザインみたいなものをすでに描いていたのを覚えている．

　ところで，前述の私のスポンサーの話によると，作業療法士は給料が高く，午後5時の定時に退社でき，休みが多いという情報であったため，そう悪くもない話かと思っていた．しかし，大学入学後それが嘘の情報だと気づく瞬間が音速でやってきた．それは大学1年の前期，作業療法概論の一番はじめの授業で担当の鎌倉矩子先生が発した「この職業でお金儲けしたい人は諦めてください」という第一声であった．作業療法デビューの授業でこの衝撃を受容するには，未成年の自分には少し時間が必要であったが，作業療法士になるしかないという気持ちに変化はなかった．

　劣等な学生であった私も卒業でき，作業療法士になった．臨床では手を良くしよう，体を良くしよう，歩けるようにしようと作業療法士中心の目線で躍起になっていたが，作業療法は何なのか？という命題に対する答えには常に靄がかかっていた．私は自分が糧とする職業に対して誇りを持ちたかったが，それができない自分に苦しんでいた．そして，気がついたときに私は作業療法に対して失望していたのである．

　その後，作業療法の独自性が何なのか暗中模索するなかで，作業療法独自の理論やモデルの数々と出会い，偉大な先人たちの教授を受け，壁にぶつかりながらも実践を繰り返すことで，作業療法はこれだというものが少しずつ見えてきた．そして，作業を大切にする作業療法を実践するなかで，私は作業療法士であることに誇りを持つようになっていった．すると，私はこの気持ちを多くの作業療法士と共有したいと思い始めた．そこで，仲間とともに，作業に焦点を当てた実践をするための作業療法の知識と技術を共有するために前著『作業で語る事例報告』（医学書院，2014）を出版したのである．この本に対し様々な反響を頂いたことは編者冥利に尽きる．

　一方，数多の作業療法士との出会いのなかで，作業療法の知識が十分にあり，自分

の中に素晴らしい作業療法のアイデンティティーが確立されているにもかかわらず，実践に苦慮している人たちが多いことに気づかされた．彼らは，クライエントを支援する物品を買ってもらえずにやむをえず手作りをしたり，組織の中で上司や他職種に理解されなかったり，組織の様々な規則に制約を受けたり，作業療法部門で一人後ろ指を指されながら孤軍奮闘して作業を基盤とした実践を行ったりしているなど，ひどく悩み，落ち込んでいた．昔の自分を見ているようでもあったが，それは周りの人的・物的環境に全て責任があるとも思えない．

　作業療法にかかわらず，社会における組織という集団の中で業務を実行するとなると，周りの環境に強く影響を受け，様々な問題に直面する．作業療法の領域におけるその問題は，作業療法のアイデンティティーを示す理論や医学・医療・福祉の知識だけを身につけても解決できない．どうすれば解決できるのか？と問い続けると，その答えは，作業療法をどうするかではなく，自分自身や組織をどうするか，つまりマネジメントそのものであった．

　本書は，作業療法にかかわるマネジメントに特化している．作業療法の成書に書かれてあるような科学的な知見やエビデンスなどとは程遠いかもしれない．本書の執筆者は経営学や経済学を専門的に学んできていない作業療法士である．そして，その執筆内容は偏に様々な知識を活用し，実践の中から紡ぎ出した貴重な経験談である．経験は，現代科学や作業療法の理路整然と築き上げられた理論においては軽視されるかもしれない．しかし，私は尊敬する上司から事あるごとに「経験こそ財産」と教育されてきた．エビデンスももちろん重要であるが，単なる机上の空論ではなく，臨床の現場から実践を通してつくり上げた経験にも強い価値があるだろうと私は信じている．

　本書の狙いは，作業を大切にする作業療法を実践することである．それは個人であれ組織であれ形態は問わない．この狙いを実現するためのマネジメント本ということで，一般の作業療法の成書と異なり，作業療法士にはなじみが薄い用語も出てくるだろう．しかし，一見作業とは関係ないようなことも最終的には臨床での作業療法の実践に結びつく．これは，作業を大切にする実践を行うためには，作業に焦点を当てつつも，ときには作業から離れるというマネジメントをしなくてはならないことを示している．

　本書は1～7章を基礎編，8章を実践編と位置づけている．基礎編では作業療法にかかわるマネジメントの基本について，実践編では臨床で作業を実現するための取り組みについてまとめている．また，基礎編と実践編を結ぶべく，実践編の各項目には基礎編と関連する頁を記載している．本書を読んでいただき，日々の業務を行うなかで，読者自身が作業的存在になり，そして作業を大切にする組織を実現するための一助になることを期待してやまない．

　本書の刊行にあたり，作業療法の本質を表現するために，作業療法から少し離れた視点で執筆していただくという難題に対し，数多くの知識をもとに実践した経験知を

惜しげもなく披露していただいた執筆者の皆様に心から感謝申し上げる．そして，最高の仲間であり，いつも共創してくれる編集協力の齋藤佑樹，上江洲 聖，友利幸之介の三氏，常に温かく支援してくださる医学書院 北條立人氏に深謝する．

　2016年7月　梅雨明けを待ちながら

澤田辰徳

目次

1章 作業に焦点を当てたマネジメント　2

- マネジメントの重要性　澤田　辰徳　4
- 現場が抱えている問題を整理する　澤田　辰徳　6
- 作業を大切にする職場をつくる　澤田　辰徳　8
- 組織の方向性を決める「理念」と「基本方針」　澤田　辰徳　10
- 「社会貢献」と「利益」　澤田　辰徳　12
- 組織に求められる人材とは　澤田　辰徳　14
- クライエント中心の土台はセラピストの人格　澤田　辰徳　16

2章 マネジメントに役立つメソッド　18

- PDCAサイクル　澤田　辰徳　20
- コーチング　田村　浩介　22
- 信念対立解明アプローチ　京極　真　24
- OBP 2.0　寺岡　睦　26
- クリニカル・クラークシップ　三﨑　一彦　28

3章 セルフマネジメント　30

- 常に目標をもつ　澤田　辰徳　32
- 時間を有効利用する　澤田　辰徳　34
- 信頼される人材になる　齋藤　佑樹　36
- 組織で仲間をつくる　上江洲　聖　38
- 事例を通して結果を出す　澤田　辰徳　40
- 他職種の専門性を知る　齋藤　佑樹　42
- 所属外のつながりをつくる　友利幸之介　44
- 理論を学ぶ　齋藤　佑樹　46
- キャリアをデザインする 〜大学院に進む〜　友利幸之介　48

4章 チームマネジメント　52

- リーダーシップとは　澤田　辰徳　54
- 作業の大切さを後輩に伝える　齋藤　佑樹　56
- 学び合う環境をつくる　齋藤　佑樹　58
- チームのモチベーションを上げる　上江洲　聖　60
- 作業の視点をチームに伝える　上江洲　聖　62

カンファレンスや計画書を活用する……………………………………… 齋藤　佑樹　64
　　管理者がもつべき交渉のスキル…………………………………………… 澤田　辰徳　66
　　クレームへの対応…………………………………………………………… 澤田　辰徳　68

5章　管理運営　70

　　管理者とは…………………………………………………………………… 澤田　辰徳　72
　　収益管理……………………………………………………………………… 澤田　辰徳　74
　　施設管理……………………………………………………………………… 澤田　辰徳　76
　　リスク管理…………………………………………………………………… 小川　真寛　78
　　労務管理……………………………………………………………………… 福留　大輔　80
　　労働衛生管理………………………………………………………………… 澤田　辰徳　82
　　書類管理……………………………………………………………………… 澤田　辰徳　84
　　教育システム………………………………………………………………… 澤田　辰徳　86
　　企画書の作成………………………………………………………………… 金城　正太　88
　　会計管理……………………………………………………………………… 鈴木　達也　90
　　人材マネジメント…………………………………………………………… 仲地　宗幸　92
　　起業の方法論………………………………………………………………… 建木　　健　94

6章　社会保障制度　96

　　報酬制度を理解する重要性………………………………………………… 澤田　辰徳　98
　　医療保険……………………………………………………………………… 上城　憲司　100
　　介護保険……………………………………………………………………… 上城　憲司　102
　　障害者総合支援法…………………………………………………………… 建木　　健　104

7章　地域包括ケアシステムにおけるマネジメント　106

　　地域包括ケアシステムとは………………………………………………… 小林　隆司　108
　　地域包括ケアシステムにおける多職種連携と作業療法士の役割……… 小林　隆司　110
　　生活行為向上マネジメントと地域包括ケア……………………………… 小林　隆司　112

8章　作業に焦点を当てたマネジメントの実践例　116

　　自分をマネジメントする① 限られた時間を有効に使う……………… 友利幸之介　118
　　自分をマネジメントする② 修士課程に専念して気づいたこと……… 大野　勘太　120
　　自分をマネジメントする③ 10年後の自分を見つめる………………… 竹林　　崇　122
　　自分をマネジメントする④ 教育研究職に就く………………………… 籔脇　健司　124
　　作業を大切にする教育システム① ラダー・GIO・SBO……………… 澤田　辰徳　126
　　作業を大切にする教育システム② クリニカル・クラークシップを活用した卒後教育 … 三崎　一彦　128

作業を大切にする教育システム③ ともに成長するシステムづくり	齋藤　佑樹	130
職場に作業を導入する① 作業を大切にする職場をつくる	三﨑　一彦	132
職場に作業を導入する② 生活行為向上マネジメントを導入する	柴田八衣子	134
職場に作業を導入する③ 回復期作業療法パスの作成・導入	石黒　望	136
職場に作業を導入する④ 面接評価ができる環境をつくる	齋藤　佑樹	138
職場に作業を導入する⑤ 子どもと家族の作業的公正への挑戦	山口　清明	140
職場内で作業を大切にする仲間をつくる① 人-環境-作業の整備	中塚　聡	142
職場内で作業を大切にする仲間をつくる② OBP勉強会の立ち上げ	西尾絵里香	144
職場内で作業を大切にする仲間をつくる③ 上司と作業で語る関係性をつくる	上江洲　聖	146
作業環境を整える① 物品管理，リスク管理	河原　克俊	148
作業環境を整える② 急性期で作業に取り組むための救急・救命管理	竹林　崇	150
作業環境を整える③ お金をかけずに書類システムを効率化する	澤田　辰徳	152
作業環境を整える④ 職員の作業を大切にする	澤田　辰徳	154
他職種と作業の視点を共有する① 伝えかたの大切さ，伝え続けることの大切さ	饒平名亜紀子	156
他職種と作業の視点を共有する② クライエントの声から始める	下重　斎	158
他職種と作業の視点を共有する③ 他職種を理解することから始める	原田　伸吾	160
他職種と作業の視点を共有する④ 信念対立解明アプローチ	寺岡　睦	162
他職種と作業の視点を共有する⑤ 面接内容・作業場面・目標を共有する	齋藤　佑樹	164
他職種と作業の視点を共有する⑥ OT newsletterの活用	志村　邦康	166
他職種と作業の視点を共有する⑦ 作業療法の理解を促す	唐松　考記	168
他職種と作業の視点を共有する⑧ 1人の事例から始める	冨永　美紀	170
他職種と作業の視点を共有する⑨ 行政との連携	友利幸之介	172
職場を超えた仲間づくり① 湘南OT交流会	藤本　一博	174
職場を超えた仲間づくり② ADOC project	友利幸之介	176
作業を大切にする組織運営① 理念・基本方針を活用する	澤田　辰徳	178
作業を大切にする組織運営② 作業という言葉を使わずに作業を大切にできる組織	木田　佳和	180
作業を大切にする組織運営③ うまれる，つくる，はぐくむサイクル	宮崎　宏興	182
作業を大切にする組織運営④ 誰もが当たり前に暮らせる社会をめざして	建木　健	184
作業を大切にする組織運営⑤ 全職種がADOCを使用する	原田　伸吾	186
作業を大切にする組織運営⑥ クライエントのストーリーを共有する	小澤　友恵	188
作業を大切にする組織運営⑦ 「不器用だけど一生懸命」を支援する	仲地　宗幸	190

Column

作業療法とマネジメントは似ている	澤田　辰徳	50
時代を読む	澤田　辰徳	114

あとがき	192
索引	196

装丁デザイン：糟谷　一穂

表紙写真：上江洲　聖

本書に出てくる主な略語（ABC順）

略語	英語	日本語
ACT	assertive community treatment	地域包括支援プログラム
ADOC	Aid for Decision-making in Occupation Choice	作業選択意思決定支援ソフト
AMPS	Assessment of Motor and Process Skills	運動とプロセス技能の評価
BPSD	behavioral and psychological symptoms of dementia	認知症の行動や心理症状
COPM	Canadian Occupational Performance Measure	カナダ作業遂行測定
CPPF	Canadian Practice Process Framework	カナダ実践プロセス枠組み
EBP	evidence-based practice	根拠に基づいた実践
ICF	International Classification of Functioning, Disability and Health	国際生活機能分類
MCI	mild cognitive impairment	軽度認知障害
MTDLP	Management Tool for Daily Life Performance	生活行為向上マネジメント
OBP	occupation-based practice	作業を基盤とした実践
OPHI-Ⅱ	Occupational Performance History Interview	作業遂行歴面接第2版
OPPM	Occupational Performance Process Model	作業遂行プロセスモデル
OSA-Ⅱ	Occupational Self Assessment	作業に関する自己評価改訂第2版
OTIPM	Occupational Therapy Intervention Process Model	作業療法介入プロセスモデル

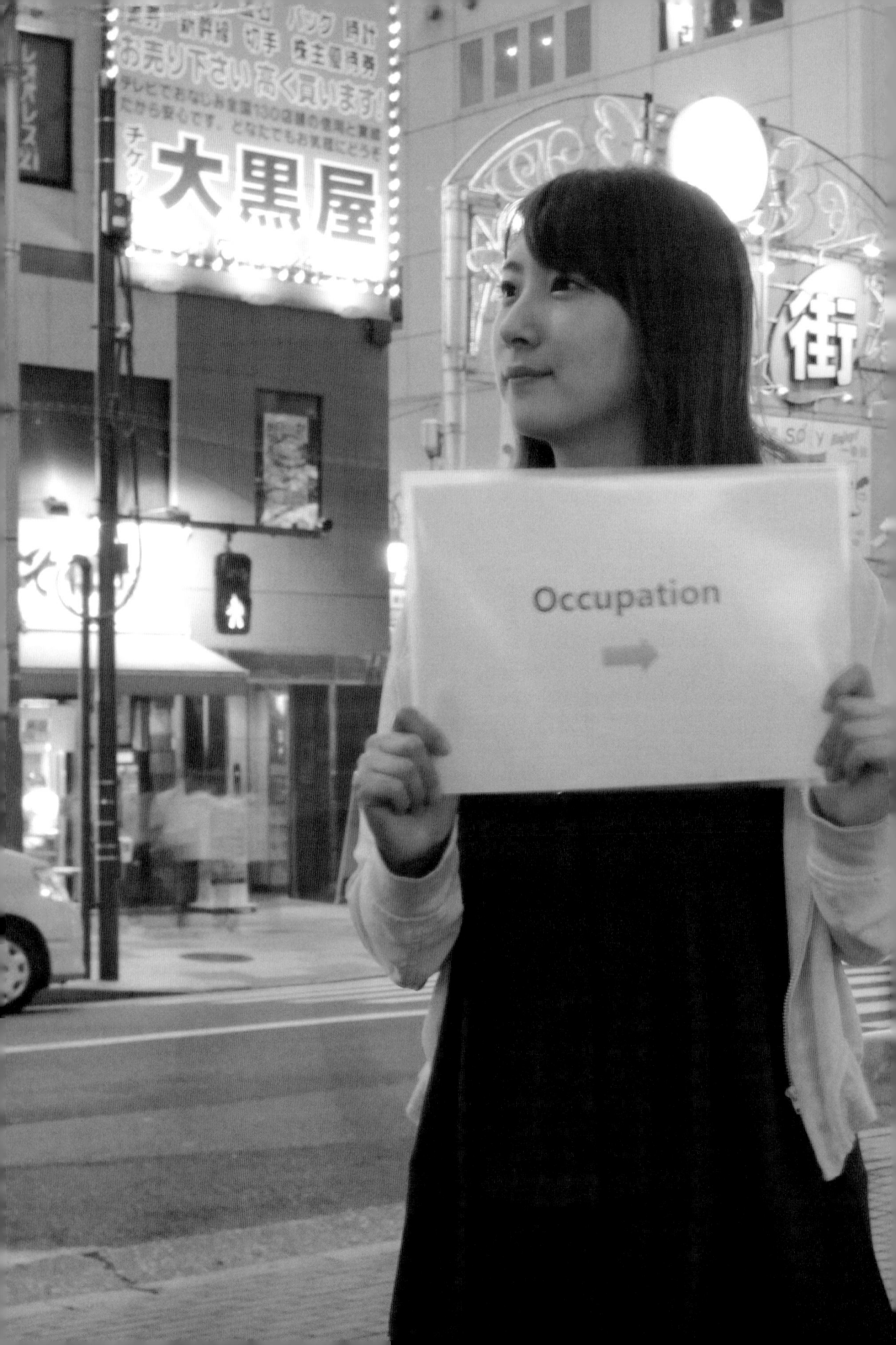

Occupation →

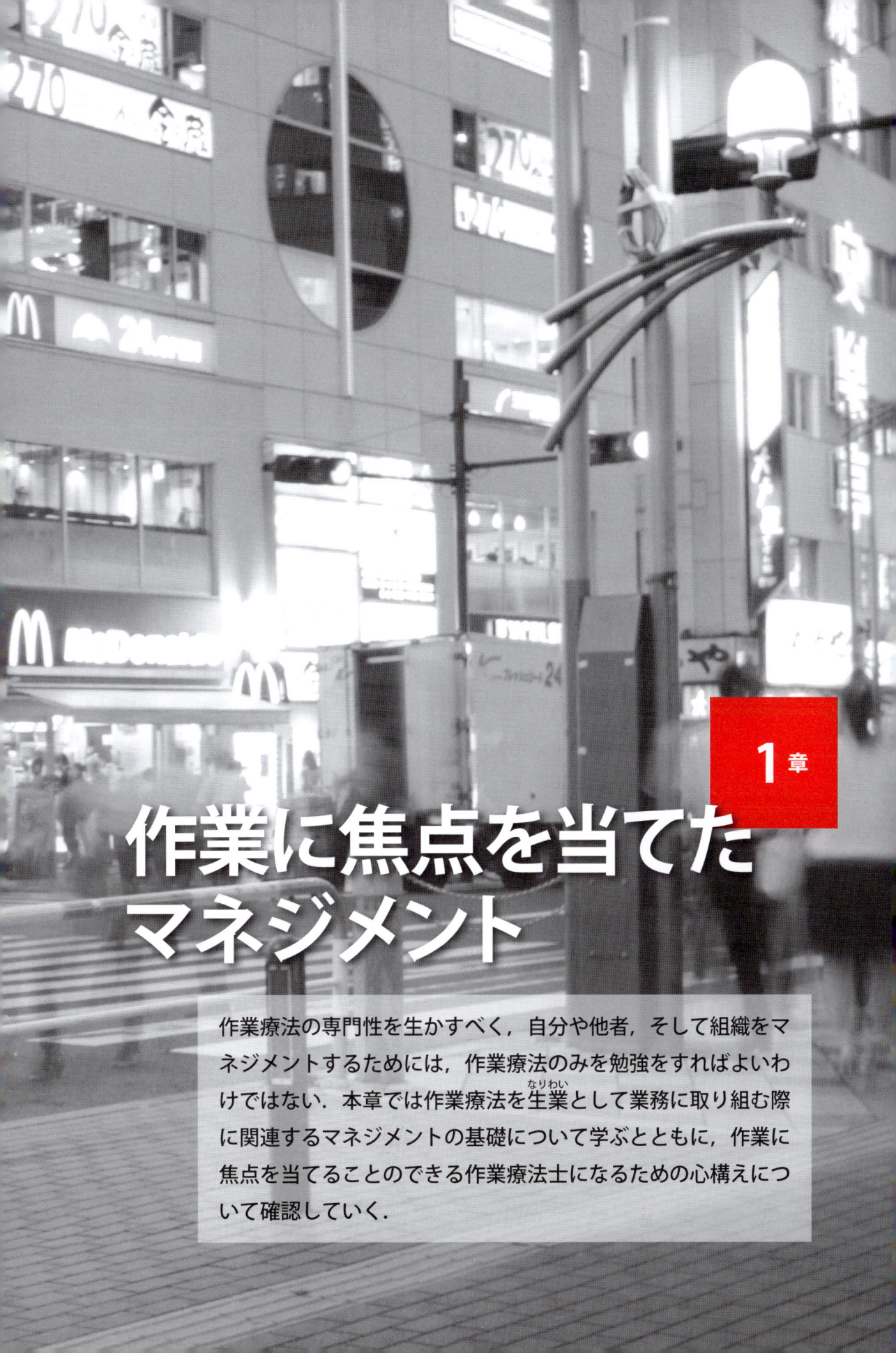

作業に焦点を当てた マネジメント

1章

作業療法の専門性を生かすべく，自分や他者，そして組織をマネジメントするためには，作業療法のみを勉強をすればよいわけではない．本章では作業療法を生業(なりわい)として業務に取り組む際に関連するマネジメントの基礎について学ぶとともに，作業に焦点を当てることのできる作業療法士になるための心構えについて確認していく．

マネジメントの重要性

1 マネジメントとは？

近年，マネジメントという言葉を様々な分野で耳にするようになった．一昔前は，スケジュールや用品を管理するという意味合いから部活のマネジャーや芸能人のマネジャーという，いわゆる「お世話役」というイメージが先行していた．しかし，現在マネジメントは様々なメディアで取り上げられ，一般的に上層部の人間，いわゆる管理者が行うこと，つまり「管理」と訳されるようになった．私たちを取り巻く環境でも，出勤シフトの作成，感染症流行時期の体調管理，手工芸の材料費の扱い，人事異動など，管理すべき点を挙げたら多岐にわたる．ゆえに一般職員はマネジメントを自分とはあまり関係がないものとして捉えがちである．

しかし，マネジメントは「管理」だけに収まらない．誰もが耳にしたことのあるマネジメントの提唱者である Peter F. Drucker（ドラッカー）はマネジメントを，

① 自らの組織の特有の機能を果たす
② 仕事を通じて働く人を生かす
③ 自らが社会に与える影響を処理するとともに，社会の問題について貢献する

こととしている[1]．この定義を鑑みると，マネジメントとは主として組織や社会がうまく機能するように働きかけることとなる．しかし，ドラッカーはセルフマネジメントも重要視している．組織にとって人材とは人"財"であり，なぜなら個人のビジョン（目標）を明らかにし，自身の長所や資源を最大限に組織に生かすことはマネジメントのうえでは重要だからである．このことは，自己の目標の先には組織の目標があるということを示す．多くの読者は，自己の意思で組織に属している．職員は最終的に自分で選択したその属する組織に対して貢献する責務がある．そのためには自己の管理も必要になる．たとえば，自分が作業療法士としての知識や技術の向上を目指し，実現することによりクライエントが幸せになるということは所属する病院にとっても非常に望ましいことである．これは医療のみならず社会の原理といえる．したがって，マネジメントは自己の管理から社会問題の解決まで幅広い範疇にあることが想像できる．これらに共通するのは，特定の目標を効果的・効率的に達成するという点である．したがって，本書でのマネジメントの重要な概念は，個人や組織が「作業を大切にする作業療法を実践する」という目標を効果的・効率的に達成するために行う活動ということになる．

2 なぜマネジメントが重要か？

私たちは多くの場合が組織に所属しており，作業療法を生業（なりわい）として，組織から給与を得ている．その中で作業療法士という専門職の知識と技術を高め，組織に貢献するという使命をもっている．

1日が24時間という事実は万人に共通し，多くの臨床現場は8時間労働，週休2日であろう．その限られた資源の中で，私たちは仕事とプライベートのバランスを考慮しつつ上記の使命を達成しなくてはならない．今，本書を手に取って読んでいる読者の皆さんも限られた貴重な時間の中で知識を高めようとしていることと思う．

世の中にはこの限られた時間の中で，明確な目標をもち日々成長している人々がいる．また，限られた時間の中で業務を要領よく丁寧に仕上げることができる者が存在し，このような人々は他者から有能な人材として評価されることが多い．このことは個人だけでなく組織も同様である．なか

なか改革が進まない組織もあれば，1か月でサービスの質が劇的に改善する組織もある．躍進する人々はただ漠然と取り組んでいるのではなく，意識的か無意識的かにかかわらず，必要な情報に基づき問題の本質を見極め，最適な方法を吟味したうえで，明確な目標に向かって問題解決に導いている．これら一連の行動はマネジメントである．ゆえに成長し，能力が高い個人や成長する組織はマネジメント能力が高い．したがって，マネジメントは個人や組織の生産性を最大限に高める有効な活動である．ゆえに問題を効果的・効率的に解決し，成長していくためにはマネジメントは必須となる．

3 作業を大切にする作業療法実践に立ちはだかる2つの壁

臨床でこのような経験はないだろうか？「もっと自分の面接技術が高まれば，クライエントが幸せになれるのに」「もう少し道具があればあんな介入ができるのに」「作業についてわかり合える仲間が増えたら，もっと仕事が面白くなるのに」……現場で作業療法を実践していると様々な問題に遭遇する．筆者は作業を大切にする作業療法の障壁には大きく分けて2種類存在すると考えている（図1）．1つは「作業療法士自身の問題」である．これは，作業を大切にした作業療法を行いたくても作業療法士自身の知識や技術の不足でそれができないことを示す．たとえば，COPMのやり方がわからない，人間作業モデルがわからないといったことである．この問題には様々な成書を読んだり研修会に参加することが有用であ

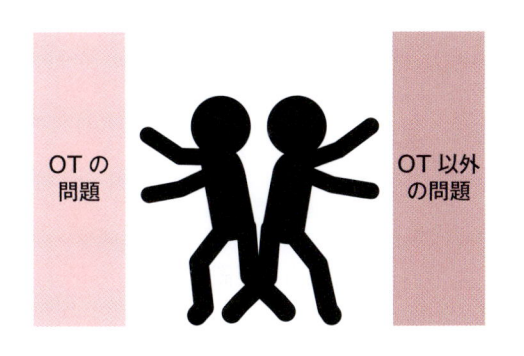

る．また，このような資源を利用し，効果的・効率的に学習するにはセルフマネジメントが有用である．

もう1つは「作業療法士以外の問題」である．たとえば，大切な作業を支援する作業療法を実践したくても，その実践のためのシステムがない，機材がない，周りから理解されない等といったものである．これは個人の問題ではなく組織の問題といえる．このような問題を解決するのにマネジメントは必須となる．マネジメントを通して組織はより良い集合体へと進化していく．

4 マネジメントで必要な資源「ヒト」「カネ」「モノ」

マネジメントとは個人や組織の目的を果たすためのものであるが，そのためには資源である「ヒト」「カネ」「モノ」をどう動かすかが鍵となる．たとえば，管理者がクライエントの作業を支援する面接のバリエーションを増やすために，プロジェクトリーダーとして作業に詳しいAさん（ヒト）を任命し，事務長（ヒト）の許可を得てiPadとADOC（モノ）を購入（カネ）し，結果としてクライエントに良い成果を生み出すといったことである．

これは組織だけでなく自身の管理にも役立つ．たとえば，自分は何のために研修会に参加しているのだろうか？　また，何のために専門書を買うのだろうか？　考えてみよう．耳が痛い話ではあるが研修会に出て満足，本を購入して満足ということはよくあることである．効率的に作業を大切にする作業療法を学ぶために，自分という資源（ヒト）をどのような研修会や書籍（モノ）へ投資するのか（カネ）ということは重要な要素である．

このようにマネジメントとは「ヒト」「カネ」「モノ」という資源を効果的，効率的に最適な状態にする重要な方法なのである．

文献
1) P.F. ドラッカー（著），上田惇生（編訳）：マネジメント―基本と原則．エッセンシャル版，ダイヤモンド社，2001

（澤田辰徳）

図1　実践に立ちはだかる2つの壁

現場が抱えている問題を整理する

1 ▶ 作業療法を行ううえでの問題

臨床では様々な問題に直面する．筆者は全国津々浦々，多くの作業療法士と話す機会があるが，管理者，一般職関係なく各職場の様々な問題を聞く．その一例を挙げてみよう．

・面接をする時間がない
・外出の許可が得られない
・十分な物品が揃っていない
・作業遂行分析ができない
・作業療法の施行単位数が少ない
・他職種から理解されない

など，枚挙にいとまがないが，そこからは多くの作業療法士が日々の臨床業務の中で多かれ少なかれ問題に直面しているという事実がある．これらの問題が解決されれば，作業療法の質が改善したり，作業療法士自身の能力が向上したり，職場環境が良くなるなどの成果が得られるはずである．

2 ▶ 問題とは？

問題とは多くの成書で書かれているように「あるべき姿と現状とのギャップ」と定義される[1]．自分あるいは組織が思い描く理想と現実のギャップ，それこそが問題といえる．したがって，読者が問題と感じている様々な事象の先には，必ずあるべき姿を思い描いているということになる．理想がない状態で問題は存在しない（図1）．あるべき姿が不明確であれば，問題も不明確となる．

たとえば，自身の成長について「なんかわからないがうまくいっていない．こんなはずじゃなかったのに…」と思っていても，あるべき姿（どうなりたいか？）が明確でないと問題も不明確なままであり，結局は解決できないということになる．このあるべき姿について，個人であれば自身で考えればよいが，難しいのは組織の場合である．

組織は2人以上の集団であるため，あるべき姿の共通認識が不可欠となる．ある者の組織の理想と他者の理想が異なっていれば，結果としてある者は問題を感じ，他の者はそれを感じないこと

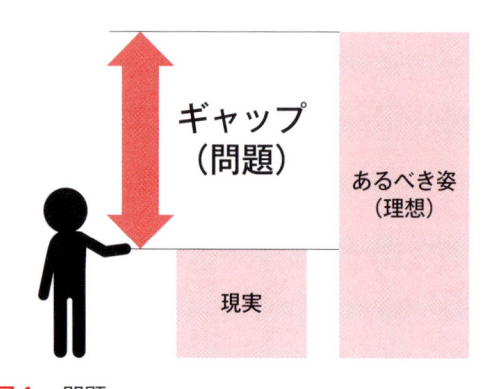

図1　問題
あるべき姿がなければ問題は存在しない．

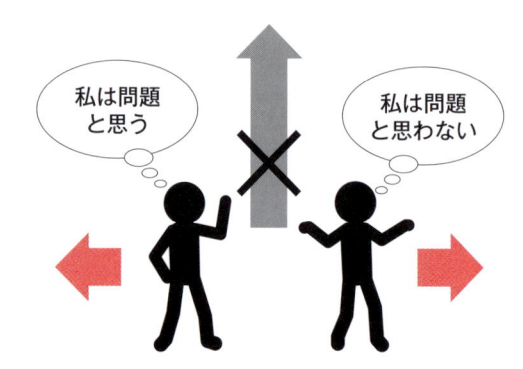

図2　問題の共通認識
共通認識が得られなければ，推進力はなくなる．

になる．こうなると組織運営は推進力をなくし暗礁に乗り上げる（図2）．一枚岩で組織の推進力を高めるためには皆が問題を問題として認識できる土台が必要である．だからこそ，個人にしろ，組織にしろ，そのあるべき姿を明確にすることが重要である．この理想，あるべき姿というものは「理念」「基本方針」「目標」として掲示されている．ゆえに，理念の設定や目標設定は重要である．これについては他項（● p.10）を参考にされたい．

3 問題の本質

問題を認識したところで，それを解決しなければ全く意味がない．問題を解決できない場合の多くの原因は問題の本質が見抜けない点にある．たとえば，作業療法部門の離職率が高いことが問題であるとしよう．目標を「離職率を下げる」とすると，それは時に解決できないことがある．また，離職者を調査すると多くが女性の結婚退職であり，新居が遠方で通えず，しぶしぶ離職していたとする．この場合の離職率を下げるための戦略は「職場内で結婚を促進する」という現実離れしたものしかないかもしれない．このようなときには対処が困難なこともある．だからこそ本質を捉えることが大切である．離職者が多い先には何があるのか？を考えたい．離職者が多いことにより作業療法の提供回数が少なくなり，クライエントの作業の可能化に時間がかかる．スタッフの労働量が増え，疲労度が増し，サービスの質が低下する．これらを解決する手段は離職率を下げるのではなく，入職を確保する，あるいは業務効率を上げるといったことであり，問題の本質は離職者が多いことではなく，作業療法サービスの量と質が低下することといえる．

このように問題の本質を明らかにすることはその後の解決方法にも影響を与える．解決する際にはどのレベルの問題をターゲットとするかも重要となる．

4 問題を解決する

前述したように，問題の本質および対処するレベルを決定することは重要である．ビジネスの世界ではいくつか問題解決の手順が示されている[2]．

①問題を確認する

具体的に現場で何が起きているか？を確認する．問題は複数の工程にまたがるかもしれない．具体的に何が起きているのかを洗い出す．「○○だろう」「○○に違いない」といった先入観は捨て，実際に起きている問題について具体的に確認し，言語化（文章化）することが重要である．

②原因を見つける

抽出した具体的な問題に対して，そのなかでの最大の問題（問題の本質）が何かを検討する．そしてその問題を起こしている原因を見つける．

③課題を設定する

どのレベルの問題を解決するために課題設定するのかを熟考する．この課題設定により，その後の成果は左右されるといっても過言ではない（前述の離職の例を参考にされたい）．

④解決策を探す

挙げられた課題を達成するために，様々な解決策を探す．成果は問題が解決されたかどうか？である．これは作業療法において「トイレが自宅でできるようになる」といった目標に対して，その方法が機能訓練であれ，何であれこの作業の達成そのものが成果であることと同じである．

⑤計画する，実行する，フィードバックする

問題の解決に向けて誰が，どのようにやるのか？といったことを計画し，実行する．そして，修正があれば修正する．これも一連の作業療法プロセスと類似している．これらの過程はPDCAサイクル（● p.20）に類似している．問題解決技法については，第2章に詳説しているので参考にしてほしい．

文献

1) P.F.ドラッカー（著），上田惇生（編訳）：マネジメント ―基本と原則．エッセンシャル版，ダイヤモンド社，2001
2) 長田周三，他：ドラッカーが教える問題解決のセオリー．総合法令出版，2011

（澤田辰徳）

作業を大切にする職場をつくる

1 ▶ 作業の専門家として支援をする

　作業に焦点を当てたマネジメントをするには，マネジメントをする人が作業を大切にしなくてはならない．作業とはその人にとって意味と目的のある活動である．作業療法士は作業を手段と目的として利用しクライエントに貢献する．プラットフォーム上で機能訓練を数か月し続け，作業療法の終了に至るまで全く作業に従事することがなく，作業の成果も生まれないという状況は作業に焦点が当たっていないといえる．このような状況は理学療法の業界でも警鐘が鳴らされている．

　日本理学療法士協会の現会長である半田[1]はただ散歩に寄り添うのみの理学療法士やプラットフォーム上でマッサージのみを続ける理学療法士は基本動作のスペシャリストである理学療法士とは異なり，「なんちゃってリハビリテーション」と言われても仕方がないという主旨を述べている．この見解はリハビリテーション業界において賛否両論を生んだが，筆者はこの意見に賛同したい．ここで強調したいのは作業を提供している場合も例外ではないことである．手工芸などの作業を利用した場合でも，クライエントにとって意味も目的もない作業を漫然と提供し続けることは上記の例と変わらない．

　オックスフォード大学の研究で20年後でもコンピューターに代替されにくい職業の6位に作業療法士が入っている（表1）[2]．この理由は人間的でかつクリエイティブな職業であるためである．作業療法士はクライエントの作業をオーダーメイドで支援する．しかし，前述のような作業療法が多くを占めるのであれば，作業療法士はロボットなどでも容易に代替可能なものになるであろう．そのクライエントにはなぜその作業でなくてはならないのか，その作業の特性は何なのか，作業療法士はいつ，どのような声かけや援助をするのか，あるいはしないのかなど作業療法士は多岐にわたりその専門性を発揮する．

　作業療法士は作業の専門家である．作業療法の専門性は理学療法士や言語聴覚士，看護師，介護福祉士など，他の職種に取って代わられるものではない．作業療法士は作業がもつ力と特性を十分に理解し，誇りをもってクライエントを支援しなくてはならない．そのために常に自己研鑽をし続けることは作業療法士の使命でもあり倫理でもある．作業に焦点を当てたマネジメントを行うには，まずはこの基本的な原理を常に心に留めておくべきであろう．

表1　20年後にコンピューター化されにくい職業

順位	コンピューター化される確率	職業名
1	0.0028	レクリエーションセラピスト
2	0.003	第一線で活躍するメカニックなど
3	0.003	緊急の管理監督者
4	0.0031	メンタルヘルスと薬物乱用のソーシャルワーカー
5	0.0033	聴覚訓練士
6	0.0035	**作業療法士**
7	0.0035	義肢装具士
8	0.0035	ヘルスケアソーシャルワーカー
9	0.0036	口腔外科医
10	0.0036	消防監督者

(Frey CB, Osborn MA：The Future of employment: How susceptible are jobs to computerisation?, September 17, 2013 〈http://www.oxfordmartin.ox.ac.uk/downloads/academic/The_Future_of_Employment.pdf〉より)

2 環境を整える

　作業を大切にするためには環境の整備が必要である．たとえば，作業療法室に料理をするためのキッチンはあるか？　買い物に出かけるために外出可能なシステムはあるか？　クラフトを行うための材料はあるか？　このように作業を大切にする作業療法を実践するためには環境の問題は多々存在する．キッチンが存在しないため料理を作るためのキッチンを作る，自動車運転を支援するために運転のコースを作成して改造車を購入するといった大掛かりなことは難易度が高い．まずは自身の施設においてクライエントが挙げやすい作業に関する物品を揃えるといった簡単なものから始めることがよいだろう．一方で環境を整えるということは，物品を購入し揃えることのみにより成立するわけではない．「カネ」を投入しなくとも環境を整える方法はある．現状として，組織的にそれが難しいのであれば模擬的に行うなどの代替方法を実施すればよい．「ヒト」「カネ」「モノ」をどう効果的に利用するか？　その答えは一通りではない．

　いずれにせよ，環境を整えるためには様々な戦略を用いて組織に働きかけるべきである．その方法は本書全般にわたって解説している．

3 1人でやっていないか？

　職場でただ1人作業に焦点を当てる実践をしている読者がいるとすればさぞかし心細いことであろう．語弊がないように言えば，職場の中でただ1人，作業に焦点を当てるコツは簡単である．すなわち折れない強い心をもち続ければよい．他者からの評価に対して「雨ニモ負ケズ，風ニモ負ケズ」の宮澤賢治のような人格者で，1人実践する度胸と勇気があれば作業を支援することができるであろう．しかし，全ての作業療法士がそのような強い心をもっているわけではない．

　本書の目的の1つは作業に焦点を当てる組織をつくることである．その目的を達成するためには，前述した物的環境に引き続き，人的環境を整えることは必須である．1人で行えば，作業療法を通して健康になるクライエントが1か月で2人生まれるかもしれない．しかし，10人でやれば20人のクライエントがそうなるかもしれない．より多くのクライエントが作業を通して健康になるためには，やはり組織的に作業を支援すべきである．さらに，作業療法室において周囲の作業療法士がクライエントの作業を支援している姿を目の当たりにすれば，クライエントや他職種は必然的に作業療法が作業を支援するものと認識するであろう．ゆえに，作業を支援する仲間づくりは重要である．

4 作業療法だけが業務ではない

　私たちは職業人である．多くの作業療法士は組織の一員でもある．組織では作業療法士としての役割以外も多く存在する．もちろん，作業を大切にし，それを支援することの根幹を担うが，クライエントと作業のことばかりやっているだけでは組織は動かない．クライエントにとって良いと思われる作業療法以外のことを全て否定する（たとえば，クライエントの作業を実際に観察しなければ作業療法ではない，機能評価をすることは作業療法ではない，身体障害者手帳の書類のために作業と関係のない関節可動域を測定するのは作業療法士の仕事ではない，など）という，いわゆる原理主義的な考えで業務に当たらないほうがよい．それで組織が動いたとしても，それは周りの人材に助けられているだけであり，どの現場でも得られる成果ではないだろう．作業療法以外の業務に対しても真摯に着実にそしてより良いものにしていくことに積極的に貢献しなければ，他職種や管理者からの信頼を得ることはできないであろう．つまり，作業に焦点を当てた組織づくりはできなくなってしまう．作業を大切にするという強い信念をもちながらも組織に貢献するという柔軟性は，作業を大切にするマネジメントで大切な要素の1つである．

文献

1) 半田一登：「なんちゃってリハビリ」の横行！　JPTA NEWS No.284, 2013〈http://www.japanpt.or.jp/upload/japanpt/obj/files/activity/jpta_news284.pdf〉
2) Frey CB, et al：The Future of employment：How susceptible are jobs to computerisation?, September 17, 2013〈http://www.oxfordmartin.ox.ac.uk/downloads/academic/The_Future_of_Employment.pdf〉

〈澤田辰徳〉

組織の方向性を決める「理念」と「基本方針」

1 ▶ 理念の重要性

「マネジメントの重要性」の項目（→p.4）にてマネジメントとは「ヒト」「モノ」「カネ」をどう効果的・効率的に運用するかということを示した．しかし，これは闇雲にやってもうまくいかない．個人や組織には進むべき（進みたい）目的地がある．これが理念である．理念は端的にその組織の在りようを示しているため，全組織員にとってわかりやすいものになっている．たとえば，大手通信販売企業であるAmazonの理念は「地球上で最もお客様を大切にする企業であること」である．この堂々としたクライアント中心主義は明確に職員にあるべき方法を示している．話は変わるが，本書の編集者皆が愛用している製品を世に出しているイノベーティブな会社であるApple社には明確な理念が存在しない．このことからも創始者のスティーブ・ジョブズがいかに奇異な人物かがうかがえる．

Apple社は例外としても，通常，組織には必ず理念があるため，読者の方々も所属する施設の理念がわからない場合は調べてみるとよい．「理念なんてものは机上の空論」と思う人もいるかもしれないが，理念がなければ，その組織は目的を失う．理念を基に動いている組織にはパワーがあり，理念をないがしろにする場合，そのパワーは減弱する．理念は所属する全ての職員の進むべき目的地を示す．ゆえに理念は重要である．したがって，作業を大切にする実践をしたい場合に，それが理念と全く合わない場合は理論上実践が困難となるため，管理者も職員も自分の実践が理念と合致するかどうか考慮しなくてはならない．

仮に，理念と実際の現場が全く別のことをやっているのであれば，組織の運営はうまくいっているとは言い難い．つまり，理念は机上の空論となっているということになる．たとえば，勤務先の病院が「患者中心の医療を提供する」といった理念を掲げているにもかかわらず，作業療法ではクライエントの話を聞くための面接が行われておらず，クライエントの目標や治療やプログラムも全て医療職が決めているとなると理念は形骸化しているといえる．このような場合，管理者やリーダーは組織の理念に実務が伴うように行動を修正しなければならない．

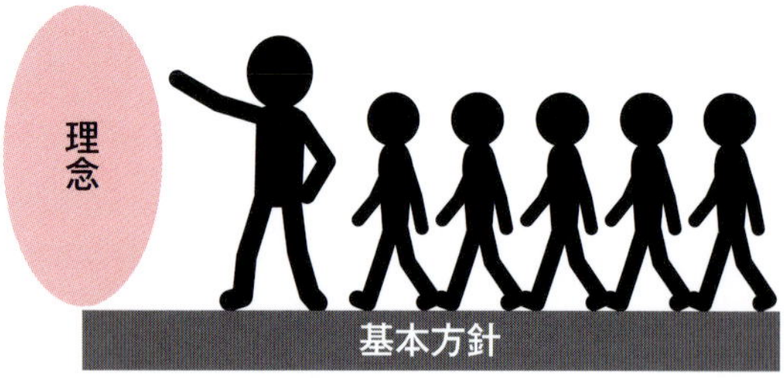

理念はどの組織も素晴らしいものを掲げている．逆に言えば，新しく就職する際にはその施設の理念と実際の臨床場面やシステムとを照らし合わせてみれば，組織の成熟度が見えてくるだろう．

図1 理念と基本方針

2 ▶ 理念を具現化するもの─基本方針

理念が存在するのと同様に，組織には方針（基本方針）が存在する．これは理念を具現化するためのものである．辞書によると，方針とは「進んでいく方向，進むべき路」とある．理念は存在意義や目的であるのに対して，基本方針はその実現のための方略を示す．いうなれば，理念は進むべき目的地を示し，基本方針はその道のりを示す（**図1**）．

理念は通常シンプルに表現されるが，基本方針

は具体的な行動に移しやすくするためのものであるため，理念より長く表現されることが多い．たとえば，作りたてのハンバーガーを提供することで評判を得ているモスバーガーの基本方針は，「私たちのお店は，―お店全体が善意に満ちあふれ，誰に接しても親切で優しく明るく朗らかで，キビキビした行動，清潔な店と人柄，そういうお店でありたい．『心のやすらぎ』『ほのぼのとした暖かさ』を感じていただくために努力しよう．―という創業の精神を遵守します」（モスバーガーホームページより）とある．このように具体的に行動に移しやすいように示されることが多い．

この基本方針という方略がしっかり定まっていないと，前述のような理念は机上の空論となりやすい．したがって，管理者などは職員が理念に則って効果的に業務に邁進できるように基本方針を定めるべきである．一方，一般職員の作業療法士も，個人で何かを運営している人を除けば一組織人である．したがって，施設の理念とともに基本方針は作業療法士の行動を左右するものとなるし，作業療法士は組織の目的地や道のりから外れてはならない．

3 ▶ 作業に焦点を当てた組織をつくるには

作業に焦点を当てた組織をつくるには前述した理念や基本方針にて作業を大切にすることを示さなくてはならない．通常これらは経営者が策定するため，企業家であれば難しくないであろう．しかし，組織全体（たとえば病院全体）の理念や基本方針の策定に参画できる作業療法士は少ない．とはいえ，施設の理念は包括的かつ全人的，クライエント中心的なものがほとんどを占めている．これらは作業に焦点を当てることと矛盾していない．

施設全体の理念や基本方針は重要であるが，作業に焦点を当てた作業療法組織をつくるのに現実的に提案できるのはその下位の科内や部門内の理念や基本方針である．作業療法部門は1つの組織であることは間違いない．ゆえに部門内に理念や基本方針があってよい．自身が責任者である場合はこれらを策定することはそれほど困難ではない．しかし，作成する際には，その上位の理念や基本方針と矛盾してはならない．仮に基本方針を作成する機会があるのであれば，ぜひ同僚や部下とともにつくり上げてみてほしい．その際に，同じ考えをもつ仲間がいればいるほど組織のまとまりはさらに促進される．仲間のつくりかたについては，後の章で解説しているので参考にしてほしい．ともに作成した基本方針は，作成に参加した者たちの組織への参画を促進する．このようにつくり上げたものが作業に焦点を当てたものであれば，その部門は作業を大切にする組織に向かっていくための大きな動力を得たことになる．逆に基本方針が示されないと，部下は自身の業務の方向性に迷うことも忘れてはならない．

また，理念や基本方針が示されているにもかかわらず，その行動を伴わない職員がいた場合，管理者やリーダーは指導しなくてはならない．これらに従わないことはコンプライアンス違反（法令・社内規範違反）となるためである．一般職は好き勝手に業務をやってよいということではなく，これらを遵守したうえで業務にあたる必要があるため，理念や基本方針は重要となる．

一方，管理者ではない役職やリーダー，一般職の作業療法士にとって組織の流れに言及することは簡単ではない．これらの活動に参画するためには自身が人財として組織に著しく貢献しなくてはならない場合もあるだろう．この点については，後述する様々なスキルや概念を適材適所活用することが有用である．忘れてはならないのは，組織に属する全ての人間は多かれ少なかれ組織をつくる任務に当たっているということである．組織の可能性は個々人にかかっており，自分自身にも多大な可能性に満ちていることを胸に留めておくことは重要な動機づけになる．

そして，自身がステップアップし，理念や基本方針を策定していく地位に就いたときに，マネジメントスキルが向上したともいえるだろう．

（澤田辰徳）

「社会貢献」と「利益」

1 ▶ 出来高のジレンマ

　多くの作業療法士は保険報酬制度の下で業務し，その多くは出来高制である．これは，作業療法を施療すればするほどお金が儲かるということを意味する．利益がなければ，その組織の経営は破綻する．ゆえに，作業療法士は利益を上げる方法を考える義務がある．

　多くの作業療法士は経営者ではない．一般的には経営側からノルマとして（たとえば，○単位，訪問件数○件など）提示される．これは決して珍しいものではない．経営のみを考慮すれば，作業療法士が1日に多くの単位を取得する，多くの件数を実施することは利益の拡大につながる．この出来高制は時に作業療法士を悩ませる．

2 ▶ 金儲けが悪いのか？

　作業療法士の中には所属する施設について「ウチは経営重視だから」といった不平不満を言う者もいるだろう．日頃の多忙の業務を鑑みれば愚痴も言いたくなる気持ちも理解できる．一般的に医療・福祉業界の職種は他業種にはない一種の誤解がある．それは，一般企業は利益を出すことが定石である反面，医療・福祉従事者は利益を上げることに嫌悪感を示す者が多いということである．この理由は，本業界を志す者の根底には奉仕の心があるからである．つまり，弱者（病者）を助ける，無償・無給で奉仕するといったことを美徳としているためといえる．「奉仕」の気持ちをもつことは重要であるが，作業療法士は職業である．広辞苑によると職業とは「日常従事する業務．生計を立てるための仕事」ということを指す．つまり，私たちは「作業療法」を生業としてサービスを提供し，組織から報酬として給与を得て，自身のセルフケア，余暇活動，生産活動である作業を営む．自給自足でもしない限り，給与は必須である．ゆえに，ボランティアで作業療法を行っている者以外は，対価を獲得するために作業療法を行っているという認識を忘れてはならない．このことは当然であり，批判されることではない．その給与を含めた組織を維持，発展させるために，利益を上げなくてはならず，決して金儲け（利益を出すこと）は悪ではない．

3 ▶ 利益を上げない結末

　先述したような奉仕を求め，利益を上げない結末について考えよう．利益を上げない状況が続けば，その組織は崩壊する．病院であれば経営不振により病院そのものがなくなる．経営不振で病院を失った人に状況を聞いた経験があるが，彼は給料や退職金の未払いなどだけでなく，入院患者の他院転院の振り分けや突然の失業による不安など様々な問題を生じることを教えてくれた．このように，病院の経営不振は職員自身に負の影響を与える．影響はそれだけではない．病院に入院・通院していたクライエントは行き場を失う．病院の崩壊は病の治療や作業療法資源の欠如を示し，クライエントは他を探さねばならない．新しい病院はサービスが違うかもしれない，通院に1時間多くかかるかもしれない．病院の破綻はクライエントに不利益を生じることになる．

　このように「医療・福祉サービスは奉仕であるべきだ」と強く提示し，利益をないがしろにし続けることの結末は，多くの人の作業の障害を生み出す．これは奉仕を訴える人たちが求めることではない結末である．ゆえに利益を上げることは，多くの人の作業を支援するうえで重要だと言える．

4 ▶ 利益は何につながるか？

ドラッカー[1]は「企業は『営利組織』ではない．営利組織だというのはまちがっているばかりでなく，的ハズレだ」と述べている．さらに，組織のマネジメントは社会，コミュニティ，個人のニードに対応し，社会目的を有しており，企業も社会目的のために存在する．つまり，組織は利益を上げるためにはなく，社会に貢献するために存在することを示している[1]．一般企業においても組織の目的が利益ではないことは新鮮に感じる．この観点は，医療・福祉でも役立つ．病院や施設は病気で苦しむ人，作業療法の対象者でいえば作業の障害に苦しむ人々の健康に寄与するという目的がある．組織はその目的を達成するために運営される．したがって，営利目的ではないが，利益を上げる必要がある．一見矛盾することかもしれないが，これは必ずしも矛盾しない．ドラッカーは「利益は未来へのコストであり，社会目的を達成すれば必然的に利益は上がる．そして利益には4つの要素がある」と述べている[1]．4つの要素とは，1．成果の判断基準，2．不確定性というリスクに対する保険，3．労働環境を整える，4．社会に対する貢献，である．

第1の「成果の判断基準」というのは，何をもって成果（利益）が上がったと判断するか？ということである．多くの病院・施設ではノルマがあるだろうが，仮にそれが不明確な状態では利益は上がらない．利益を上げることは作業療法の存在意義を組織に示すことにつながる．

第2の「リスクに対する保険」は，利益を保険として割り当てることを意味する．組織には様々なリスクが存在する．たとえば，物品が故障すれば修理しなくてはならない．入院患者や利用者が減少し，作業療法処方が少なくなる場合でもスタッフには給与を支払わなくてはならない．利益はそのような場合の保険となる．

第3の「労働環境を整える」は作業療法を行いやすく，職員がいきいきと仕事を行うための投資に利用するという意味である．これらの投資が人的・物的環境を効果的・効率的に良い状況へ導き，さらなる利益に結びつく．利益が上がらないから

表1 過剰な利益追求によるサービスの質の低下や不正の具体例

- 時間を早く終わらせる（1単位20分を15分で終わらせる）
- 単位の名義貸し（1日単位上限を超えたため実際にはやっていない人に単位を振り分ける）
- 記録が十分になされていない（カルテの記載が不十分）
- 効果がないが，漫然と作業療法が継続される
- 作業療法より有効なサービスがあるが，件数確保のために作業療法を実施し続ける
- 労働基準法で定められている以上の過剰労働
- 他者とコミュニケーションをとらない（とる時間がない）

モノを買わない，職員を削減するということは守りのマネジメントであり，成功しない．

第4の「社会に対する貢献」では，文字通り社会や地域などのコミュニティに対する貢献である．たとえば，地域住民に作業療法を紹介する公開講座を開催するといった催しがそれにあたる．

これらのことから，利益を上げることは組織において重要であることが理解できる．

5 ▶ では利益を大量に上げればよいのか？

筆者はなりふり構わず，利益を大量に上げることを推奨しているわけではない．前述した過剰な目標は作業療法士を苦しめる．人や時間は有限である．その資源が不十分なまま無理やり利益を上げようとすれば，サービスの質は低下する．過度な歩合給制度も同様のことが言える．たとえば，1日に行う人数や単位数の増加は様々な不正を助長するかもしれない（**表1**）．これは作業療法サービスの質や職員のモチベーションを低下させるうえに，診療報酬・介護報酬の引き下げにも関与する．組織の目的を見失うような利益の追求は慎むべきであり，特に「奉仕」の心をもつ作業療法分野では組織の目的と利益のバランスが重要である．作業療法部門の管理者はこれを念頭に業務内容を提案，実行する責務があり，組織人はそれを念頭に置いて業務を履行すべきである．

文献

1) P.F.ドラッカー（著），上田惇生（編訳）：マネジメント—基本と原則．エッセンシャル版，ダイヤモンド社，2001

（澤田辰徳）

組織に求められる人材とは

1 ▶ 管理者から見た自分とは？

　作業療法士の多くは中間管理職および一般職である．したがって，必ず上席（上司）が存在する．直属の上司が作業療法士であるかもしれないし，理学療法士，あるいは事務職かもしれない．ともかく，ほぼ全ての作業療法士が管理される立場にあるということである．

　本書で示した作業療法実践の壁の1つに上司や周囲の理解がある．
- 作業に関する物品を買ってくれない
- 面接の時間を許してくれない
- 理学療法士と似たようなことばかり必要とされる
- 売り上げを上げろとばかり言われて，作業を大切にする時間がない

などがよく聞かれる．

　管理者や同僚たちに恵まれて，作業を大切にできる職場は悩むことが少ないかもしれない．しかし，臨床で働く作業療法士は自身の考えが他者や上司から理解されないことに苦しんでいる者も存在する．理解してくれない上司も実はその企画の必要性や費用対効果などを総合的に判断して，賢明な結論を出しているのだろう．稀ではあるが，時には理解しがたい理由で認められない状況もある．上司も完璧ではなく1人の人間である．そして，いつも理想や理屈通りいかないことが社会なのである．

　ここで2人の一般職作業療法士をたとえに出してみよう．Aさんはいつも礼儀正しく，仕事のミスも少ない．クライエントからの評価も高く，社会交流技能は抜群に高い．そして，組織の問題に対して，いつも主体的に取り組み，成果を上げている．Bさんは作業のことが大好きで，作業にちなんだ実践をいつも試行錯誤している．しかし，出勤簿などのミスや提出物の遅れも目立ち，作業を大切にしない組織の方針について陰で不平不満ばかり言っている．

　読者のあなたが管理者だとしよう．AさんとBさんが同時に全く同じ企画書を出し，どちらか一方のみを採用する条件であったら，どちらを採用するだろうか？　間違いなくAさんであろう．Bさんの提案に対して，上司は「それよりも自己管理をしっかりしてほしい」と言うかもしれない．

　組織にとってはどのような作業療法士が必要であろうか？　いつも素晴らしい取り組みをしている有能な職員の提案については，多少の壁があっても受け入れられるものである．読者の方々は自身の病院・施設が好きだろうか？　他者に胸を張って誇れるところが言えるだろうか？　組織に感謝しているだろうか？　組織は多かれ少なかれ必ず個人に還元している．病院や施設はあなたが生活を成り立たせている給与を支払っている．自身の組織について不満ばかり言っていては管理者には認められない．学会や研修会の出張一つにでも感謝できる人材を目指すべきである．

　自分が管理者の目にどのように映っているのか？　自分が組織にどれくらい貢献しているのか？　このことを振り返るのは重要である．

2 ▶ 組織に求められる人材とは？

　組織で求められる人材とは何であろうか？　問題に取り組む人材のタイプを示している書籍もあり，非常にキャッチーで共感しやすい[1]．図1に様々な人材のタイプを示してみた．当てはまるところがあるだろうか？

- 悲壮タイプ

　悲壮タイプとは，「自分なんてできない人間だ」

「どうせやっても無駄だしできるはずがない」「周りはすごい人間ばかりで自分はダメな人間だ．誰も理解してくれない」などと考えている．誰も責めているわけではないが，自己効力感が低く，物事に対してはじめから諦め解決しようと動かない．悲劇のヒロインを演じても前に進まない限り何も始まらない．

- 批評家タイプ

批評家タイプとは，組織の方針や問題に対して指摘し，周りの職員に対してそれを説き伏せる，まさに批評家である．しかし，このタイプは問題の指摘のみで，実際の問題解決方法を提示しないうえに，動こうとしない．世界に名だたる大企業であるトヨタ自動車には「TOYOTA には評論家はいらない．反対するなら代案を出す」という名言がある[2]．筆者はこの言葉が好きだ．このタイプは組織において貢献しないばかりか，時に悪影響を及ぼす．問題の指摘のみであれば誰でもできる．

- 無関心タイプ

周りや自分自身の業務について基本無関心であり，興味を示さない．組織の問題についてもどこ吹く風という第三者的な立場になっている．組織の一員である限り，組織の問題について主体的に取り組む業務責任があるがそれに気づいていない．

- 猪突猛進タイプ

猪突猛進タイプはがむしゃらに前に進む．パワーがみなぎっている．しかし，前もって方向性を見据えることができないので，壁に当たってからしか方向転換することができない．それゆえ非常に効率が悪いが，壁に当たっても突き進むパワーがあるのが良いところである．セルフマネジメントを身に着ければ組織にとって非常に有益な人材となる可能性を秘めている．

前三者と比べて，最後の猪突猛進タイプは少し異なる．それは，前に進んでいるか否かである．全く動かない状況，あるいは口だけ動かしている状況では組織から必要とされない．実は真に求められる人間は図 1 にない．どの組織でも求められる人材は主体的に組織の問題を解決する人材である．

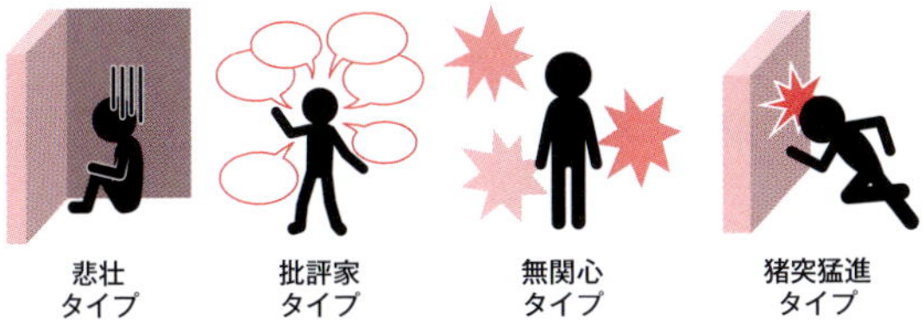

3 ▶「自立」でなく「自律」する

組織から求められる人材になるためには，ミスなく精勤であるなどの「一人前」の状態はもちろん必要であるが，それだけでは十分ではない．その状態からさらに進化し，組織のために自ら考え，判断し，行動に移し，成果を出すこと，つまり「自立」から進んで「自律」することである．指示を待つのではなく，言われる前に主体的に取り組む姿勢が評価される．さらに，一連の問題に対して結果にこだわり，そして結果を出す人材はどの組織からも必ず重宝される．ゆえにこのような人材を目指すことは自身のマネジメント能力を向上させるとともにキャリアアップへのチャンスにもつながる．

組織の問題に対して取り組まない，あるいは批判ばかりしていればせっかくの上申事項が通るチャンスを自らの行動で棒に振るようなものである．作業を大切にする環境をつくることを他者や組織に認めてもらうためには，自らの行動を律し，求められる人材になることは必須である．

自律して行動するには 2 つ注意すべき点がある．1 つは与えられた権限以上のことに関しては上司の判断を仰ぐこと（報告・連絡・相談），もう 1 つは問題解決の方向性が，組織の方向性に背かないということである．組織の方向と異なる動きをすることは有益ではない．これらを抑え，自律して動くことは必ず組織にとって有益となり，作業を大切にする環境づくりに向けての大きな一歩となる．

文献

1) 渡辺健介：世界一やさしい問題解決の授業―自分で考え，行動する力が身につく．ダイヤモンド社，2007
2) 原マサヒコ：新人 OL ひなたと学ぶ　どんな会社でも評価される　トヨタの PDCA．あさ出版，2014

（澤田辰徳）

図 1　様々な人材のタイプ
（悲壮タイプ／批評家タイプ／無関心タイプ／猪突猛進タイプ）

クライエント中心の
土台はセラピストの人格

1 ▶ クライエントとは？

　作業療法士は対象者を患者とは呼ばずに「クライエント」と呼ぶことが多い．その理由について齋藤[1]は，「対象者自身の内発的動機や主体性を何よりも重視していることが理由の一つといえる」と述べている．患者という表現は病で対象者を捉え，クライエントとは作業に問題を抱えているものを指す．ゆえにクライエントは病気に罹患しているもののみを対象としない．このような考えかたは作業療法の多くの先人たちが提唱してきた．

　医療・福祉において対象者をクライエントと呼ぶことを異様に感じる者もいる．しかし，マネジメントの観点から考えれば，対象をクライエント（顧客）と呼ぶことは至極当たり前のことである．マネジメントの要素であるマーケティングの概念に興味深いものがある．それは，マーケティングは顧客からスタートすべきであり，「私たちは何を売りたいか」ではなく，「顧客は何を買いたいか」を問うというものである[2]．これを作業療法で言い換えれば，「作業療法士が何を施療したいか」ではなく，「クライエントがどのような作業を遂行したいか」ということになる．ゆえに，前述のマーケティングの考えは，セラピスト中心の作業療法とクライエント中心の作業療法との関係と重なり合う．そして，マネジメントの観点から考えると，クライエント中心の作業療法は非常に市場原理に合致するものといえる．

2 ▶ クライエント中心の概念

　近年，患者中心の医療が叫ばれ，作業療法士業界でもクライエント中心の作業療法が注目を浴びている．現在はわが国の生活行為向上マネジメントでも取り入れられている．クライエント中心の作業療法では，クライエントは自分自身の専門家，作業療法士は作業療法の専門家としてともに協力して作業の可能化に取り組むこととなる．作業を大切にする作業療法において，クライエントの意思を尊重するということは不可欠であるといえる．ゆえに，クライエント中心の概念は作業療法において重要な要素の１つである．そして，このクライエントの意思を尊重し，協力するという体制は「顧客」と「サービス提供者」という一般市場原則と強く合致する．

3 ▶ 訴えの多いクライエント

　作業療法の臨床場面を考えてみよう．若手作業療法士（OT）はクライエントAさん（男性）が苦手である．職人気質でぶっきらぼうで，OTの介入にいつも文句を言ってくる．
作業療法室にて
OT「じゃあ，次はトイレで練習をしましょうか」
Aさん「なんでトイレの練習なんかしなくちゃいけないんだよ」
OT「Aさんはトイレがまだお一人でできていませんし，作業療法の目標でも一緒に挙げたと思いますが…」
Aさん「そんなの決めたこと覚えてねえよ．だいたいトイレももうできるし，歩けりゃなんだってできるんだよ」
OT「でも，奥様も望んでいらっしゃいますし，とりあえずトイレへ行きましょう」
面接を行い，評価結果後一緒に目標を立てたはずなのに，OTは少しイラッとしてしまいました．
OTは定時後に同僚へぼやきました．
OT「Aさんっていつも文句ばっかり言って，本当にやりづらい．性格悪いわ．実際トイレできないんだからやらなくちゃいけないし，もう担当する

のが嫌だ」

　さて，Aさんは本当に性格が悪いといえるのだろうか？　確かにAさんは温厚な性格ではなさそうである．しかし，ひょっとするとAさんは作業療法とは何かを理解していないのかもしれない．OTは説明をして一緒に目標を決めたつもりであったが，Aさんとしては，全くそう思っていないのかもしれない．つまり協働できていない．実際，過去の知見でも作業療法士がインフォームドコンセントをして目標を決めたつもりでも，クライエントはそう思っていないことを明らかにしている[3]．他の視点でみてみると，Aさんは責任感が強く，やりかけの仕事がどうなっているのか不安で仕方がなく，イライラしているのかもしれない．

　異なる例だが，クライエントが認知症を患っており，さっき行ったばかりのトイレに，何度も行きたいと叫んでいる．この状況下ではクライエントにとってはトイレに行っていないこととなる．クライエントには何かが見えている（図1），など，クライエントの世界を共有しないと真実は見えてこない．そのような状況で私たちはクライエントを悪者にしてはいないだろうか？

4　クライエント中心のためには人格を育てる

　クライエントに責を問う考えかたはクライエント中心の概念から外れる．人は自分の経験や積み上げてきたものから，一定の価値観をもち，それに基づき世界を見て，感じて，思う．それは人により千差万別である．もちろん，作業療法士も例外ではない．また，作業療法士は対人援助職のため，他者と交流する機会は多いが，他者と交流し，自分と意見が合わないと即時的に相手が誤っていると判断してしまいやすい．しかし，特にクライエントと作業療法士との関係は「顧客」と「サービス提供者」の関係であることを忘れてはならない．ゆえに，自分の価値観に当てはまらない人間を悪とすることは避けるべきである．その言動の背景には何があるのか？　中立的に判断し，真摯に，かつ謙虚にクライエントのために何ができるのかという協働的視点をもち，人格者を目指す必要がある．犯罪など社会的に許されない事案もあるため，このことはクライエントの全てを容認せよと言っているわけではない．筆者の好きな言葉に「use of self」というものがある．この言葉は最近あまり耳にしないが，その意味は自分を知り，作業療法の資源として適切に自分を利用するということである．作業療法士は適切にクライエントの文脈を共有することでクライエントを知り，自分も知り，クライエントの作業に対し自身を効果的に利用しなくてはならない．自分の感情によりクライエントを悪者にすることがあってはならない．作業の問題に取り組むパートナーとしての心持ちがあれば，クライエントが悪者になることはない．

　このように，クライエント中心のためには，まず「顧客」と「サービス提供者」という関係のもと，自分の価値観でクライエントを縛らないことが重要である．仮にいつもクライエントを悪者扱いする自分を発見した場合，自身の考えかたのパラダイムシフトを起こす必要があるだろう．それが同僚や部下であれば教育システムを確立すべきである．一方，人は完璧ではない．時にはぼやくのも仕方がない….

文献

1) 齋藤佑樹（編）：作業で語る事例報告―作業療法レジメの書きかた・考えかた．医学書院，2014
2) P.F.ドラッカー（著），上田惇生（編訳）：マネジメント―基本と原則．エッセンシャル版，ダイヤモンド社，2001
3) Maitra KK, et al：Perception of client-centered practice in occupational therapists and their clients. Am J Occup Ther 60：298-310, 2006

（澤田辰徳）

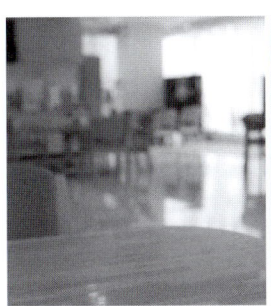

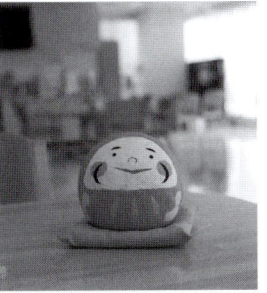

|セラピストの視界|クライエントの視界|

図1　まずはクライエントの視界に寄り添うことが重要

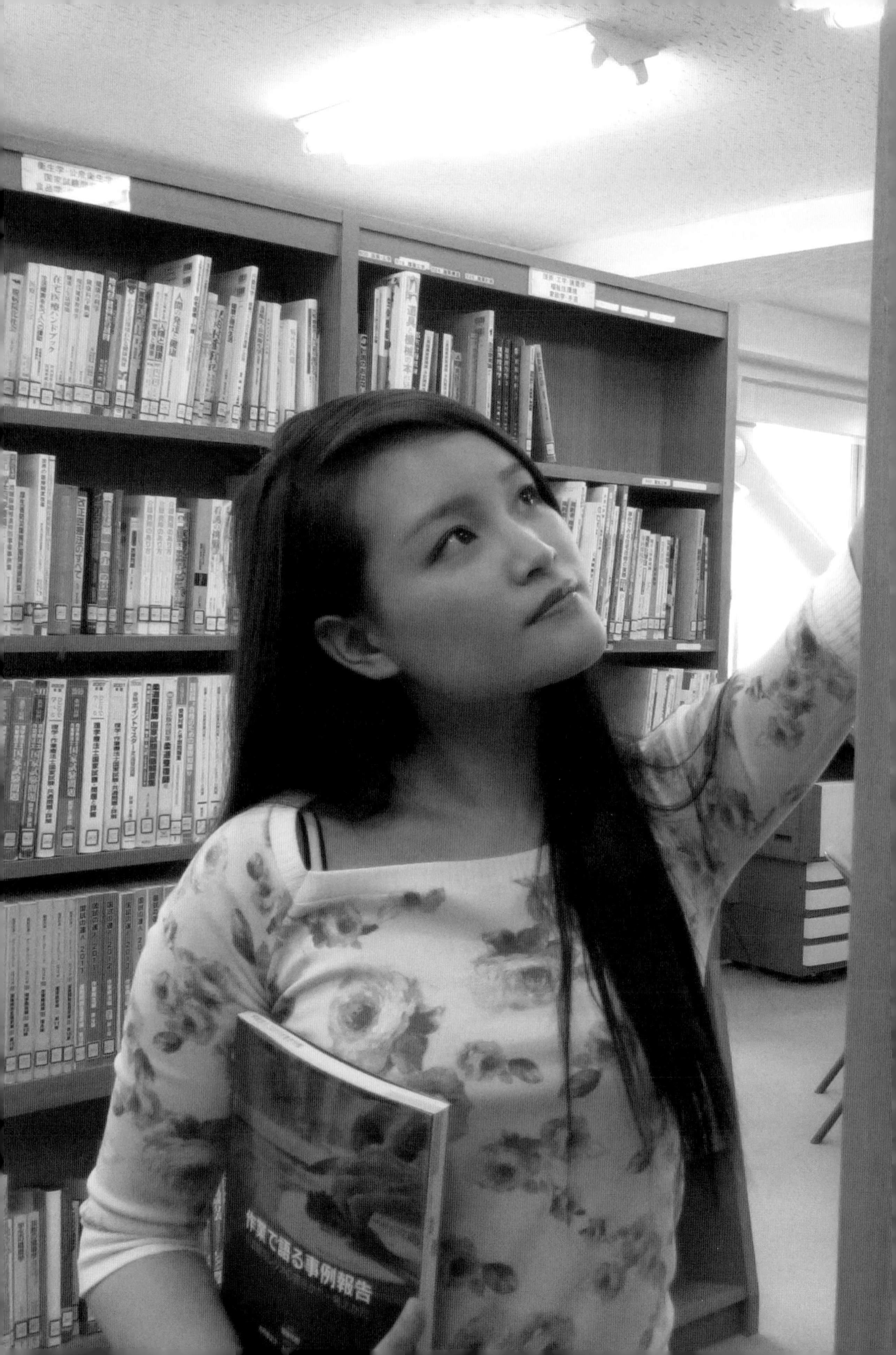
作業で語る事例報告

2章 マネジメントに役立つメソッド

自分や組織をマネジメントするためには，ただやみくもにそれを実践するだけでは効果的ではない．既存の方法論を利用し，効果的に方略を立てる必要がある．本章ではビジネスの世界で有名な方法や作業療法領域に関連の深い有用なマネジメントに関するメソッドを紹介し，その理解を深めていく．

PDCA サイクル

1 PDCA サイクルとは？

作業に焦点を当てた実践を行うには様々な壁（問題）があるが，たとえその問題に気づいても解決しなければ実践は困難である．これらの問題に対して，論理的・効果的に解決の strategy（戦略）を立て，成果を出すためにはどうすればよいだろうか？ 代表的なツールに PDCA サイクルがある．

PDCA サイクルとはウォルター・シューハート，エドワーズ・デミングらが提唱した品質管理の方法である[1]．その管理のプロセスは様々な分野で活用されており，日本においても一般企業から病院や施設，そして病院機能評価や ISO（国際標準化機構）といった第三者機関によるサービス品質評価の審査項目にも採用されている．ゆえにPDCA サイクルはビジネス手法として最も認知度の高いものの１つと言え，医療業界にも流通していることがうかがえる．

そもそも PDCA とは，Plan（計画），Do（実行），Check（評価），Action（改善）の頭文字をとったものである．この Plan から Action までの流れを繰り返すサイクルを PDCA サイクルと呼んでいる（図1）．一見これを見てみると珍しいものでもないかもしれないが，できる人が当たり前に行っているという非構成的なものを構成的に仕上げ，ツールとして成立させることには大きな意味がある．

読者の理解を促すために，図1に集団作業療法で運動会を企画した場合の PDCA サイクルを簡単に示す．これを見ると，作業療法のプロセスと似ていることに気づく．Plan とは作業療法でいう介入計画であり，Do は介入の実施，Check は再評価であり，Action は介入計画の改善である．ここで賢明な読者はあることに気づくのではないか．作業療法で考えると，PDCA は介入計画から始まり，初回の評価がないことである．計画を立てるためには様々な情報から現状の問題を見つけることが不可欠である．ゆえに，PDCA の前に Research（調査）をすべき（RPDCA サイクル）であるという考えも存在する[2]．以降は，RPDCA のそれぞれについて解説したい．

2 Research（調査）

PDCA サイクルを回し，そこで成果を上げるためには綿密な計画を立てなければならない．そのための材料として調査は必須である．調査は問題解決のための仮説を裏づける手段である．たとえば，「集団作業療法を実施する」という Plan を具体的に進める前に，文献などから集団作業療法の効果や自部門の作業療法士の取得医療点数の状

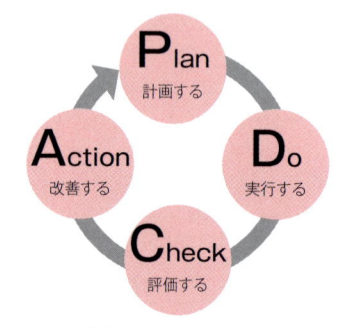

1. Plan（計画する）
   集団作業療法で運動会を計画する
2. Do（実行する）
   運動会を実施する
3. Check（評価する）
   実施時の様子の良し悪しを評価する
4. Action（改善する）
   次回もっと良くなるように改善する
5. Plan（計画する）
   改善した集団作業療法を計画する
   ⋮

図1 集団作業療法の PDCA

況，クライエントのスケジュールなど様々な情報を調査する必要がある．その調査により事業として成立すること，さらにクライエントかつ病院にも有益となることが裏づけられれば上司や仲間，さらには経営陣でさえも納得するだろう．このように，仮説が有用なことが論理的に検証できれば，周囲の人間を納得させることができる．この過程を綿密に行わないことにより，作業を大切にする実践への計画が頓挫してしまうことはよくある．ゆえに，調査は重要な過程である．

3 ▶ Plan（計画）

実施時の動きや指示を明確にするために必要なのが計画である．調査によって仮説が検証されていれば，まずは主要な計画を立てる．それは本計画の幹となる部分である．たとえば，「集団作業療法を実施する」ことであれば，どのように行うのか（例：対象，時間，頻度，内容等）決めることが重要である．それに伴う成果も明確にする．成果は前述のように定量的な指標がよい．それが決まった後に，資源を明確にする．資源とは「ヒト，カネ，モノ」である．集団作業療法の実施に利用できるこれら3点の資源を洗い出し，何ができて何ができないのかを明らかにする．その後，それらの資源を利用して枝葉となる計画を立てる．そこでは「いつ（When），どこで（Where），だれが（Who），なぜ（Why），どのように（How）」という5W1Hで考えるとよい．そのように立てた計画は指示を出しやすくする．

4 ▶ Do（実施）

基本的にPlanがしっかり練られていればDoは行うのみであり，それほど難解ではない．しかし，チームで動くとなると，この企画の意図がしっかり伝わっておらず，不平不満につながることも少なくない．チームとして一丸となって実施するためには，何故この企画を行っているのか？という根本的な理由を常に共有するように心がければ難解なものではない．この過程は楽しみたいものである．

5 ▶ Check（評価）

Checkはその後のActionにつながる重要な箇所である．一般的にCheckは定期的（数か月に1回）に行うが，作業療法の現場の状況によっては頻回ということもある．たとえば，数回集団作業療法をやってみて，毎回色々な問題が生じればその都度Checkして修正につなげる必要がある．評価においては，成果はもちろんのことそのプロセスに問題がないかもチェックするとよい．集団作業療法により素晴らしい成果が出ていても，その実施に途方もない超過勤務やマンパワーを必要とするとなれば，効率の意味で見直す必要がある．評価で悪かったとしても誰かを責めるのではなく，良くなるにはどうしたらよいかを考えることが重要である．なお，デミングはCheckではなく，Study（学習）であると述べ，PDSAを提唱している[1]．それは単なる評価で終わるのではなく，そこから省みて学び，共有するという，より深い洞察を必要とする内容になっている．

6 ▶ Action（改善）

PDCAでよく混乱するのは，PlanとActionの混同である．しかし，この両者は明らかに異なる．Planは総合的な計画を指し，Actionは評価で見つかったPlanの中の一部の問題点について計画を立て改善する[2]．全般的に企画を計画し直すのであればPlanに戻るが，PからAまで進んだ後はCheck（Study）→ Action → Do →…というように流れていく．このループは有期のプロジェクトや目標が達成されれば終了へ向かう．

文献

1) ドミニコ・レポール，他（著），三本木 亮（訳）：二大博士から経営を学ぶ―デミングの知恵，ゴールドラットの理論．生産性出版，2005
2) 東 秀樹：チームの目標を達成する！PDCA．新生出版，2014

（澤田辰徳）

コーチング

1 はじめに

　OBP実践を試みようとする同僚や部下が悩み迷っているときに，コーチングテクニックが力を発揮する．彼らの潜在能力を引き出し，行動力と問題解決能力を高めることがコーチングの目的である．臨床場面でも活用できるが，今回はチームマネジメントとしてのコーチングテクニックについて紹介する．

2 コーチングとは

　質問を通して，相手から答えを引き出し，自発的な行動を促すこと．「どうすればよいと思いますか？」「どうしたいですか？」といった質問をすることで，考えさせて気づかせる．目標達成のための答えや能力は，既に相手がもっていると考え，パートナーとして，相手のすべき行動を一緒に見つける．思いもよらない答えが見つかることも多い．自発性や考える力を養うことにもつながる．

3 コーチングのテクニック

1. クローズド・クエスチョン

　「それは，○○という意味ですか？」
　「本当に，今週中にやりますか？」
　「はい」か「いいえ」，「A」か「B」などで答えられる回答に限定した質問のこと．相手の考えや事実を明確にしたいときや，背中を押すときなどに有効．

2. オープン・クエスチョン

　「いつまでにやりますか？」
　「どのようにしてやりますか？」
　相手に自由に答えさせる質問のこと．どうやって？なぜ？など5W1Hを使用する．幅広い回答を引き出せるだけでなく，新たな気づきをもたらすことが可能．クローズド・クエスチョンより優れた質問法というわけではなく，役割を理解し使い分ける必要がある．

3. チャンク・ダウン

　「もっと詳しく話してもらえますか？」
　「どうやって実現させますか？」
　物事をかたまり（チャンク）として考える．チャンク・ダウンは，かたまりをほぐすことをいう．話が大きすぎる場合は，テーマを小さく絞ることで，具体的な解決法を導き出すことができる．新しいアイデアは漠然としていることが多いので，チャンク・ダウンして具体的な行動へと落とし込もう．

4. チャンク・アップ

　「要するに，まとめていうとどういうこと？」
　「それをやりたい理由は何ですか？」
　かたまりをつくること．色々な考えが浮かびすぎて，要点がわからないときに用いる．全体として目指すものがわかりやすくなる．

5. スライドアウト

　「他には，もうありませんか？」
　幅広い情報を引き出し，思考の幅を広げる質問のこと．相手の答えを無視した形で質問をしていく．相手が自分からスライドアウトするときは，その質問を掘り下げられたくないこともある．しっかりとそこへ焦点を当てチャンク・ダウンしよう．

6. 強みを見つけて引き出す

　「あなたの強みは○○だと思うけれど，あなたはどう思う？」
　チームメンバーの強みを見つけることは，チームの能力を最大限に発揮するためには欠かせない．相手の強みを見直し，確認しよう．本人は強みに気づいていないことも多い．次の方法で探そう．
　・その人の周囲の人に長所を聞く

- その人が過去に成功した体験談を聞く
- ピンチのときにとった行動を振り返る

7. フィードバック

相手の行動が他者にどのように見えるか，どんな印象を与えているのかをありのまま伝えること．相手にとっての鑑となり，気づきのチャンスを与える．現在地を知らせることで，目標とのズレを認識させることができる．

2つの伝えかた

- YOUメッセージ

「あなたは，先月一度も遅刻しませんでした」

相手を主語にして，客観的な事実をそのまま伝える方法．相手が意識していなかったことに気づかせることができる．

- Iメッセージ

「私は，あなたが真面目にやってくれてとても嬉しいです」

私を主語にすることで，自分が感じた主観的な事実を伝える方法．相手が周囲に及ぼしている影響について認識させることができる．

ネガティブなフィードバックを行う場合は，Iメッセージのほうが建設的な会話へつながりやすい．

×「あなた，○○さんとうまくいってないよね」
○「私から見ていると，○○さんとうまくいってないように見えるんだけど」

相手のコントロールや攻撃のために行ってはならない．人格や性格についてではなく，行動に対して具体的な事実を述べるのが大切である．

8. グループコーチング

「これについて意見のある人いますか？」

コーチングは，1対多の場面でも有効である．テーマを決め，解決策のアイデアをみんなに出してもらう形となる．個人のつるし上げや，グループ内での対立が起こらないように「残業を減らす方法」というネガティブなテーマよりも「定時に帰宅する方法」というポジティブなテーマとしたほうがよいだろう．また，どんなにくだらない意見でも，すぐに否定せず，アイデアが出揃ってから検討する．安易な多数決は控え，少数派も納得するように1つずつ検討しよう．実行する解決策が決定した場合は，誰が何をいつまでに行うのかをハッキリとさせる必要がある．

9. セルフコーチング

「どうしたら，この問題をうまく解決できるだろう？」

コーチングは，自分自身に対しても有効である．「どのタイミングで質問すればよいだろうか？」「答えを誘導していないだろうか？」「もっと受け取りやすい表現はないだろうか？」などと自分に問いかけることで，自分の能力をさらに引き出すことができる．相手に行う質問を自分自身に問いかけることで，相手の立場に立って考えることができる．

○コーチングスキルを使った会話例（部下から上司への相談）

A（上司）：最近，何か困っていることはない？
B（部下）：毎月1回，業務後に勉強会を行っていますが，メンバーのやる気が無くなっているように感じます．
A：なるほど，じゃあどうすれば，やる気が出るかな？
B：メンバーにアンケートをとる，メンバーに勉強会を企画してもらうといったことでしょうか．
A：面白いね．では，まず何から取り組もうか？
B：アンケートをとろうと思います．どんな勉強会に参加したいか，あるいはどんな勉強会を企画したいかということも書いてもらうつもりです．

○コーチングは万能ではない

相手のスキルやモチベーションによって，コーチングの効果は異なる．新人で経験がない相手にはまずティーチングによってトレーニングを積ませる必要がある．また，緊急度も重要度も高い問題に対して，コーチングによって対応していたのでは時間がかかりすぎてしまう．重要だが緊急ではない問題にこそコーチングは有効に機能する．

〈田村浩介〉

信念対立解明アプローチ

1 マネジメントと信念対立

マネジメントは、信念対立の苗床である。理由はこうだ。本書では、マネジメントを「『ヒト』『モノ』『カネ』をどう効果的・効率的に運用するかということ」や「自己、組織の目的の達成のために効果的・効率的に行うもの」と位置づけている。つまり、マネジメントは目的達成のために手段（ヒト、モノ、カネ）を最適化することだと言える。

しかし哲学者のエマニュエル・カントが、自分が他人を手段として扱うと、他人も自分を手段として利用しようとするために、つまるところ終わりなき戦いに行きつくことから、人間を手段として扱ってはならないと論証した[1]。カントが危惧した果てしなき争いは、要するに信念対立である。

2 信念対立とは何か

簡単に言うと、信念対立は、考えかたややりかたが気にくわないために生じるトラブルである[2]。上記の話に重ねると、人間はハサミやノリなどと同じように扱われると腹が立つものである。この「腹が立つ」という感覚が、信念対立の存在を後ろから支えている。

では、なぜ人間は手段として使用されると気にくわないのか。人間は誰でも人格をもっており、それをお互いに尊重しあうことによって人間らしく生きられるからだ。人間の手段化は、これに抵触する。目的の達成のために人間を利用すると、自身の人間性が否定されたような気になって、終わりなき信念対立に陥る。

そして信念対立は、個人と組織の目的の達成を阻害する力動を生む。信念対立に陥った人間は、①ひどく傷ついてそこから立ち去る、②やる気を失って手抜きする、③他人を否定して、自分の意見を押し通す、などの状態になり、本来の目的から意識的、無意識的に離れるためである[3]。

3 信念対立解明アプローチの基本思考

では、マネジメントを円滑に行うために、信念対立を克服するためにはどうしたらよいか。

この疑問に対応する理論は、コンフリクト・マネジメント、非暴力コミュニケーション、U理論など色々あるが、私のお薦めは信念対立解明アプローチ（Dissolution Approach for Belief conflict；DAB）である。理由は、私自身がDABを体系化したということのほかに、この理論が上記の様々な理論の上位モデルであるため、これを理解すると必要に応じて他の理論も展開できるという機能があるからだ。

DABは、人間の原理、実践の原理など様々な理路から構成されるが、ここでは特に解明（dissolution）について説明する。解明とは現象を最も尊重し、あらゆる事柄は不変で普遍の客観的事実ではなく、状況・環境や気分・目的に応じて構成される、という考えかたであり、状況と気分の組み合わせによっては問題自体が存在しなくなるという意味がある[2,4]。

たとえば、彼女（彼氏）が久しぶりのデートという状況で、『作業で語る事例報告』という本を熱心に読んでいる（目的）としよう。たいていの人は腹が立つだろうが、もし彼女（彼氏）がOBPに取り組まなければならないという状況で、わからないことがあるからどうしても調べたいという目的があるとわかったら、おそらくそんなに腹立たしいとは思わないだろう。つまり、状況と目的の構成が、「腹が立つ」という問題を消滅させる可能性を提供していると言える。

4 信念対立解明アプローチの技法例

マネジメントで役立つDABの一部を紹介すると，1．現象の意識化，2．自他の相対化，3．状況と目的の共有，4．目的の達成に最適化した方法の選択と実行，5．反応しない（スルーする），6．ポジティブ感情，がある[5]．5と6は，1〜4を行ったうえで活用するとよい．また他にも信念対立の内実に応じて様々な技法があるため，詳しくは文献2〜4を参照してほしい．

1．現象の意識化

信念対立が生じると，怒りや不安などのネガティブな情動に支配されがちである．そうなると，人間は自分の気持ちに固執し，目的の達成のために効果的，効率的に動けなくなる．DABでは信念対立を克服するために，価値判断をいったん停止したうえで，現象にしっかり注意を向け，とらわれから解放されるようにしていく．読者は信念対立を体験したら，自分が今この瞬間に知覚している現象に強く意識を向けよう．

2．自他の相対化

信念対立は考えかたなどが気にくわないと生じる問題である．その裏には，自分の言動が正しく，相手のそれが間違っているという意味がある．したがってDABは自他の正当性の相対化を行う．これは，人はそれぞれ異なる状況や気分のもとにいると自覚することから始まる．「私とあなたは違う」，そう気づけるように「どういう状況なのか？」「何のために？」「どういう経緯で今に至ったのか？」などの切り口から理解を深めていこう．

3．状況と目的の共有

DABは2や4と同時に，自他の状況と目的の共有を促進していく．状況と目的の共有は，カンファレンスでも世間話でも食事中でも，他人に「今どうなっているの？」「何を意図しているの？」「どうしようと思っているの？」などと問いかけるとよいだろう．信念対立する相手にそう問うのは勇気がいるかもしれないが，やってみれば案外うまくいくものである．

4．目的の達成に最適化した方法の選択と実行

DABではマネジメントを促進するために，目的達成のための実践の促進を行う．そのコツは「探索→計画→実行→内省」という過程を通して，目的達成が近づくと理解することである．つまりDABは，マネジメントする作業療法士が「あれやこれや」考えて，使えそうな選択肢を増やしていき，うまくいきそうな方法を試し，その後よく振り返って考えることで，さらに目的の達成に役立つ方法を絞り込むことで目的達成を後押しする．

5．反応しない（スルーする）

信念対立は，自他が感情にこだわって，反応しすぎることによって激化することがある．しかし，あらゆる事柄は状況や気分で構成される以上，世界の全ては生滅流転しており，自他がこだわっていることも絶対ではない．それゆえDABでは，苛立ちなどによって感情的に反応しそうなときは，ひと呼吸おいて「あえて反応しない」という戦略を用いることがある．戦略的にスルーできるチカラは，信念対立の予防・軽減に役立つ．

6．ポジティブ感情

信念対立の多くは，悪循環に陥って泥仕合の様相を呈する．自他がストレスを感じ，ネガティブな情動で支配されると，そこからなかなか脱出できないときがある．そうした場合，DABではユーモア，笑いなどによってポジティブな感情を引き出していく．温かなユーモアは，信念対立で緊張した人間関係を解してくれる効能がある．ただし，強い皮肉がこめられた冷えたユーモアは，相手の怒りを誘いかねないため注意が必要である．

5 まとめ

「マネジメントは難しい」と少しでも思う読者は，信念対立解明アプローチを選択肢の1つにおいてほしい．

文献

1) Kant I（著），篠田英雄（訳）：道徳形而上学原論．岩波書店，1960
2) 京極　真：医療関係者のための信念対立解明アプローチ―コミュニケーションスキル入門．誠信書房，2011
3) 京極　真：医療関係者のためのトラブル対応術―信念対立解明アプローチ入門．誠信書房，2014
4) 京極　真：信念対立解明アプローチ入門―チーム医療・多職種連携の可能性をひらく．中央法規出版，2012
5) 京極　真：信念対立解明アプローチ．看護主任業務 25：62-66，2015

（京極　真）

OBP 2.0

1 ▶ OBP 2.0 とは何か

OBP 2.0 とは、①チームワークのマネジメント、②作業療法の実践、を統合した理論である[1]。従来、①と②は独立していたが、OBP 2.0 はそれをシームレス化した点に特徴がある。

OBP 2.0 は3つの原理によって基礎づけられている（表1）。原理とは、立場が違っても了解できる理路である。OBP 2.0 は、チームワークの中で作業療法を行う理論であることから、チームメンバーの専門性が異なっても作業療法に関与できるようにするために、原理によって基礎づけた理論という構成にした。

また OBP 2.0 は、信念対立解明アプローチを下位モデルに組み込んでおり、チームワークのマネジメントは基本的にそれで促進する。信念対立解明アプローチの詳細は、前項にあるため割愛する。本項では、OBP 2.0 のもう1つの下位モデルである作業療法実践を活かしたマネジメント機能を中心に解説する。

表1 OBP 2.0 の基礎原理

原理	定義	説明
人間の原理	あらゆる人間は契機・志向相関的な存在である	契機は世界、環境、状況、雰囲気などを含む。志向は気分、欲望、目的、関心などを含む。
実践の原理	あらゆる実践は特定の契機と志向のもとで方法を確率的に遂行し、事後的にその有効性が決まる	実践は人間が行うため、契機と志向を前提に考えざるを得ない、という理解がある。
作業の原理	あらゆる作業は人間の経験である	人間は、上記の人間の原理を指す。経験は、デューイの連続性の原理と相互作用の原理が背景にある。

2 ▶ OBP 2.0 のマネジメント機能

OBP 2.0 のもう1つのマネジメント機能は「問題意識の共有」である。理由は、問題意識の共有ができることで、他職種は問題の価値が理解でき、方法の必要性がわかるからである。問題の価値がわかると、他職種が作業療法に関心を向けるため、その問題を解くために連携し合える可能性を確保できる。反対に、問題の価値を理解できないと、作業療法に関心がもてないため、連携がおろそかになり、マネジメントがうまくいかない事態につながる。

これを基礎づけるのは、実践の原理である。実践の原理は、問題の解決につながる方法を優先的に用いるという考えかたである。つまり方法の存在を根底から支えるのは問題の存在であり、方法の価値は問題が解けるかどうかによって規定される。これをマネジメントに連結すると、先の「問題意識の共有」がチームワークの促進につながるという話になる。では、作業療法という方法で解決できる問題とはいったいどのようなものだろうか。

3 ▶ 作業機能障害

OBP 2.0 では、作業療法で解決できる問題を「作業機能障害（occupational dysfunction）」と呼んでいる。作業機能障害とは、作業を通して健康と幸福（well-being）に悪影響を与える状態である。表1でも示したが、OBP 2.0 において作業の原理は「あらゆる作業は人間の経験である」と基礎づけられている。この論証過程は成書に譲るとして、ここでは、作業について底の底から考える限りにおいて「作業＝人間経験」と考えざるを得ないとだけ述べておく。したがって、作業機能障害とは人間の経験で生じた問題によって、健康と幸

福が低下した状態であると換言することができる．

作業機能障害は，作業不均衡，作業剥奪，作業疎外，作業周縁化から構成されている[2]．作業不均衡とは，日々の経験のバランスが崩れている状態である．作業剥奪とは，外的要因によって経験が制限されている状態である．作業疎外とは，経験に対して意味を見出していない状態である．作業周縁化とは，周囲から経験の意味を認めてもらえない状態である．作業機能障害はこの4種類でおおむね説明可能である．

4 作業機能障害という問題の意味

作業機能障害の種類は，疾病・障害をもつ人々の問題として生じることもあれば，明らかな疾病・障害をもたない人々の問題として生じることもある．たとえば，統合失調症をもつ人が，1日の大半を無為に過ごしている状態は作業不均衡である．他方，健康なサラリーマンが多忙を極める日常を送っている状態も，作業不均衡に該当する．作業機能障害は人間の経験の問題であるため，疾病・障害の有無にかかわらず人間であれば誰でも体験する．つまり作業機能障害は，疾病・障害の有無という二項対立的な世界観を排し，健康・幸福・疾病・障害が作業を媒介に1つのシステムとしてつながっているといえる．

次に，作業機能障害は独立自存しているわけではなく，様々な疾病・障害と密接にリンクした問題である．作業剥奪を例に説明しよう．たとえば，車椅子で移動を余儀なくされた脊髄損傷の人が，段差があるために映画館で映画を見られなくなったとしよう．これは脊髄損傷という障害が，作業剥奪という作業機能障害に直につながっている状態である．他方，都会の大学に通う大学生が，気晴らしで趣味の山登りがしたくてもできず，ストレスがたまって抑うつ状態に陥ったとしよう．これは作業剥奪という作業機能障害が，精神衛生の悪化とリンクしている状態である．このように，作業機能障害は単体で存在しているわけではなく，様々な疾病・障害との間でネットワークを形成している．

5 マネジメントに作業機能障害を活かす

OBP 2.0のマネジメント機能は，作業療法士とチームメンバーで「問題意識の共有」を促すことであり，作業機能障害という問題を，チームメンバーに伝えることがその一歩になる．

具体的な伝えかたは，クライエント，家族，医師，看護師，理学療法士，薬剤師，臨床心理士など，相手の立場にあわせて工夫する必要がある．たとえば，クライエントに説明するときは，「やりたいことが思うようにできていませんね」などのように日常用語で説明してもよい．他方，専門家が相手であれば，「あのクライエントは作業が剥奪されていますね」などのように作業機能障害の用語を用いるほうが関心を呼び覚ましやすいだろう．しかし，専門職だからといって皆が作業機能障害に理解があるわけではないため，そのあたりは臨機応変に伝えかたを変えていく必要がある．

伝えるポイントとしては，問題の認識をしてもらうことに加えて，作業機能障害が起こることがなぜ問題なのかなど，問題がもつ意味もあわせて共有していく必要がある．問題の意味がわかると理解が深まる．上の例でいくと，クライエントには「やりたいことができていないことは，大きなストレスを生んだり，自分の生活に悪影響を与えるんですよ」などのように付け足すと，やりたいことができない状態がなぜ問題なのか理解しやすい．また，専門家には「作業剥奪はストレスと大きく関係し，うつ状態につながりかねません」などと伝えると問題を理解しやすく，他職種からの介入の糸口も見えやすい．作業機能障害は様々な疾病・障害とネットワークを形成していることから，専門家が関心をもつ問題と作業機能障害の関連を一言つけると，さらに理解を促進しやすくなるだろう．

文献

1) 寺岡 睦，他：作業に根ざした実践と信念対立解明アプローチを統合した「作業に根ざした実践2.0」の提案．作業療法 33：249-258，2014
2) Teraoka M, et al：Development of the final version of the classification and assessment of occupational dysfunction scale. PLoS ONE 10：e0134695. doi：10.1371/journal.pone.0134695

〈寺岡　睦〉

クリニカル・クラークシップ

1 クリニカル・クラークシップとは

クリニカル・クラークシップ（clinical clerkship；CCS）とは，19世紀に内科学教授だったウイリアム・オスラーが提唱した「学生が指導医の監督の下に，診療チームの一員として，実際の患者診療に従事する」型の臨床実習のことである[1]．

わが国では1999年に文部省（当時）より卒前医学教育改革の方向性が示され，それ以後医学教育の中にCCSが導入されることとなった．セラピスト教育におけるCCSとは，中川ら[2]は，「助手として診療チームに参加し，実体験を通してセラピストとしての習得すべきスキルとprofession（態度，倫理観）を育成していく臨床実習形態」であるとし，理学療法の臨床実習に導入されている．作業療法でもここ数年で導入する養成校・実習施設が増えてきた．

CCSの具体的な方法については成書に譲り，ここでは「作業に焦点を当てた実践のための臨床教育方法」という視点で，当院での実践を交えたCCSの概説を述べる．

2 現行の臨床実習の課題

1．養成校カリキュラム

作業療法士養成校におけるカリキュラムでは，まず心身機能の検査，活動を評価し，そこで抽出された問題点を統合し，実施計画を立案するというボトムアップアプローチが中心となっている．このため卒後にトップダウンアプローチに思考を導入するには労力を要する．

2．症例担当制

現行の総合実習指導では，初期評価レポートの内容が不十分だと，治療・支援に進めない場合が多い．このため検査の経験値は増えるが，治療・支援の経験値は少なくなってしまう．評価スキルと治療・支援スキルは表裏一体のものであり，技術レベルとして階層化されるものではない．その結果，治療・支援スキルが未熟なまま卒業するため，即戦力にはほど遠い作業療法士が誕生してしまう．

3．症例レポート

従来の実習では症例レポート作成が必ず義務づけられている．レポートの質・量が実習評定の大きな要因になっているため，実習生は寝る間も惜しんでレポートを作成し，その代償として体調不良をきたす例が少なくない．それにもかかわらず症例レポートの教育的目的，効果の検証はなされぬまま現在に至っている．事例検討用資料の作成が目的であれば，カンファレンス資料や日本作業療法士協会の事例登録の書式作成で十分である．

3 作業に焦点を当てた実践のための臨床教育

1．チームの一員としての診療参加

臨床教育者（以下CE）が担当している全てのクライエントが，実習生の担当クライエントとなる．CEは実習生と1対1（もしくは2）でバディを組み，実施している全てのスキルを見せる．そのなかで実習生はスキルを習得し，実施することでCEの診療に参加する．このときに大切なのが，CEは実習生をチームの一員として認め，実習生はそれを自覚することである．当院では，お互いを「先生」「学生さん」ではなく「○○さん」と呼ぶことから始めている．

2．技術単位での診療参加

CCSでは一症例の初期評価から始める従来の実習とは異なり，技術単位での診療参加となる．技術項目間に前後上下の関係性はなく，検査・評価→治療という流れに従う必要はない（図1）．こ

れが，ボトムアップの考えを崩しトップダウンに変換させるうえで，CCSは有効だと実感する点である．

しかし，OBPでは面接が重要視されるため，ともすれば「面接ができないと治療ができない」となりかねない．これでは従来の「評価できないと治療に入れない」と同じである．いくら真のニーズを聞き出せたとしても，それを可能化するスキルがなければ作業療法は成り立たない．よって面接だけでなく，より多くの治療・支援スキルの習得も大切である．どのスキルから参加させるかは，実習生と話し合いながら，できること，得意なことを考慮して決める．

3. 作業療法プロセスの説明

多くの実習生はボトムアップアプローチで教育されてきている．しかしCEがトップダウンアプローチを実践している場合，実習生の混乱を招く可能性がある．クライエントは作業療法プロセスのどこに現在位置しているのか，どこに進もうとしているのか，今後どう展開するのかについて，実習生に説明し，共有しておく必要がある．当院ではOTIPMをベースにした作業療法プロセスを使用しており，その図を用いて実習生にブリーフィングするようにしている．

4. 「見学」「模倣」「実施」

スキルを習得する過程として「見学」「模倣」「実施（監督下での自立）」というステップを踏む．その手順をまずはCEと実習生は理解する必要がある．

「見学」はただ漠然と実習生が見るだけでは次のステップには進めない．CEはクライエントに実施しながら，その目的や方法についてブリーフィングに関連づけて説明しながら行う．

「模倣」は見学を数回行った後にCEの監督・指導のもと，実際に当該行為を行わせる．聞かせて見せて行わせてみるのが重要である．もし数回の模倣で実施に至らなければそのスキルは難易度が高すぎると判断する．その場合，そのスキルをより細分化して模倣させる．面接を例に挙げると，コミュニケーションスキルが未熟な実習生には難易度が極めて高いスキルの1つである．まずは会話のテーマを「趣味について」に絞る，ADOCのセルフケアの部分だけ実施してもらうなど，面接の内容を細分化し，それを模倣してもらうとよい．

「実施」は教育者の監督・指導なしに1人で当該行為を行わせることである．模倣から実施への移行に明確な判断基準はないが，リスク管理が十分にできていることが1つの判断材料になる．CEなどのスキル習得者であってもアクシデントが発生しやすいハイリスクなクライエントについてはCEの判断で模倣の段階で留める場合もありうる．

5. 目標の共有

クライエントの大切な作業を共有し，自分が習得したスキルを駆使し，その作業を可能化することが実習の目的である．そのために必要なのは目標の共有である．実習生が診療に参加するということは，実習生もCE，クライエントと同じ目標をもつことである．従来のように「○○ができないから，患者は任せられない」ではなく，「Aさんの大切な作業がどうやったらできるようなるか？」という点についてチームとして実習生とディスカッションをする．それはレポートではなく口頭で行う．そこで出てきた意見があれば，「それを使って一緒にクライエントを良くしよう」という姿勢をCEはもち，「よし，やってみる」という気持ちを学生がもつように仕向けることが重要である．そして作業ができるようになったら一緒に喜ぶ．これらの経験で実習生は自ら主体的に積極的に学習しようとする．さらにそれがクライエント中心，作業中心という作業療法のプロフェッションを育む．

文献
1) 植村和正：医学教育改革と卒前教育の変化．現代医学 53：411-418，2006
2) 中川法一（編）：セラピスト教育のためのクリニカル・クラークシップのすすめ．pp.26-30，三輪書店，2007

（三﨑一彦）

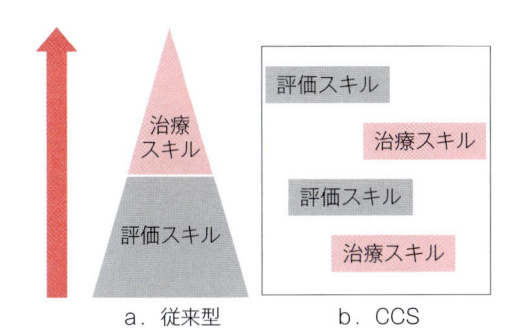

図1 技術単位での診療参加
従来型は評価から入るがCCSはどこからでもよい．

T. Takebayashi

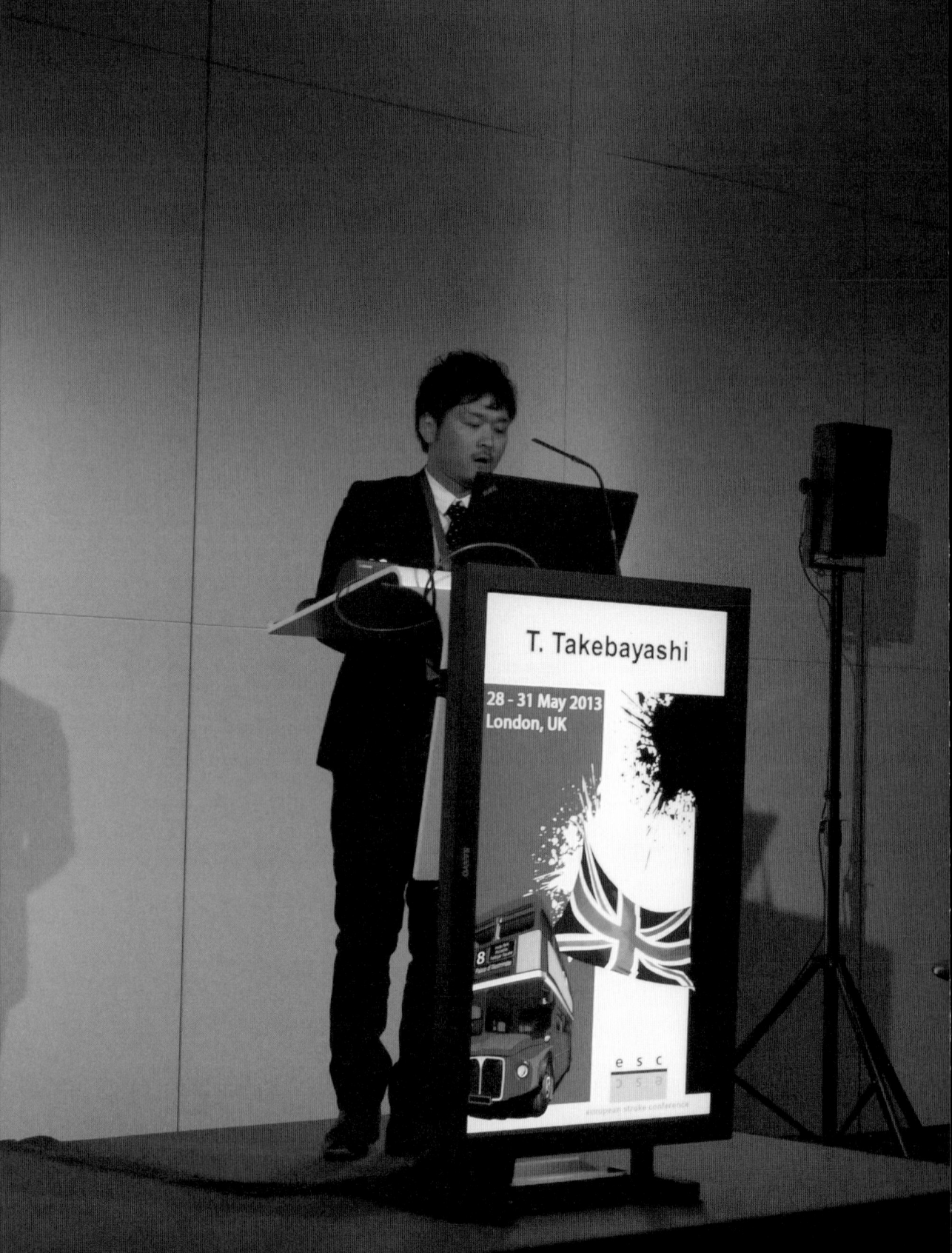

28 - 31 May 2013
London, UK

3章 セルフマネジメント

作業療法士は多忙な日々を送っているが，自身に余裕がなくてはクライエントに良いサービスは提供できない．また，徐々にキャリアアップし，チームや部下を含めた他者をマネジメントする際には，自分自身が効果的かつ効率的に行動できなくてはならない．本章では作業療法士のためのセルフマネジメントについて確認していく．

常に目標をもつ

1 ▶ 自分に自信がもてない人たち

　謙虚で勉学熱心な作業療法士が日々の臨床や研修会から頻繁に学習しているにもかかわらず，実践に自信がもてないままでいる．これは珍しいことではない．自信がもてないことは悪いわけではないが，自己効力がかなり低い状態になるほどの自信喪失は良い状態ではない．自分自身に良い意味での自信をもつことは作業療法士・クライエント両者にとって良い効果を生み出す．

　自信がもてない原因の1つは，自分がどうなりたいのかが明確になっていないことである．あてもなく道を歩き続けることは苦痛である．どこに向かっているのか明確になっていないことは迷走を意味し，最終的には疲弊する．これはクライエントにも同様のことが言える．クライエント経験がある葉山[1]は明確な目標をもたず，維持期まで機能訓練にすがる状況について「見えない大陸に向かい霧の中を進む船」と表現している．自信のない作業療法士もそのような状況になっている可能性がある．進むべき目的地を考えること，つまり明確な目標を設定することはセルフマネジメントのうえで重要である．本来，組織人であれば業務上の自己目標は組織の方針に沿ったものでなくてはいけない．しかし，本項では，自己実現のための目標も含めて述べてみたい．

2 ▶ 目標を立てる

　目標設定にはいくつかポイントがある．それは作業療法における目標設定と似ている．「何を」「いつまでに」「どれくらい」「どのように」，そして自分にとって適切で挑戦的かつ達成可能な目標を明確に立てることである．それが5年，10年先のことであれば後述するようなキャリアデザインにもなる（→ p.48）．

　目標を立てるにはAMPSの課題選択と同様に，やや挑戦的な課題を選択したほうがよい．簡単すぎる目標は既に達成されているかもしれないし，自己効力も上がらずエンパワメントもされない．たとえば，既に精勤の人が「1年間無遅刻無欠勤」という目標を立てたとしても，それは現状維持であり，できて当たり前の行為であるため，目標とはならないし，達成されても評価に値しない．

　目標には定性的目標と定量的目標がある．平たく言えば，定性的な目標は「クライエントの笑顔が多くなる」といった非数値化された目標であり，定量的な目標は「COPMの平均満足スコアが3以上改善」といった数値化された目標である．定性的な目標も重要であるが，ビジネスの世界では定量的な目標設定が望まれる．定量的な目標は振り返りをしやすいためである．これは数値化されな

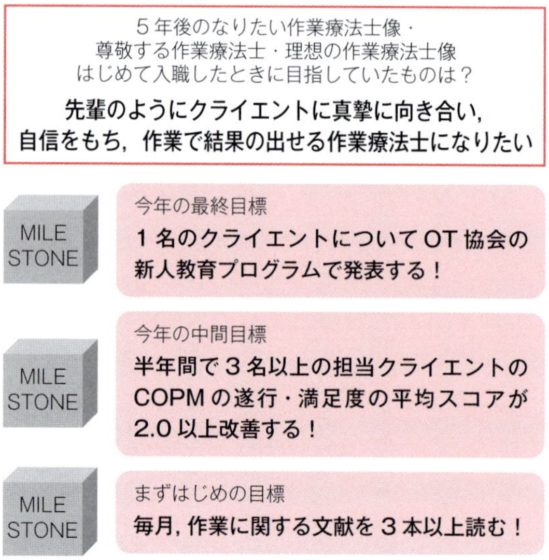

5年後のなりたい作業療法士像・
尊敬する作業療法士・理想の作業療法士像
はじめて入職したときに目指していたものは？
**先輩のようにクライエントに真摯に向き合い，
自信をもち，作業で結果の出せる作業療法士になりたい**

MILE STONE　今年の最終目標
1名のクライエントについてOT協会の新人教育プログラムで発表する！

MILE STONE　今年の中間目標
半年間で3名以上の担当クライエントのCOPMの遂行・満足度の平均スコアが2.0以上改善する！

MILE STONE　まずはじめの目標
毎月，作業に関する文献を3本以上読む！

図1　理想像から目標を設定する例

表1　目標設定の悪い例・良い例とNGワード

目標設定の悪い例
×　トップダウンアプローチの実践を目指す
×　この半期でできるだけ就労支援を頑張る
×　今年は会議で発言するように徹底する

目標設定の良い例
○　今年中にOTIPMでまとめた事例を2例院内で発表する
○　2年後までに院内の就労支援システムを構築する
○　今年度に参加する各会議の年度目標を100%達成する

目標設定のNGワード例
徹底する・目指す・頑張る　　（表現が曖昧）
できるだけ・試みる・心がける（達成する意欲が低い）

くとも測定可能なものであればよいという意味である．たとえば，「大学院で博士号を取得する」には数字は出てこないが，成果は明確である．

3　振り返りが重要

　目標を設定しても自信がもてない人もいる．そのような場合，どれくらい成長したか振り返ることができていない．山の頂上しか見ずに登り続けることは疲弊する．筆者は学生時代，退屈な授業だと頻繁に時計を見て，「ああ，これだけ時間が経った．授業が終わるまであと○○分だ」と授業の終了に徐々に近づいていることを実感することで何とか乗り切ろうとしていたことを覚えている．ゆえに，時計がない状況下での退屈な授業で感じる時間の長さは半端ではない．時計がないことは何分経過したかがわからなくなる，つまり振り返りができなくなることを意味する．どれくらい進んだかを確認できないことは筆者にとって地獄であった．目標設定についても振り返りができるように適度に中間地点の目印を付けたほうがよい．遠い目標も中間地点があれば途中で挫けにくい．目標に向かうまでのマイルストーンを掲示することは作業療法士が得意とする段階付けであり，有用である（図1）．

　さらに，目標設定をより振り返りやすくするために使うべきではないNGワードが存在する．NGワードは目標が曖昧となる，あるいは達成するという決意が揺らぐ（そもそも達成する意志がないものは目標とは言わない）ものとなる．NGワードと良い目標，悪い目標の例を表1に示す．目標を適切に設定し，適度に振り返り，達成することで自信をもって作業療法業務に当たれることは，クライエントや組織，そして自分自身をエンパワメントしていくことになる．

4　目標を設定できないとき

　「目標が設定できない」「目標を設定するのが難しい」という作業療法士がいる．改めて目標といわれると想像もつかないようだ．しかし，目標設定はそんなに難しいことではない．自分の中の理想像は漠然とあるはずだ．養成校時代の先生かもしれないし，本を書いている人かもしれないし，上司や同僚かもしれない．他には，作業療法士になろうと思った動機や，病院や施設の就職試験を受けようと思った瞬間の気持ち，自分のこうなりたいという思いは至るところにあるはずだ．漠然としたものでもよいから，まずはそういう気持ちを羅列すればよい．そこから目標をつくり上げていく．理想像から目標へ近づける具体例を図1に示す．自分がどうなりたいかを形作っていくことが重要である．自分のことは自分が一番よく知っている．

　目標設定が難しい場合は遠慮なく上司や先輩，あるいは学校の恩師などに相談すべきである．メンターと呼ばれるような人生の師匠ともいえる指導者は自分の目標が適切なのか，どの道に進むべきであるのかを示してくれるだろう．また，先輩や上司はそのようなときに適切な助言ができるように自分自身を成長させなければならない．

文献
1）葉山靖明：だから，作業療法が大好きです！pp102-110，三輪書店，2012

（澤田辰徳）

時間を有効利用する

1 ▶ Time is money

「Time is money（時は金なり）」．時間は有限である．作業療法士の業務は直接的にクライエントに作業療法を提供するだけではなく，他職種との情報交換や業務の打ち合わせ，書類の作成など多岐にわたる．しかし，働く者には就労時間が決められており，職員はその決められた時間内に業務を終える努力をする．一方，管理者は業務が終わるように管理する責務がある．残業をすることは，自己研鑽や研究，私生活で主婦として家事をする，音楽やテレビを楽しむなどの時間を削ることになる．仕事とプライベートのバランス，いわゆるライフワークバランスが良好な状態は生活の質を高め，仕事を充実させるための要である．これらのバランスが悪く，仕事一辺倒になれば，時に心身の不調をきたす．

作業療法士が抱える日常の膨大な量の課題を終えるには，限られた時間の中で業務を効率的に行う必要がある．しかし，人より業務に時間がかかる職員も存在し，そのような人は「要領の悪い人」と捉えられがちである．この現象を言い換えるとセルフマネジメントがうまくないといえる．

2 ▶ 時間がかかる業務を明らかにする

効果的でない業務スタイルを効果的にすることは作業療法である．つまり，その作業に対して評価し，分析し，解釈し，介入する．これは一連の作業療法のプロセスである．しかし，問題が何かを明らかにしないと，効果的な介入方法を立案することはできない．

評価で有効なのはタイムレコーディングで時間がかかる業務を探し出すことである．ポイントは他者と比較することである．全職員に時間がかかる課題であればそれはシステム上の問題であり，組織の問題となる．自分のみ時間がかかるのであれば，それは個人の問題である．

3 ▶ 問題の原因を明らかにする

時間がかかる業務が明らかになった場合，次にその原因を探る．非効率の原因の1つは真の問題に対処していないことである．解決する問題の真意をはき違えれば，単なる時間のロスとなる．たとえば，作業療法士はクライエントが自宅で習慣的に作業を遂行するための指導書を作ることがある．筆者は在宅訪問や地域での経験から，自主トレーニングなどの書類が習慣にするには役立ちにくいことを知っている．いくら丁寧な書類を作成しても，実施しなければ作業療法士の自己満足になる．状況によって書類は有効ではあるが，退院後に継続されていなければ意味がない．この場合，入院・入所時から介入し，習慣化されるまでにもっていければ，書類を作成する必要はなく，その時間を他の業務に充てることができる．無用な議論をしていないか？　自分がしなくてはならないことなのか？　その方法で成果が上がるのか？　様々な問題の本質を見極めることは重要である．

時間配分の悪さも非効率の原因である．日常の業務では，5分，10分といった短い空き時間が必ず出てくる．この時間の処理で効率が左右される．たとえば，Aさんは5分の空き時間で，退院するクライエントのサマリーをつくり始めた．通常Aさんはサマリー作成に15分かかる．もちろん，5分で終わらず，中断する羽目になり，数時間後に再開した．しかし，他の仕事を経由したため，頭をサマリーへ戻すのに時間がかかり，結局20分かかってしまった．だとすれば5分で終わる業務をすればよかったことになる．

その時間内に収まらない業務を行ってしまうことは，非効率の原因の1つである．

4 ▶ 効率的な時間の利用方法論

効率的に時間を利用する戦略をいくつか示す．

①課題の優先順位をつける

時間の使いかたが非効率な人の多くは業務の優先順位をつけることができていない．今やるべきことでないことを行ったり，同時進行で様々な業務を行う結果，個々の課題の進行が遅れ，結果として時間がかかる．時間を有効利用するためには，今自分が何を最優先にすべきかを理解することが重要である．このような場合はADOCのマトリクス画面でのような「2軸性」の図表などが利用される（図1）．自身の現在の課題を整理するのに混乱する場合は「緊急度」と「重要度」を考えるとよい．

図1をみると，右上の象限は必須となるものである．これは日々の業務や記録，管理など多岐にわたる．ここの業務は第1に優先すべきである．しかし，この象限が多すぎると疲弊しやすい．チーム管理などで処理が追いつかないときには他者への委譲などを考えたほうがよい．

左上の象限は緊急ではないが重要なことであり，自分がやりたいと思う業務が多い．この象限の業務に取り組めない場合，自身のやりたいことができず，不完全燃焼に陥る可能性がある．効率的に時間を管理し，この業務に取り組む時間を多くすることは自己効力感を高める．

右下の象限は緊急だが重要ではないものである．ここの象限にある業務は，本人でなくともよく，本質的には必要でないことが多い．したがって，この業務は本当に自分が行わなくてはならないかを吟味する必要がある．必要でないものを削減することは無駄な時間の削減につながる．

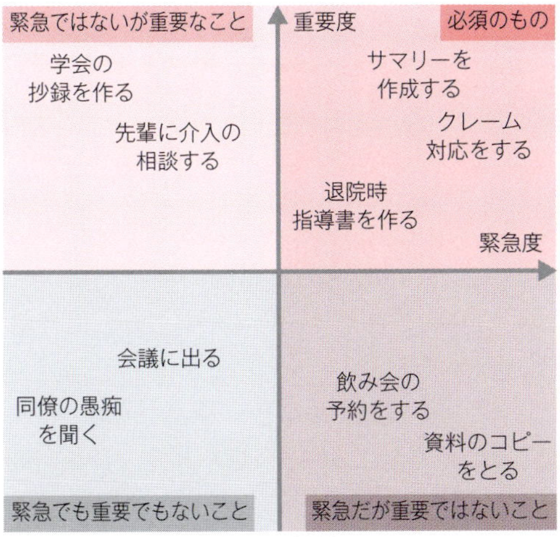

左下の象限は緊急でも重要でもないことである．ここの業務はたまの息抜きには良い効果も生む場合もあるが，基本的には時間の無駄であり，少なくしたほうがよい．

②細切れの時間に対処する

細切れの時間は少ないほうがよい．この時間帯で業務を行うことはその業務の中断を強いられることとなる．したがって，短い時間内の軽度の情報交換など，その時間内に終わることを行う．一方，細切れの時間を集めて長い時間にする工夫も必要である．長い時間を使った業務は中盤ではなく前後に設定することで，業務の中断がなくなり，ひいては思考回路の切り替えがなくなる．また，同じ場所で複数の記録業務をまとめて行うことは移動時間が削減され，効率化につながる．

③人に譲る

自分でやらなくてもよい業務というものがある．自分を要領が悪い人間だと思っている人には「人のよい」人が多い．色々な仕事を引き受け，自分で抱え込んでしまう．しかし，時には人に譲ることも重要である．私たち作業療法士に馴染みが深い言葉に「エンパワメント」がある．これはもともとビジネスの世界で上司が部下に権限を委譲する意で使われてきた．業務を通して成功体験を得ることでより良い自分になっていく．自分で抱え込むことは他者がそのように成長するチャンスを奪っていると考えると（実際そうだが），他者に業務を譲りやすくなるのではないだろうか．

④効率化する知識・技術を身につける

様々な課題は技術により効率化できる．ある者はスケジュール管理を手帳に手書きでごちゃごちゃ書き，よくミスをしてしまい，その処理に時間が取られている．ある者はiPadによりタスク管理を行い，ミスなく業務を行っている．物事を効率的に行うには様々な方法がある．その一部を2章に紹介しているので参考にしてほしい．

（澤田辰徳）

図1 緊急度・重要度の2軸性タスクマトリクス

信頼される人材になる

1 ▶ 信頼と信用のちがい

　信頼について考える前に，まず信頼の類義語である信用について触れようと思う．信用とは，何らかの実績や成果，あるいはそれらの継続に対する評価のことを指す言葉である．たとえば，「彼は提出期限を必ず守る信用できる男だ」「彼は十分な社会的信用を得ている」などの使われかたをする．これらのたとえから，信用とは，過去の業績や成果に対して与えられる評価であることがわかる．

　一方で信頼とは，上述した実績や成果のうえで，「彼ならば期待に応えてくれる」「彼女ならばきっとより良いものを作ってくれる」など，未来の行動を期待する好意的感情のことを指す．つまり他人から信頼を得るためには，まず信用される行動の積み重ねが重要となる．

2 ▶ まず義務を果たすこと

　では，職場で信用を得るために大切な要素とは何だろうか．まず最初に考えなければならないことは，私たちは病院や施設などの「組織」に所属しているということである．つまりそれは，どんなに素晴らしい成果を上げても，どんなに新規性のある提案をしても，まず日常の義務を果たさなければ，何も説得力は生まれないということである．

　職場の出勤・退勤時間はもとより，勤務態度，目標単位数，間接業務（評価用紙やカルテの記入，申し送りの作成など），後輩の教育など，職場の義務を果たすことは信用を得るための大前提であろう．仮に素晴らしい業務改善の提案をしたとしても，これらの要素を満たさない職員の言葉は管理者に響くはずもなく，職場の和を乱す言葉としか受け取ってもらえない可能性がある．

3 ▶ 常に自己研鑽を怠らない

　義務を果たすと同時に大切なことは，常に自己研鑽を続けることである．他の分野と同様に作業療法の世界は日進月歩である．常に新しい知識・技術を取り入れる姿勢は，職場の質を維持・向上させるために不可欠な要素であると同時に，何よりもクライエントに対する責任でもあろう．

　また，日々の業務の中で私たちは様々な課題と直面する．作業療法は個別支援の要素が強く，クライエントのニーズや目標達成に向けて解決すべき障壁も様々であるため，どんなに日々の学びに力を入れていても，学んだ知識が目の前のクライエントに活かせるかどうかの保証はない．常に日々の課題を直視し，その課題を解決できるよう，適切な問題解決行動が求められている．

4 ▶ 常に相互利益を考えた提案をする

　日々の義務を果たし，自己研鑽を重ねる人物は間違いなく職場から信用されるであろう．しかしここでもう1つ大切な要素を挙げる．それは，信頼される人物は，常に俯瞰的な視野をもち，自分自身をはじめ，クライエントや職場などかかわる全ての人たちの利益を考えているということである．

　最近Win-Winという言葉をよく耳にする[1]．これは，取引が行われる際，交渉している双方が利益を得られる形態を指す経営学用語である．Win-Winは，一般的に二者間の相互利益について用いられることが多い印象があるが，ここには落とし穴がある．

　図1に悪いWin-Winと良いWin-Winの例を示した．クライエントの利益を考え，介入時間や材料コストを無視した介入を行ったとする．クライエントの目標は達成され，担当のセラピストも

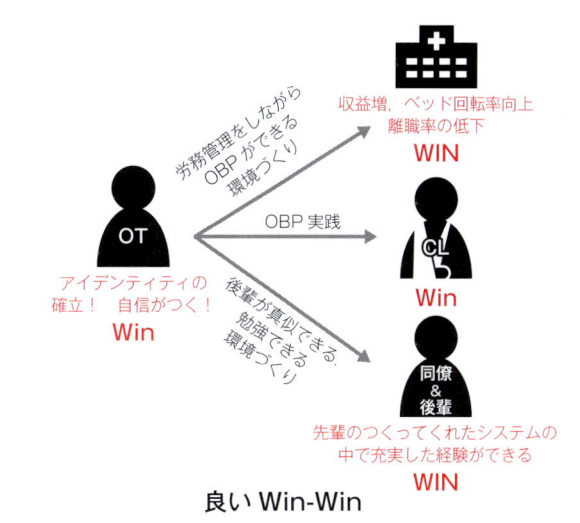

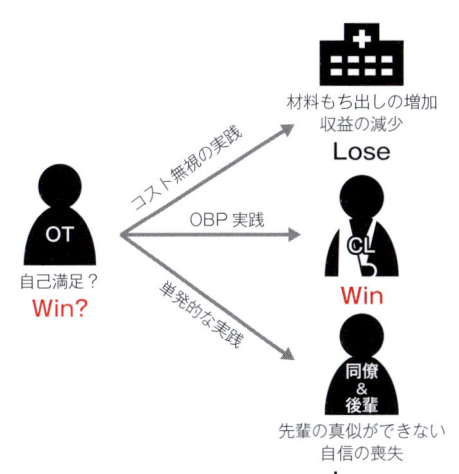

図1　Win-Winの形

「自分は良い実践をした」と一時の満足を得る．これは一見するとWin-Winの関係が成立しているように見えるかもしれない．しかしながら，この状況を俯瞰してみると，所属施設のもち出しコストはかさみ，単位数の減少により収益は減少している．また，職場のシステムやマニュアルに組み込むことができない身勝手な実践は，同僚や後輩がモデルにすることもできない．はたしてこのような形態をWin-Winと呼べるだろうか．

相互利益を考えるということは，かかわる全ての人，全ての分野の利益を考えるということである．特に作業に焦点を当てた実践を推進しようとする場合，個別支援の要素が強いという特性上，時間的な制約や材料コスト等が問題になる場合があるため，この意識は非常に重要である．単位数など，職場のノルマを果たしながらも実施可能な介入を行い，かつ実践内容は単発的ではなく，職場全体で共有できる形にマニュアル化するなどの配慮をする．このように職場全体の利益を考え業務に従事し，結果を出すことこそが，真のWin-Winと呼ぶのであろう．さらに，このような実践は，職員の満足度の向上，収益の増加，他職種との建設的な意思疎通，物品購入の交渉など，様々な要素を好転させるのである．

5 コミュニケーション能力が全ての土台

ここまで職場の信頼を得るために必要な要素を紹介してきたが，これら全ての土台となる能力がある．それはコミュニケーション能力である．

他人とうまくコミュニケーションをとるには，①関係を構築する能力，②問題を理解する能力，③表現する能力の3つが必要と言われている．①は協調性や親しみやすさ，いわゆる"空気を読める"などの能力である．他者と関係を構築する能力は組織で働くうえで不可欠である．②は相手の意図を的確に捉え理解する能力である．複数の人の考えを統合し，チームで意思決定を行う医療現場では，この能力が求められる．③は自分の考えや事物について，相手に伝わるように適切に表現する能力である．他職種のみならず，クライエントや家族など，全く医学的な知識のない人に対して説明する機会が多い職種にとって，この能力は非常に重要である．医療現場では，各々の専門性が異なるため，自分の考えを相手に伝えたいという欲求がどうしても強くなる傾向がある．ぜひ上記の3点を意識しながら日常のコミュニケーションを大切にしてほしい．

文献
1) スティーブン・R・コヴィー（著），ジェームス・スキナー，他（訳）：7つの習慣―成功には原則があった！ キングベアー出版，1996

（齋藤佑樹）

組織で仲間をつくる

1 ▶ 組織で仲間をつくる前に

　医療福祉業界において，作業療法士ほどアイデンティティーについて悩む職種はいないだろう．そのため私たちは，理解されているという感覚を求めている．その反動で理解されていないと不安と不満を胸に抱えながら仕事をするときもある．組織で仲間をつくると決めたら，感情に突き動かされないように注意しよう．仲間をつくることは手段である．手段が目的化されてしまうと，方向性を見失ってしまう．目的はクライエントがより良い自分らしい経験を選択できることである．

　見通しが悪ければ不安と不満に包まれるが，作業療法の理論が示しているように，人は環境と作業に影響を与え合うダイナミックな力動を良くも悪くも止めることはできない．組織は必ず変わる．しかし年月が過ぎれば結果が訪れるわけではなく，目標と戦略を立てる必要がある．また最短でも1年はかかると覚悟しなければいけない．ルールは1日で変えることができるが，認識や価値観は繰り返す経験によって初めて変化するからである．目的を明確にする，組織は変わると期待する，一発大逆転は起こらない．この3つを組織で仲間をつくる前に理解しよう．

2 ▶ なぜ組織で仲間をつくるのか

　作業療法のことを理解してもらえないという悩みは聞くが，他職種のことを理解できないという悩みは聞かない．私たちが他職種のことを正しく理解していないにもかかわらず，私たちのことを正しく理解してもらうことはできない．急性期病棟に勤める看護師には，リハビリテーション（以下リハ）専門職に訓練室までの送迎を依頼されたり，多忙を極める看護業務のスケジュールを無視した指示に納得していない人もいる．回復期リハ病棟に勤める看護師は急性期医療から離れたと感じて，意欲が上がらない人もいる．また回復期リハ病棟の介護士は看護師やリハ専門職の助手ではないと思っている人もいる．通所も含めた介護保険施設の介護士や精神科病院の看護師は，多忙な業務に先が見えないと感じている人もおり，リハ専門職は遊んでいるようにしか見えないと思っている人もいるだろう．

　作業に焦点を当てた実践はクライエントの個人的な価値観や生活歴を尊重するため，疾病治療や健康管理を最優先にする価値観の病院や施設では特異にみられることもある．また個性的な訓練，支援が実現したとしても，全てのクライエントの希望を実現することが困難な場合には不平等だと考える人もいるだろう．その背景にはクライエントや同業に苦情を言われたり，監査指導を受けた苦い経験があるかもしれない．リスクを危惧する意見の背景や意図はくみ取るべきだが，過剰に反応する必要はない．

　しかし目的を達成するための手段や過程は異なるかもしれないが，治療や支援が目指す方向性には違いはない．作業や作業療法という言葉の遣いかたを作業療法士が互いに議論することは学術的に発展性はあるが，他職種を説得することにはつながらない．現実的に向き合うべき目標は，作業療法士が作業療法を理想的にできるようになることである．仲間に作業や作業療法を語るのではなく，作業療法をともに経験する機会を提供しよう．そして，仲間が自分が思い描く仕事ができるように手助けしよう．組織で仲間をつくるのは自分が好きなことをやるためではない．クライエントと作業療法士と組織がより良い関係を得るためである．3者の利益を常に考えたい．

3 組織で仲間をつくるための基盤づくり

作業療法の概論を説明しても，作業療法を理解してもらうことは難しい．理解するためには経験が必要である．そのためには自分が伝えたいとイメージする作業療法の実践にかかわってもらう．逆説的なようだが，作業に焦点を当てたチームマネジメントを展開するためには，まず作業に焦点を当てた実践が必要となる．チームの理解が得られないことには実践は難しいが，体験に解釈を加えた経験ができれば理解を深めることができる．もちろん，はじめのうちはチームとの対立は避けられない．

何かをはじめようとするとき，まず優先順位を明確にしたい．そして，習慣化されているものの効果が証明されていないことはやめよう．新しい試みは組織の多忙さを理由に採択されにくい．質の高いサービスを提供するには時間が必要である．無駄なことはできるだけ省かなければ，新しい経験を始めることはできない．しかしチームで働く場合，やめる業務を自己決定することは難しい．役割分担は暗黙の期待とも言い換えることができる．リハビリテーションとは関節を動かし，歩く訓練をさせる仕事だという認識がチームにあれば，訓練の効果がないとわかっていてもやめることは難しい．もしやめてしまえば職務怠慢や役割放棄だと批判される．それを承知のうえで，やめることを決める．そのように決めたら安易にはやめず，時には数か月にわたって仲間を説き続ける根気が必要である．

4 組織で仲間をつくる方法

チームの誰かの行動を促進するために何かを伝える場合，内容よりも誰が送ったメッセージなのかが重要である．厳しい言葉だったとしても，それが信頼する人からであれば感謝するだろう．誉め言葉は結果に至るまでの過程を理解している人からのものでこそはじめて価値が生まれる．はじめに必要なのは関係性を定義するための経験であり，それこそが共感である．具体的には感情が揺れ動く体験ができる支援のことをいう．

手段は問わず，クライアントが希望する役割再獲得の習慣や活動をまずやってみること．発症から5か月が過ぎて車椅子が必要な状態であっても，家族のために朝ごはんを作れるという自信をもてる支援．7年間も通所リハを利用していたクライエントへの面接によって引き出した，夫のためにアイロンがけができるという，妻としての存在を取り戻すための支援．10年以上の施設生活であきらめていた，おでん屋の女将として料理を振る舞うための支援．いずれも筆者が働いた職場で経験した支援だが，クライエントへの面接によって目標が決定した時点で組織の仲間と支援内容を共有することをイメージしていた．支援過程はスムーズではなかったが，支援の結果については組織の仲間と学会や施設内研究会での事例報告という形で共有することができた．

施設内外で発表する機会があれば積極的に応募し，組織の仲間に演者になってもらおう．発表スライドや抄録は一緒に作成し，発表に慣れていない仲間なら十分に話し合ったうえで1人でも高い完成度となるように仕上げよう．資料を作る過程がお互いの信頼につながる．結果だけではなく過程を言語化することで，仲間の能力を高め，自信につなげる教育にもなるだろう．そして最後に論理と根拠の話題を提供する．共感と信頼，それから論理．順番が重要である．

5 組織で仲間ができると何が起きるのか

作業に焦点を当てた支援のために他職種と連携する経験を得た仲間は，作業療法士に社会的な生活を再構築するための助言を求めるようになるだろう．機能障害の解決について話し合うときも，機能が改善したら生活習慣や社会的な活動への参加にどのような影響があるかということを考えるようになるだろう．このように，少しずつ確実に視点や思考過程が作業に当たるようになる．新しい経験は繰り返すことによって習慣化される．そのことで個人の役割も変わってきて，価値観にも影響を考えることになる．一連のプロセスを，組織への作業療法と呼んでもいいだろう．

（上江洲　聖）

事例を通して結果を出す

1 あるべきサービスとは？

「ものごとをなすべき者の仕事は，成果を上げることである．企業，病院，政府機関，労働組合，軍のいずれにあろうとも，そこに働くものは常に，なすべきことをなすことを期待される．すなわち，成果を上げることを期待される．」P・Fドラッカー[1]

Aさんは意中の女性とデート中，昼食を食べるために表参道のオシャレなカフェに入り，奮発して2,500円のパスタを注文した．しかし，店員の態度は悪く，50分待った挙句，出てきたパスタはメニューの写真と違って見た目が汚く，味もはっきり言って大したことがなかった．Aさんは不快な気分になった．

この店は成果を上げているだろうか？　お金を稼ぐという意味では成果を上げているかもしれない．しかし，顧客を満足させるという真の命題に対しては責任を果たしていない．「『社会貢献』と『利益』」の項（⇒p.12）でも述べたように，組織は社会，コミュニティ，個人のニーズに対応し，社会目的を有しており，企業も社会目的のために存在する．つまり，この店は成果を上げていないということになる．

違う例を挙げてみよう．入院中のクライエントに作業療法を行っている．作業療法では料理を作る練習をした．退院までにその作業にアプローチしたが，目標は達成できなかった．クライエントは「ありがとうございました」と担当作業療法士に満面の笑みで挨拶して病院を後にした．では作業療法士は成果を上げたのであろうか？

2 成果を問われない医療の聖域

おしゃれなカフェの顧客は明らかに満足していない．一方，作業療法のクライエントは満足しているように見えるが，カフェの例とは異なり，成果を上げていないのに満足しているように見える．

作業療法の最終的な成果の1つは「作業ができるようになること」である．最終的な成果が単なる運動や動作のみの改善で作業に従事していない場合，それは作業療法ではない．しかし，作業が可能になるという成果が上がっていないのにクライエントが満足して終了するケースは臨床でよく目にするし，筆者にも苦い経験がある．これは普通ビジネスにおいてありえない状況であり，これがまかり通る医療・福祉業界は特殊な領域とも言える．

この理由の1つはサービスの目標（目指すべきビジョン）を明確に顧客と共有していないからである．クライエントは何を目標に作業療法をしているのかを明確に示されていない場合が多い．したがって，成果のビジョン（目標）が共有されていない．その点，カフェの例では，顧客は美味しい値段にあったパスタと良質のサービスを提供されることを望んでいる．

その他の理由は，クライエントは作業療法のことや診療報酬の価格などを知らないこと，医療職との知識量に圧倒的な格差があること，そして日本のお任せ文化（お任せしておけば良いサービスをしてくれるに違いない）といったことが複合的に関与し，クライエントは大変な時期によく寄り添ってくれたことを定性的に評価して満足していることが考えられる．しかし，これは真の成果ではない．

このことにより，効果がないことに報酬が払われることを生み出し，最終的な結果として保険報酬の減額につながる．作業に介入して成果を出すにはクライエントとの協働が必須である．ゆえ

に，丁寧なインフォームドコンセントとクライエントと共進する作業療法士の態度が必要となり，そのシステム構築が必要とされる．

3 ▶ 他医療職者からみた成果

　表現が悪いが，前述のようにクライエントは騙せても専門家は騙せない．確固たる信念をもち業務に取り組む専門職は，成果が出ていない介入方法に対して評価しない．さらに，他者が作業に焦点が当たっていない作業療法に価値を置いている場合，その価値が変化するには相応の事実が必要となる．したがって，他職種に説明できるよう確固とした根拠をもち，明確に作業療法の成果を示さなくてはならない．

　作業療法の成果とは定性的（笑顔が多くなった，など）な成果のみでは不十分である．特に作業療法を取り巻く現場は医師や理学療法士といった医学モデルに精通する専門職とチームを組む．そのような他職種に対して明確な成果を示すには定量的（COPMやAMPSのlogit値といった数値など）な結果は好ましい成果となり得る．しかし，これらの結果を示すのみでは不十分である．結果をもとに，それらを紡ぎ合わせてなぜそのような良い結果を導けたのかという点を丁寧に考察し，結論づける（リーズニング）過程が必要である．たとえ作業療法士自身がクライエントに良い作業療法を提供できたと感じたとしても，そのような事例のリーズニングをしないまま，思い出にしてしまうのは大切な資源を捨てるのに等しい．作業を通してクライエントが健康と幸福を感じるなか，作業療法が終了した事例をリーズニングし，他者に示すことで，様々な人が作業療法の力を認識してくれるだろう（図1）．このような行為は作業を大切にする組織づくりへ貢献する．リーズニングには指導があったほうがよい．指導者は作業に精通する先輩や上司であったり，時には院外の仲間をつくり，指導を仰ぐとよい．仲間づくりについては，本章の他項を参照されたい．

4 ▶ 自分の作業療法に自信をもつ

　私たちは医療・福祉の業界で業務をしている．医療・福祉のクライエントは自分の健康に大きな不安を抱えている．したがって，サービス提供者に対する期待も大きい．仮に家族が手術をすることになり，医師に手術についての説明を受けたとする．執刀医がものすごく気弱で自信なさそうに説明をしていた場合，手術を受けさせるべきか躊躇してしまうことだろう．筆者はかつて，海外での臨床経験がある熟練作業療法士に次のような話を聞いたことがある．「日本の作業療法士は自分が提供する作業療法に自信をもっていないことが多い．これは笑えない冗談のような話だ」．提供する作業療法に自信がもてないというのは，謙虚であることを美徳とする日本の文化なのかもしれない．しかし，目の前にいるクライエントの健康と幸福のために，私たちは確固たる自信をもち作業療法を提供することはクライエントに対する礼儀であるともいえる．

　ではどのように自信をもてば良いのか？　それは前述のように成果を丁寧にリーズニングすることに尽きる（図1）．丁寧にリーズニングされた成功事例の経験は財産であり，それを他者に示し，承認されることは自分自身の自信につながる．他者に示す方法はカンファレンスの場かもしれないし，院内事例発表会かもしれないし，学会発表の場かもしれない．それはそれぞれの目標やキャリアデザインによって異なる．作業を大切にした事例のリーズニングを積み重ねることは作業療法士の成功体験の積み重ねともなり，自己効力は向上する．これら一連の行為はまさにセルフマネジメントといえる．これをさらに強化する目標設定やキャリアデザインについては後の章を参照されたい．

文献
1) P・Fドラッカー（著），上田惇生（編訳）：プロフェッショナルの条件―いかに成果をあげ，成長するか．ダイヤモンド社，2000

（澤田辰徳）

作業に自信をもつ・他職種に成果を示すポイント
・成果には必ず作業が関連している
・成果を徹底的にリーズニングする
・リーズニングのために知識技術を研鑽する
・他職種に成果を主観的・客観的根拠とともに示す

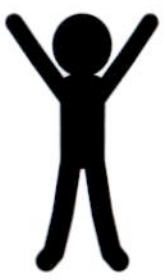

図1　作業で成果を出すためのポイント

他職種の専門性を知る

1 ▶ 認知度の低い作業療法

　近年のリハビリテーション需要の拡大によって，作業療法士の認知度は飛躍的に向上した．養成校に入学してくる新入生に，なぜ作業療法に興味をもったのかを尋ねると，各メディアからの情報に加え，「家族に勧められた」「親戚が作業療法士だから」「高校の職業体験の授業で興味をもった」など，その理由は多岐にわたり，様々な場所で作業療法士という仕事を知ってもらう機会が増えていることを実感する．

　しかしながら作業療法の認知度は，医療・保健・福祉領域の中で最も低いと筆者は思っている．矛盾しているように聞こえるかもしれないが，ここでいう認知度とは，「作業療法士」の認知度ではなく「作業療法」の認知度，つまり作業療法士がクライエントに対して提供するセラピーの目的や狙いについて，周囲がどのくらい正確に理解しているかという意味である．

　作業療法士は作業の力でクライエントの健康を支援する職種である．あるときは作業ができることを通して健康を支援しようとするし，あるときは作業を機能回復の手段として用いることで健康に働きかける．またあるときは，より良い体験を提供するために作業を用いることもある．

　これらの介入は，いずれも綿密な評価に基づいて提供される，いわばオーダーメイドの支援であるわけだが，同時にその多様な支援の形は，他職種が腑に落ちる形で作業療法の専門性を概念化し理解するプロセスを混乱させるのかもしれない．

　このような現状の中で，多くの作業療法士は「他職種に自分たちの専門性を理解してもらいたい」という感情を常に抱えながら日々を過ごすことになる．

2 ▶ 「理解してもらえない」が生み出す悪循環

　誰かに「理解してもらいたい」「認められたい」という感情を総称して承認欲求と呼ぶ．A マズロー[1]は人間の基本的欲求を低次から，生理的欲求，安全欲求，所属と愛の欲求，承認欲求，自己実現欲求の5段階に分類した．最上位の自己実現欲求を「成長欲求」と呼ぶのに対し，承認欲求を含む下位の4階層は「欠乏欲求」に分類され，これらの欲求が満たされない期間が長く続くと，人は不安や緊張が強まり，無力感や劣等感を感じるようになるとされている．

　実際に筆者も臨床家時代，作業療法の専門性を他職種に理解してもらえないという意識に苛まれたことがある．しかしこの経験は，無力感や劣等感を生み出すだけでなく，さらなる悪循環を生じさせる可能性がある．それは，認めてもらいたいという思いが強くなりすぎることで，自らが他者を認める姿勢を忘れたり，時には自己の正当性を主張するために，別の価値観を排他的に扱ったりすることである．このような状態では，お互いが専門性を発揮し合いながら協働的にクライエントの目標を達成することは難しく，さらに目標を達成できない原因を他職種に見出すという悪循環に陥る可能性がある．

　この悪循環から脱却するためには，「自分は他職種から専門性を理解してもらえていない」という思考から「同時に自分も他職種の専門性を理解しようと努力していなかったのでは」という気づきが重要となる．

3 皆がクライエントの利益を考えている

　まず自分自身が他職種を理解しようという視点をもつことが可能になると，さらなる気づきを得ることができる．それは，「それぞれの職種によって思考過程や選択される手段は異なれど，いずれの職種もみなクライエントに利益をもたらすために日々の業務を行っている」ということである．ここで注目すべきことは，それぞれの職種によって思い描くクライエントに提供するべき「利益の形」が異なるということである．

　各々が別々の利益の形を思い描いている場合，「他職種が行う介入は，自分の理想を実現するための弊害になっている」という思考に陥る可能性がある．たとえば，ある職種が，歩いて買い物に行くことを希望するクライエントと一緒に，片手に買い物袋を持って歩行練習をする様子をみて，歩容を改善させたいと考える職種にとっては，その練習が歩容改善の弊害になっていると感じてしまう，などである．

　しかし「あくまでもそれぞれの専門的視点を中心にクライエントの利益を考えたときに，その思い描く理想の形が異なっているだけなのだ」と気づくことができれば，思考を次の階層に移行させることができる．それは，「多職種間で共有可能なレベルの目標を立案・共有し，その目標を達成するためにそれぞれの専門性を発揮しようとすれば，お互いの専門性を尊重し合いながら，それぞれのもつ技術を効果的に発揮し合うことができる」ということである．

4 他職種を理解する姿勢がもたらす好循環

　この気づきはチームのコミュニケーションを建設的なものに変える．それぞれの専門性の優位性を主張するのではなく，チーム全員が合意できる目標，つまりクライエントの「活動・参加」レベルの目標を皆で見据え，その達成に向けた役割分担として，お互いの専門性を発揮するというチームアプローチの戦略を共有できるようになるのである．

　リハビリテーションの目標は，えてして「自宅退院」「歩行ADL自立」「介助量の軽減」などと表現されやすい．しかしこれはあくまで退院先や能力の到達レベルを示す表現であり，活動・参加レベルの目標とは異なる．この目標からクライエント個人の生活・人生を思い描くことは不可能であろう．

　このような目標設定では，上述したような各職種がそれぞれの専門性の優位性を主張し合う思考に陥りやすいことは言うまでもない．あくまでもそれぞれの職種がもつ専門性は，クライエントの目標を達成するために相補的に発揮し合う関係であるべきである．

　私たち作業療法士は，アイデンティティクライシスに陥りやすい職種である．自分たちの専門性を認められたいという思考は，時に協業的姿勢の妨げとなる．しかしながら，真の自立とは，適切な相互依存ができている状態であり，相互依存を否定した自立は孤立でしかない．協業は各々が他者の専門性を認め，お互いを尊敬し合うことから始まることを忘れてはならない．専門性の発揮とは，チームの中でイニシアチブを取ることではないのである．

5 おわりに

　本項は，他職種の専門性の価値に気づくことで，チームの目標設定などにも変化を起こすことができるという流れで書いてきた．しかしこの流れは当然逆もしかりである．目標設定を適正化することで，その達成には自分以外の職種の専門性も不可欠という気づきにつながることもあるため，カンファレンスなどの業務改善も効果的に作用するかもしれない（→ p.64）．

　いずれにしても，自らの意見を主張し合うのではなく，他職種が専門職として抱く関心を尊重する態度・姿勢を前提に，クライエントの活動・参加レベルに焦点を当てたコミュニケーションを密にすることが，他職種の理解や，ひいてはクライエントの利益につながる真のチームアプローチへとつながるのである．

文献
1) フランク・コーブル（著），小口忠彦（監訳）：マズローの心理学．産業能率大学出版部，1972

（齋藤佑樹）

所属外のつながりをつくる

1 ▶ 仲間がいない…

　OBPを志した作業療法士がまず経験するのは，クライエントの嬉しそうな姿と，周囲から感じる冷ややかな目線であろう．目線だけならまだしも，「それって治療なの？」と言われてしまうと，クライエントと面接を行い，作業観察で遂行分析を行い，現実可能な目標を立案したプロセスの全てが間違っているように思えてくる．「仲間が欲しい…」と思って周りをみても，賛同はしてくれるが一緒に職場を変えるほどの志をもっている人はいない．でも外はいるかもしれない，と職場外に仲間を求め，勉強会や飲み会などで集まった者同士，お互いの悩みを打ち明け，翌日からまた頑張ろうという気持ちになる… そういう悩み共有を目的とした所属外のつながりも非常に重要である．しかしここでは，もう一歩先に進み，お互いをより高め合ったり，作業療法士や作業療法士以外の人たちと共同で新たな何かを生み出したりするようなつながりを構築するためはどうすればよいのか，そのきっかけづくりについて述べてみたい．

2 ▶ 相手に貢献する意識＞能力

　詳細は8章の実践例で述べるが，筆者は全国の作業療法士とともにADOC projectを立ち上げ，アプリの開発や臨床介入研究を行い，さらには，前著や本著「作業で語る」シリーズの書籍企画や，日本臨床作業療法学会の設立など，様々な共同作業を通して，仲間とともに成長させてもらった．無才な筆者がこのような多くの仲間とのつながることができたのは，相手にコントリビューション（貢献）すること[1]，を常に大切にしてきたからだと言える．相手に貢献するためには，まず相手の興味関心，夢や悩みなどを知ることから始まる．「できるかどうかはとりあえず置いといて，どうなりたい？　やってみたいことはある？」．その延長線上において，自分が相手に貢献できることはあるか，あくまで相手中心に考える．

　他人様に役に立つ能力なんて自分はもち合わせていない，と感じる者も多いだろう．筆者もそう思ってきたが，その能力をもつ以前に，貢献する意識をもつほうが重要である．相手に貢献したいと思う気持ちが，自分のもっている以上の能力を引き出してくれることもある．また相手に役立つ能力をもっている人を紹介するコネクターになることができる．貢献をベースにつながりをつくろうとすると，相手の夢の実現を応援すること自体に楽しみや喜びを自分自身が感じられるようになり，実現に向けてさらに多様なつながりも次々と生まれてくる．

　仮に何か卓越した能力をもっていたとしても，ギブ・アンド・テイクという意識では，自分のもっている知識やスキルを与えてやるといったどこか一方的な押し付けだったり，何かの見返りを要求しているようにも感じられ，どこか打算的なつながりになってしまう．もちろん自分のメリットばかりを考えるつながりなど論外である．こう考えると，能力の有無よりも，まず相手に貢献しようと思う意識や姿勢が重要と言える．

3 ▶ 貢献のレベル

　つながりにも深度があり，いきなり色々な貢献ができるわけではない（表1）．本田氏は，貢献には4つのレベルがあると述べている．レベル1は，特定の相手への貢献ではなく，ブログやソーシャルネットワーク（SNS），論文や書籍の執筆など，広く一般的に有益な情報を提供すること．そ

のためには，日頃の自己研鑽が必要になるのは言うまでもない．レベル2は，特定の相手に対して有益と思われる物や情報を提供すること．筆者は，仲間の研究テーマに合う論文を見つけた場合，仲間の夢の実現や悩みの解決に有益な情報を見つけた場合など，すぐにメールで送るようにしている．レベル3は，特定の相手からの相談に基づくアドバイスである．研究デザインや，転職の相談，OBPの相談など，このレベルになると相手の状況に合わせた貢献になってくる．最後に，レベル4はコネクト，つまり紹介である．これは単に知人が多いとか，闇雲に人と人をつなげようとするコネクターになるということではなく，仲間の特性やキャリアを深く理解したうえで，新たなプロジェクトを立ち上げるなど，1＋1が3にも4にもなるような，レバレッジ（てこ）の効いたつながりをつくることである．

この4つの段階の貢献で注目してほしいことは，本当に意義のあるつながりをつくるためには，闇雲に名刺を配ったり，勉強会などに参加したり，知名度の高い人と知り合いになることではなく，日頃からレベル1や2といった見返りのない貢献をする姿勢が基本になっている点である．このベースがあってはじめてレベル3のアドバイスができるようになり，レベル1～3を積み重ねることによって認知度や信頼度が高まるとともに，自然と周囲に人が集まってきて，レベル4の意義のある仲間の紹介ができる．また，レベル1や2を通して日頃から自分の強みを伸ばし，自分にいくらか自信がもてるようになれば，知らない人に自分からコンタクトをとっていく際の勇気につながるし，相手からも強みについて質問されるようになる．このように外部とのつながりを良循環にもっていけるかどうかは，レベル1や2の有無に左右されるだろう．所属外に有益なつながりをつくるには時間も労力もかかる．事実，筆者も長く悩んだ時期もあった．しかしショートカットできるような近道はない．まずは地道にレベル1の貢献，有益な情報提供から始めてみてはどうだろうか．

4 みんなで見る夢

ジョン・レノンの名言に，「ひとりで見る夢はただの夢，みんなで見る夢は現実になる」がある．大勢の理想を共創していくことは，個人的にはレベル5に値する社会的貢献になると考えている．1人ではできなかったことでも仲間と一緒ならできる．もし職場に仲間がいなくても所属外なら必ずいるはずである．優秀な仲間とつながりお互いの長所でもってお互いの短所を補うことができれば本当に強いチームをつくることができる．仲間とは傷をなめ合うためにつくるのではなく，1人では叶えることができない夢を一緒に叶えるためにつくるものである．近年，SNSなどを使い，誰でもどこでも情報が発信できるようになり，全国に点在するOBP実践者と，所属を超えて個人単位でつながるための敷居が一段と低くなった．ぜひ各地でOBPのネットワークが広まることを期待したい．

表1　貢献のレベル

レベル1 情報	広く一般に出ている有益な情報を提供すること．雑誌の切り抜き，新聞記事など，メディア系の情報を提供することなど．
レベル2 プレゼント	たとえば，相手に合いそうな本を見つけたのでプレゼントする，というレベル．
レベル3 ノウハウ・アドバイス	特定の相手に何か聞かれて，具体的なノウハウ・アドバイスを教えてあげるのがこのレベルです．
レベル4 コネクト	相手の役に立つメディア，クライアントやパートナーになる人などを紹介するというレベル．

（本田直之：レバレッジ人脈術．ダイヤモンド社，2007より）

文献
1) 本田直之：レバレッジ人脈術．ダイヤモンド社，2007

（友利幸之介）

理論を学ぶ

1 ▶ 理論に対する関心が高まっている

　本項では，作業療法理論（ここでは大理論 grand theory について取り上げる）の必要性について考えてみたいと思う．近年，作業に焦点を当てた実践の重要性が叫ばれるようになってから，作業療法理論に対する関心が高まっており，各地で開催される研修会に多くのセラピストが参加している現状がある．理論を学ぶことは，作業に焦点を当てた実践を行うための通過儀礼のようである．

　しかしながら，理論を知らなければ作業療法はできないのかと問われれば，その答えは否であろう．幼い子どもが国語のルールを学ぶ前に，言語を駆使して他者と意思疎通を始めるのと同様に，作業療法もまた，必ずしも理論を前提とした思考をもたずとも，多くのセラピストがクライエントのために日々作業療法を提供している．

　では理論を学ぶことにはどのような意義があるのだろうか．

2 ▶ 情報の優先順位は関心に左右される

　作業療法は作業を通して健康を支援する専門職である．クライエント個々の作業に焦点を当てる以上，扱う情報は，クライエント固有の特性を帯びておりそれぞれに異なる．また支援内容を考えるうえで，機能面や環境面など，非常に多くの情報を同時に扱うことにもなる．

　このように，多種多様な情報を統合して支援内容を導く場合，注意しなければならないことがある．それは，目標や支援内容は，担当しているセラピストがどのような情報に強い関心をもっているかに影響を受けるということである．

　たとえば，脳卒中を発症し臥床傾向の強いクライエントを担当したとする．初回面接にてクライエントは主婦業への復帰を希望された．セラピストAは，まず排泄などの身辺動作が自立しなければ高度な作業を扱うことはできないと考え，トイレ動作自立を目標に支援を開始した．セラピストBは，臥床傾向にあることに着目し，病棟での生活リズムを病前と同じように調整することが先決であると考え，離床時間の拡大を目標に支援を開始した．セラピストCは，主婦業を構成していた作業の中で成功体験を得ることがまずは必要と考え，家族のために料理を作る作業を通して内的な動機に働きかけ，その後でその他の必要な作業について改めて相談しようと考えた．

　上記の例からも，同じクライエントを評価し，同じ情報を得たとしても，情報の優先順位はセラピストの関心によって全く異なり，結果，支援内容に大きな差異が生じることがわかる．さらに，「もし別の選択をしていたらどうなっていたか」を検証することは推察の域を出ず，選択が妥当であったか否かを判断することは極めて難しい．したがってセラピストは，情報を扱う初期の段階で，より妥当性の高い判断をすることを求められる．

　この情報収集から判断のプロセスにおいて，俯瞰的な視点を付与し，セラピストの合理的な判断を手助けしてくれるものが理論であるといえよう．

3 ▶ 理論は「判断を容易にする」

　辞書で「理論」をひいてみると「個々の現象や事実を統一的に説明し，予想する力をもつ体系的知識」とある．つまり理論とは，自らの知識や思考を体系的に整理することで，比較や分析を可能にするものであることがわかる．さらに比較や分析が可能になるということは，より高度な考察を可能にし，結果として必要な判断が容易になる．ま

た，上述したセラピストの関心の違いについても，理論はセラピストの思考が偏り過ぎないよう，俯瞰的な視野を与えてくれる．

作業療法は，そのプロセスにおいて，非常に広範な情報を扱う．またそれらの情報は常に変化しながらモザイク状にクライエントの健康状態に影響を与え続けている．これらの理由からも，バラバラな情報に法則性を与え体系化すること，つまり理論を学ぶことの意義を見出すことができる．

もし理論を知らなくても情報の分析や考察は可能である．確かに実践に裏打ちされた思考や判断は，あるレベルの妥当性を有していると思う．しかし，実践的思考に理論的思考が加わることで，思考の迂回を回避し，より合理的で妥当性の高い判断が可能になると考える．

4 理論は共通言語になる

私たちは日頃から言語を用いて他者とやりとりをしている．取り留めもない雑談から難解な議論まで，あらゆるコミュニケーションに言語は欠かせない．しかしながら，表出される言語の一つひとつは，ある程度統一された意味や定義を帯びているものの，使用する人間がどのような経験・感情・意味を内包してその言語を選択したのかまでは保証してくれない．このように，曖昧さを回避できない言語でのコミュニケーションに，高い次元で統一性を与えてくれるという一面を理論はもっている．

作業療法評価や実践は，クライエントの個人因子や心身機能，能力，環境因子，社会との関与など，あらゆる情報の統合を求められるため，その臨床的推論の過程を表現する言語には，セラピスト独自の単語選択や言いまわしが目立つ傾向がある．それはセラピストが自己の思考と誤差の少ない単語や言いまわしを探し求めた結果であるわけだが，その過程を他者と共有していないため，複数の人間に同質の解釈を与える表現にはなりえないという欠点がある．そこで理論という体系化された概念を土台に，その概念を構成する用語を用いることで，セラピストの思考を，他者と共有可能な概念や感覚質を備えた言葉として表出することが可能になるのである．

5 理論は全てを包括しない

ここまで理論を学ぶことの利点について述べてきた．理論を学ぶことはセラピストの質の高い考察や判断を可能にし，その思考や判断を他者と共有可能にするという利点がある．しかし理論的思考を用いる際に気をつけなければならないことがある．それは，理論はあくまでも複雑な事象を一般化できるレベルで単純化したものであり，事象の全てを包括しえるものではないということである．デボノは，論理的思考や分析的思考を「垂直思考」とし，論理を深めるためには有効としたうえで，多様な視点から物事をみる「水平思考」の重要性を説いている．つまり，理論を学び，垂直思考を深めると同時に，常に水平思考をもち，垂直思考の自己を客観視したり，別の視点から新しい思考を導くことが大切ということである．したがって私たちは，クライエントに対し全人的な支援を行うために，理論というフィルターを通して体系的にクライエントの状況を捉えると同時に，理論や医学的知識とも距離を置いた1人の人間としての感覚や常識を頼りに，クライエントの現象や心理に向き合う姿勢もまた重要視しなければならない．

6 おわりに

本項は理論の重要性，そして理論を学ぶうえでの注意点について述べてきたが，上述した注意点を踏まえ，ぜひ複数の理論を学ぶことをお勧めしたい．その過程は，きっとセラピストに高い判断力と俯瞰的視野を与えてくれるであろう．また，複数の理論を学ぶ過程で誰しもが発見することがある．それは，あらゆる作業療法理論には，用語や構造の違いはあれど，多くの共通点があるということである．具体的な内容は成書に譲るが，理論を学ぶ過程で，複数の理論の共通点を発見すること，それは，作業療法の核心と出会うことを意味している．

文献
1) ギャーリー・キールホフナー(著), 山田　孝(監訳), 石井良和, 他(訳)：作業療法実践の理論　原書第4版. 医学書院, 2014

(齋藤佑樹)

キャリアをデザインする
～大学院に進む～

1 大学院とは

　学校教育法の中で，大学院とは「学術の理論及び応用を教授研究し，その深奥をきわめ，又は高度の専門性が求められる職業を担うための深い学識及び卓越した能力を培い，文化の進展に寄与することを目的とする」とされている．つまり，大学学部課程を卒業した者，もしくはそれと同等以上の学力を有する者が，自らの「研究」を通して学問をより深く追求するのが大学院である．知識や技術を身につけるというより，あくまで研究を学ぶのが大学院である．そして，現状ではエビデンスが希薄と言わざるをえない作業療法において，専門職存続のためには研究が必要不可欠であり，大学院はその最も重要な役割を担っていることも併せて強調したい．

　大学院の課程は各大学で異なるが，一般的に修士課程（博士前期課程ともいう）は2年間，博士課程（博士後期課程ともいう）は3年間，それぞれ在籍し，講義や演習による単位を修得しつつ，指導教員の指導のもとに卒業論文を書き上げ，論文の審査を経て学位が授与される．入学資格は，4年生大学を卒業していなくても（専門学校や短大卒でも），それと同等の学力を有すると大学院側で判断すれば許可される．また，わが国だけのシステムかもしれないが，大学院在籍に関係なく大学に論文をいくつか提出し，審査を受けることによって博士の学位を授与されることがある．「論文博士」と呼ばれるものである．「論文修士」というものは存在しない．逆に，より実践的なスキルアップを目的とした専門職大学院課程も存在する．専門職大学院では，一般的に大学院の課程修了要件である研究論文の提出が必須とされておらず，所定の単位を修得すれば学位（主に修士）を取得することができる．現時点では，国内で作業療法の専門職大学院は存在しないが，アメリカでは，そもそも作業療法士になるまで6年間の養成教育，つまり専門職大学院課程になっており，さらに作業療法臨床博士号（clinical doctorate in occupational therapy）の課程も増えている．

2 大学院を取り巻く状況

　2014年3月に行われた日本作業療法士協会の調査によれば，作業療法の大学院は修士課程が41校，博士課程が27校となっており，学位取得数は博士が256人となっている（博士のみ自己申告）．その時点での在籍学生数は修士が305人，博士課程が202人である．作業療法士が7万人を超えた今，この数字は少ないと感じるかもしれないが，筆者はその逆で，こんなにも増えたのかという印象である．

　実は国内で作業療法の大学院教育が始まったのは1996年（広島大学）と日が浅い．したがって，それ以前は作業療法士が大学院に進学するためには以下の3つの選択肢しかなかった．
①国内の医療福祉系大学院（医学・保健学など）
②国内の大学院（工学・社会学など）
③国外の作業療法の大学院

　これらの過程を経て学位を取得した先人たちが大学院を開設し，④国内で作業療法の大学院へ進学，という新たな選択肢をつくり，現在④の修了生たちが大学院教員になりつつある．現在の作業療法の大学院はこのような経緯で成り立っており，学問としてようやく一人歩きができた状況である．

　特に本書のテーマである「作業に焦点を当てた実践」に関する研究は，まだまだ途上の段階である．バックグラウンドが多種多様な教員に指導を

仰ぎ，時には自らの意見もぶつけながら，まだ未成熟な学問を一緒に「創っていく」という意気込みが必要になる．もしこの「一緒に創る」現状に魅力が感じられないのならば，「作業に焦点を当てた実践」に関連する大学院進学は考え直したほうがよいだろう．

3 キャリアデザインと大学院進学

作業療法士としてのキャリアデザインを考えた場合，臨床家と教育研究職の道に大別される．その2つにおいて，大学院がどのようなメリットがあるのだろうか．

①教育研究職を目指すには進学が必須

教育研究職に就くには修士や博士の学位が必須なことが多く，大学院の進学は前向きに考えるべきである．もし悩むとすれば，どの大学院に進学するか，であろう．その選択肢には作業療法以外の大学院も含まれる．前述の通り，作業療法の大学院は未成熟な部分も否めず，作業療法以外の大学院のほうが時に魅力的に映ることがあるかもしれない．特に大学教員に就く場合には研究業績が重視されるため，研究力を高めることは大切である．しかし，教育職は研究業績以外にも教育歴や社会貢献など多方面から評価される．また作業療法士という狭い専門職社会であり，キャリアアップには人脈も無視できない．これらを総合的に考慮すると，将来教育職を目指すならば，作業療法の大学院を選択したほうが無難かもしれない．そして，指導教員に将来構想を早めに伝え，できれば修士の2年間は大学院に専念し，研究以外にも，ティーチングアシスタント，学会・講演活動の手伝い，外部研究費の申請，県士会や協会活動の協力など，教育研究職として求められる様々な経験を積んでおくとよい．

②臨床家として大学院で学ぶ意義

一方，教員を目指していない場合には大学院進学は慎重になったほうがよい，というのが筆者が行ってきた指導である．現状，修士や博士の学位が臨床家の給与面や役職といったキャリアに直接つながることは少なく，おそらくそれは今後も変わらない．「修士はもっておいたほうがよい」という資格至上主義，「大学院にいけば何かが学べる」という過度な期待，「将来作業療法士として生き残れるだろうか…」といった不安．このような動機づけで進学を考えている場合には，まず自分なりに研究，学会発表，論文執筆などを行い，それから進学を検討することをお勧めする．その経験を通して，自分自身の研究疑問を解決したい，研究手法を学びたいという思いが強まったときに，大学院入学の素地が整ったと言えるだろう．

もちろん臨床家が大学院に進学するメリットもある．特に大学院で学んでほしいことは，「自分なりの興味や価値を，論理的に他者に説明するプロセス」である．インターネットで様々な情報が簡単に飛び交うようになったノイジーな今日だからこそ，似非（えせ）な情報に惑わされないこと，他者の意見に左右されない自分独自の興味や価値をもつこと，自分の思いや信念だけでなく，データに基づいて客観的に説明すること．これらを研究を通して学ぶことで，臨床実践にもより自信がもて，臨床家としてのスキルを高めていく良循環を生み出すことができるのではないだろうか．

4 メンターをもつ

個人的に大学院進学で一番のメリットは，メンター（師匠）をもてたことである．キャリアデザインにメンターは欠かせない．メンターからは，研究面だけでなく，人生の様々な局面において，いつも道を指し示してもらえた．メンターは有益なことを手とり足とり教えてくれる人を指すのではない．そのときはメンターの言っていることがわからなくても後々気づくことは多い．自分の経験値で見える世界より，メンターははるかに広く高い位置から先を見越して意見しているので，現時点で理解できないのは当然のことだろう．一度メンターにすると決めたならば，まずメンターを信じるということが本当のメンターに出会えるコツかもしれない．

（友利幸之介）

Column

作業療法とマネジメントは似ている

(澤田辰徳)

　マネジメントとは自己，組織の目的の達成のために効果的・効率的に行うものである．本書の目的の1つは作業を大切にする作業療法の実践，あるいは組織をつくるという「作業」を可能にすることである．つまり，作業の可能化である．「作業の可能化」は「組織の目的の達成」と類似しており，根本的に作業療法とマネジメントは似ている点が多い．

○作業遂行と組織の目的の達成

　前述のことは，人-作業-環境モデル（PEOモデル）で説明しやすい（図1）．PEOモデルはLawが提唱した「人」と「作業」と「環境」が相互関与して作業遂行がなされることを示したモデルであり，この図は作業療法が扱うべき作業遂行を簡潔かつ明快に示している[1,2]．このモデルとマネジメントを当てはめてみる．「人」は自分自身や組織を示す．したがって，自分自身はクライエントでもあり，作業の可能化を支援する作業療法士（資源）や属する作業療法部門や施設でもある．環境は自身の職場の上司・同僚・部下，職場外のセラピストや関係者などの人的資源や作業療法室内外の物品などの物的資源がある．この作業遂行のために「ヒト」「モノ」「カネ」を効果的・効率的に動かすというマネジメントは，作業の可能化を支援するための作業療法ということになる．そして，その実践や組織の目標が達成されたとき，それは作業が遂行されたということになる．

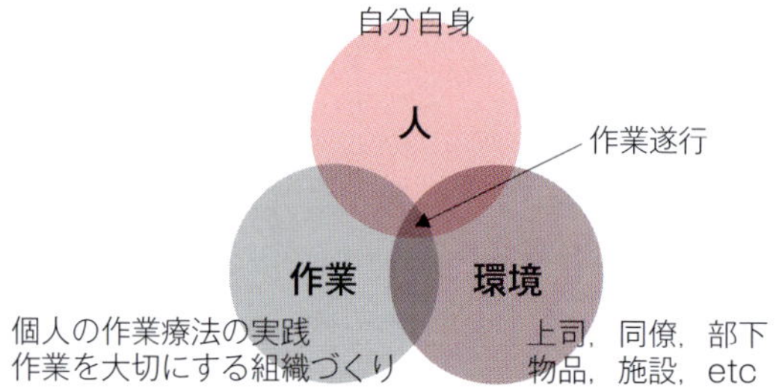

○クライエント中心と顧客中心

　作業療法の各国の定義にはクライエントを中心としているものが多い．実際，世界作業療法士連盟（WFOT）の定義[3]の1行目にも"Occupational therapy is a client-centred health profession concerned with promoting health and well being through occupation."と書かれており，作業療法においてクライエント中心がゆるぎないことを示している．

　一方で，マネジメントの世界でも顧客中心は根本的な概念である．ドラッカー[4]はマーケティングにおいて，「真のマーケティングは顧客からスタートする．すなわち，現実，欲求，価値からスタートする．『われわれは何を売りたいか』ではなく，『顧客は何を買いたいか』を問う．『われわれの製品やサービスにできることはこれである』ではなく，『顧客が価値ありとし，必要とし，求めている満足はこれである』」と述べている．これはまさしくクライエント中心の概念である．クライエントにどんな作業療法を提供するのか，ではなく，クライエントが何をしたいと思うのかというところに着眼すべきということではないだろうか．したがって，このクライエント中心という要素においてもマネジメントと作業療法は似ているといえる．

○作業療法士の技能とマネジメントの技能

　様々な事案に対してマネジメントを行うべきであるが，作業療法士はマネジメントが得意といえる．たとえば，本書で示したマネジメントで有用となる手法であるPDCAサイクル（●p.20）などは初期評価から介入，再評価というサイクルを示すOPPMやCPPF，OTIPMなどに代表されるプ

図1　PEOモデルとマネジメント

個人の作業療法の実践
作業を大切にする組織づくり

自分自身
人
作業遂行
作業　環境
上司，同僚，部下
物品，施設，etc

表1 CMCEの10の技能とマネジメントの例

CMCEの技能	マネジメント例
適応	毎月の勤務報告書の間違いが多い新人職員にチェックリストを持たせ，間違いをなくす
代弁	クライエントがトイレで手を洗いやすくするように，石鹸や消毒液を車椅子でも届く位置に備え付けるよう代弁する
コーチ	担当新入職員が一人で作業療法面接ができるようにお手本を見せ，監督下で実際にやらせ，独り立ちするまで支援する
協働	夏祭りを成功させるために，レクリエーション委員のメンバー同士で毎日集まり，協力して実行していく
相談	新しい就労支援プログラムの企画における費用対効果について，リハビリテーション部門の上司や管理者に相談する
調整	訪問リハビリテーション事業所を作る企画を会議に出す前に，事前に院長，事務長，看護部長などに必要性を説明し，了承を得ておく
デザイン・実行	作業療法室で作業療法評価の物品が出しやすいような棚を選別し，組み立て，使用方法のルールをつくる
教育	院内の職員に作業療法とは何かを伝えるためのパンフレットを作成したり，研修会を開く
結び付け	それぞれの施設で1人でOBPを行おうとしているセラピストを集めて，OBPの勉強会を行う
特殊化	信念対立解明アプローチを用いて，看護師と作業療法士の争いを収束させる

ロセスと酷似している．ゆえにこれらのプロセスモデルを活用している作業療法士はすぐにでも実践できるだろう．

カナダで示された作業療法士の10の技能Canadian Model of Client-centered Enablement (CMCE)というものがある[1]．そこには，作業療法士に必要な技能には適応，代弁，コーチ，協働，相談，調整，デザイン・実行，教育，結び付け，特殊化があると示されている．**表1**にこれらの技能とマネジメントの例を照らし合わせてみた．マネジメントの技能と置き換えても遜色はないことがわかるだろう．このことからも，作業療法士はマネジメントを行う技能を有しているといえるのではないだろうか．

○ダイレクトにマネジメント

近年，日本作業療法士協会がわが国独自のツールを開発した．本書にも掲載しているが，「生活行為向上マネジメント」である．これには既にマネジメントと入っており，文字通り作業療法とマネジメントが結びついていることを表している．職能団体が示したこの取り組みのネーミングは，作業療法士が生活行為（作業）をマネジメントする職種であるということを協会が明示していることを意味するため，非常に重要でもあり興味深い．

以上のことから，マネジメントは作業療法といっても過言ではないことがわかる．自分自身や組織のあるべき姿を捉える過程は，まさに面接などの情報収集であり，それと現状とのギャップを探る過程は評価であり，抽出された問題点から目標へ向かって介入するプランを練って成果を出す一連の過程はマネジメントである．ゆえに，マネジメントを学ぶことは作業療法実践においても必ず有用となるであろう．

文献

1) Townsend E, et al（編著），吉川ひろみ，他（監訳）：続・作業療法の視点—作業を通しての健康と公正．大学教育出版，2011
2) 齋藤佑樹（編）：作業で語る事例報告—作業療法レジメの書きかた・考えかた．pp.18-19，医学書院，2014
3) WFOT：STATEMENT ON OCCUPATIONAL THERAPY.
 (http://www.wfot.org/Portals/0/PDF/STATE-MENT%20ON%20OCCUPATIONAL%20THERA-PY%20300811.pdf)
4) P.F.ドラッカー（著），上田惇生（編訳）：マネジメント—基本と原則．エッセンシャル版，ダイヤモンド社，2001

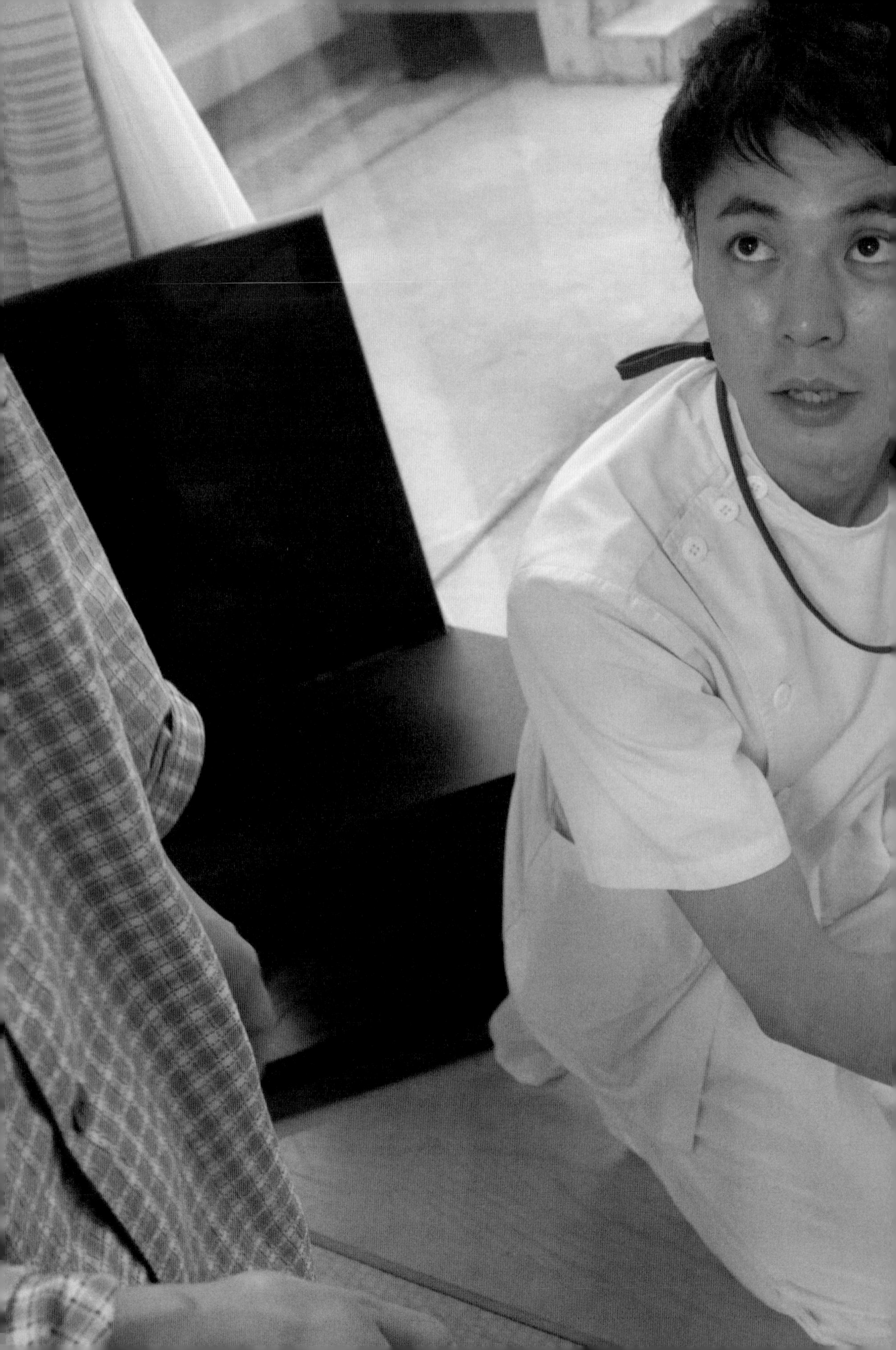

チームマネジメント

4章

クライエント中心の作業療法を展開するには多職種でのチームアプローチは必須である．また，それに留まらず，作業療法士同士（同職種）でも作業で語る仲間をつくることは組織づくりのうえで欠かせない．しかし，チームをまとめあげることは作業療法においては最も難しいテーマの1つである．本章ではチーム一丸となる秘訣について確認していく．

リーダーシップとは

1 チームマネジメントとは？

　野球チーム，組織のプロジェクトチーム，そして作業療法チームなど，様々なチームが存在する．全てのチームは目標を達成するために存在する．チームマネジメントとはリーダーがチームの人員一人一人をマネジメントし，問題を解決へと導き，目標を達成していくことをいう．セルフマネジメントと異なることは個人だけではなく，2人以上の集団，つまり組織に対してマネジメントを行う点である．そしてそのときに必要となるのがリーダーシップである．

2 リーダーシップとは？

　図1を見てほしい．重い荷物を目標に向かって運ぶA，B，Cという3つのチームがある．それぞれのチームにはチームを率いているリーダーが存在している．強力なリーダーシップをもつ歴史上のリーダー像としてはたとえば織田信長や坂本龍馬が挙げられる．確かに彼らは歴史に名を連ね，仲間とともに時代を変革した偉人である．このように，一般的にリーダーシップとは図1のAチームのリーダーのように力強く先頭で率先する魅力的でカリスマ的な能力を有し，多くの場合がもって生まれた才能であるという認識がなされてきた．しかし，昨今有効なリーダーシップとは一概に上記を示すだけではないことがいわれている．ウェーバーは，カリスマ的リーダーシップは組織が危機的な状況に陥りイノベーションを起こすためには有用であるが，危機的状況から日常的に戻った場合，そのリーダーシップが長くは続かないことと述べている[1]．また，ドラッカーは過去の歴史上のリーダーを分析し，優れたリーダーにはカリスマ性が存在しないことを示している[2]．そして，リーダーに関する唯一の定義は，つき従う者がいることとしている．つまり，部下から信頼され，指示に従いともに向かう方向へ進む者がいることを指す．そしてリーダーシップとは才能ではなく，特定の行動をとることにより上記の成果を出せることである．

　図1のAのリーダーはカリスマ的リーダーを彷彿とさせ，メンバーの先頭に位置し，問題の矢面に立ちメンバーを守るとともにメンバーを鼓舞して目標へ進めるリーダーシップを発揮している．Bのリーダーはメンバーの中に溶け込み，メンバーを尊重し，ともに考え，支え，目標へ向かわせるリーダーシップを発揮している．Cのリーダーは殿（しんがり）に位置し，全てのメンバーが遅れないように後方から慈悲深く支え，目標へ向かわせるリーダーシップを発揮している．したがって，チームを率いるリーダーシップには様々な形があることがわかる．

　これらのことから，組織におけるリーダーシップとは，組織の理念や基本方針を理解し，目標を定め，その目標を達成するための効果的な方法を見出し，チームをまとめることといえる．目標設定や問題解決方法などは組織のために行うということ以外は基本的にセルフマネジメントと区別する必要はないが，決定的に異なることは他者を巻き込みながら1つの集団となることである．

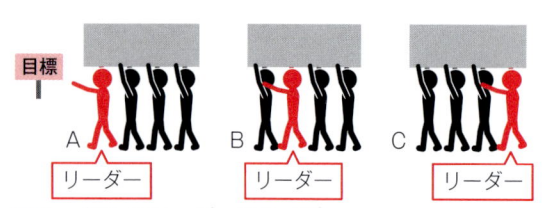

図1 様々なリーダーのタイプ

3 部下や仲間を信頼する・信頼される

　リーダーシップとはチームメンバーの意識に変化を与えることのできる影響力とも言い換えることができるので，リーダーに対するチームメンバーの評価は重要である．そのためにリーダーはチームの各個人をよく知らなければならない．クライエントと作業療法士の関係はチームマネジメントに役立つ．なぜなら，チームリーダーとチームメンバーはパートナーであり，チームを動かすために協働しなくてはならないからである．

　チームリーダーは組織の目標に向かってメンバーを適材適所へ誘い，問題を解決する．そのためにメンバーの文脈，長所と短所を知り，チーム内の適切な役割に配置する．リーダーはメンバーの短所ではなく長所に着目する．メンバーの長所は組織の強みである．通常，管理では短所に目が向きがちである．確かに短所の修正は重要であるが，長所を伸ばすことはそれ以上に重要である．長所を生かし，適所で能力を発揮することは個人の自己効力を上げ，結果，個人のみでなく組織にとっても良い成果を与える．このような良いサイクルはメンバーが抱くリーダーへの信頼を促進する．部下を称賛し，前進させ，その成果を誇りとするくらいまでに信頼する．メンバーはリーダーからのアドバイスを受け，達成された喜びに対する評価としてリーダーを信頼する．また，優れたリーダーは部下が有能な野心家で，時に自分より能力を発揮することを恐れない．優れたリーダーは，部下が無能であり続けるよりも，有能な部下が自分に取って変わるリスクのほうが少ないことを知っている[2]．有能な野心家が組織の目標に向かってともに進めるように役割を与え，信頼することが大切である．そして，そのような関係づくりはコミュニケーションを促進し，組織にとって重要な上下の情報の流れを円滑にするという好循環をもたらす．

4 責任を取る

　チームの全ての課題をリーダーが1人でできるはずもない．ゆえにリーダーは様々な課題をチームメンバーに権限委譲する．狭義の意味でのエンパワメントである．チームメンバーは権限委譲された課題を通して成長する．ここでのリーダーシップで重要なものは責任である．良いリーダーは最終的な責任の所在が自分にあることを十分に理解している．仕事を任せておきながら，うまくいかないことを部下のせいにすることは単なる仕事の丸投げであり，リーダー失格の行為である．

5 一貫性をもつ

　チームリーダーは組織の進むべき方向を理解し，部下に示さなくてはならない．しかし，その指示に一貫性がないことはチームを混乱させるだけである．理念は頻繁に変わらない．ゆえに，思慮深い目標と計画であればそう頻繁に変わるものでもない．リーダーは一貫性をもちながら，進むべき方向を示すべきである．本項でメンバーの長所を生かすと述べたが，これはメンバーの短所を全く指摘しないことではない．理念にそぐわない行動や他者に迷惑をかける行為などに目を瞑るわけにはいかない．そのような行動はリーダーシップの一貫性を失う．指導すべきところは指導し，称賛すべきところは称賛する．そのメリハリは重要である．ゆるい風土が良いわけではない．

6 専門職におけるチームマネジメント

　作業療法士のような専門職のチームマネジメントは，一般職種と異なり特殊である．それは，メンバーから信頼される専門職リーダーには専門的技術が不可欠なためである．リーダーは作業療法の知識と臨床技術に長けていないと，部下はリーダーを信頼しない．一般企業では現場の能力とリーダーやマネジャーとしての能力は異なるという認識があるが，専門職はそうではない．したがって，作業療法士は作業に対する知識と技術研鑽を常に行い，指示や命令を下すだけでなく，常に現場のメンバーとともに歩む姿勢をもつことが大切である．

文献
1) 小野善生：最強の「リーダーシップ理論」集中講義．日本実業出版社，2013
2) P・Fドラッカー（著），上田惇生（編訳）：プロフェッショナルの条件―いかに成果をあげ，成長するか．ダイヤモンド社，2000

（澤田辰徳）

作業の大切さを後輩に伝える

1 興味・関心のズレ

　研修会や学会など，作業療法士が集う場に参加していると，職場環境について相談を受けることがよくある．その内容の多くは「職場内に作業に焦点を当てた実践に興味がある仲間がいない」というものである．作業に焦点を当てた実践の重要性が叫ばれ，日本作業療法士協会が生活行為向上マネジメント[1]を推進する昨今においても，まだまだ作業に焦点を当てた実践は「あたりまえ」にはなっていないようである．思い返せば筆者も，就職した当初はクライエントの身体機能の改善ばかりに関心があった．その理由を考えてみると養成校時代にヒントがあるように思う．作業療法概論などの専門科目で学んだ内容は，自分の中に認知フレームが存在しない新しい考えかたであり，その理解に多くの労力を要するため，結果としてモチベーションを保つことが難しかった．正直に言えば「ピンとこなかった」のである．一方で解剖・運動・生理に代表される専門基礎科目は，入学前より，筆者が勝手に思い描いていた医療やリハビリテーションのイメージとも重なりやすく，これらの科目に強く動機づけられ学ぶ過程で，自然と還元主義的な思考が強化されていったように思う．多くの若いセラピストとかかわっていると，上述したような思考パターンの形成過程は，筆者だけではなく，多くのセラピストに共通するように感じる．

　そこで本項では，筆者の臨床経験を振り返りながら，職場単位で作業に焦点を当てた実践を推進していくための方策について考えてみたい．

2 きっかけは作業科学の輪読会

　「もう一度ちゃんと作業の勉強をしよう」．筆者の臨床経験の中で大きな転機となったのは，中堅時代に科長から言われたこの一言であった．その真意をしっかりと汲み取らぬまま，作業科学の文献の輪読会を毎週開催することになった．具体的には，文献5〜6頁を事前に読み込み，毎週1回昼休みにスタッフ全員が集まり，内容についてディスカッションを行うという形態であった．開始当初，筆者の中での認識は「職場で決められた定時勉強会」という程度だったように思う．しかしこの勉強会はとても魅力的な内容で，筆者はどんどん引き込まれていくことになった．

　この輪読会は，思考を整理することにとても役立った．これまでクライエントの支援を行う際に経験的に大切にしていた種々の要素が定義をもった言葉で語られていく．この学びのプロセスは，まるで目前の霧が晴れるかのような感覚を筆者に与えたのである．

　それまでは作業を全く大切にしていなかったのかと問い返せば，決してそのようなことはなかった．クライエントのADL能力ができるだけ向上するよう働きかけてきたし，趣味や家事，就労等に関しても，可能な限り支援を行っていたつもりである．しかしながら，それは作業というよりは，「大切な行為に関連した動作や環境の調整」というレベルでの認識であったように思う．それがこの輪読会を通して，作業の側面や文脈，作業バランスなど，作業を中心に考える視点を得たことで，より多面的な臨床的推論が可能となったのである．

3 ポイントは目的と手段の明確化

　では，作業に関する知識を得ることができれば，還元主義的な思考から脱却できるのだろうか．筆者の場合を振り返ると，作業の知識を得る

ことでそれは達成されたのではなく，作業に関する知識を深めていく過程で，作業療法における「目的と手段」が明確になったことがその理由であったように思う．作業療法の目的はクライエントがより良い作業的存在になることを支援することであり，あらゆる技術は，その目的を達成するための手段として用いられる．この気づきこそが筆者を大きく前進させることになったのである．

作業について語るとき，まるで身体機能に焦点を当てることが悪いことであるかのように作業の大切さを語るのを耳にすることがある．しかし「作業」と「機能」という言葉は，作業療法において対義語として分類されるべき言葉ではなく，目的と手段として分類されるべき言葉ではないだろうか．

機能に焦点を当てることを否定する形で作業の大切さを啓発するのではなく，目的と手段の明確化を図るというスタンスで作業の大切さを伝えることで，職場という色々な考えをもつ人が集まる集団が一体となり，皆で作業を大切にしていくためのヒントが得られる．同時に，目的と手段の明確化を図ることができれば，これまで学んできた機能回復手技などの技術も，その全てが作業療法の目的を達成するための大切な資源と位置づけることが可能になるのである．

4 ▶ 出会う環境が重要

上述したように，筆者の転機となったのは，「もう一度ちゃんと作業の勉強をしよう」という科長の一言であった．もしあの日，科長のこの一言がなければ，筆者は今でも「作業療法とは何か」がわからずに悶々とした日々を過ごしていたかもしれない．

人には常に足りないものがあり，学びとはその気づきから始まる．気づきとは，環境との相互交流の中で偶然立ち現れた興味・関心かもしれないし，所属環境で父権的に指導を受けた結果かもしれない．物事の価値が主体の関心に相関する[2]ことを前提とするならば，身体機能の改善に強い関心をもったセラピストが，自己の認識においてその対極に位置づけた「作業」という概念に対して関心をもてないことは想像に難くない．やはり筆者は自身がそうであったように，気づきや学びの機会をつくってくれる環境や出会いが大切であるように思う．

また，冒頭で「作業に焦点を当てた実践に興味がある仲間がいないという相談を頻繁に受ける」と述べたように，同じ志をもった仲間がいない1人での学びは，その足取りも重いものになるであろう．ぜひ職場という同じ場に集った仲間同士で研鑽を積んでもらいたい．それを実現していくためには，個人の努力を波及させるだけでなく，それらの努力を職場の目標・課題に盛り込むことができるような組織全体での取り組みが必要になるだろう．

5 ▶ 承認の中で主体的変化は生まれる

もし組織全体として作業の大切さを学ぶ場を設定することができたならば，ぜひ考慮してほしいことがある．それは，個々のスタッフの承認欲求を充足させながらともに学ぶ作業を進めるということである．

マズロー[3]が欲求段階説の中で述べているように，人は承認欲求の充足によって自己実現に向かう欲求が立ち現れるものである．これまで作業に全く関心がなかったセラピストを巻き込む場合，そのセラピストの中では，周囲からの承認に対して危機を感じ，防衛的な思考が立ち現れているかもしれないことを指導的な立場にある人は念頭に置いておきたい．そのセラピストがこれまでに研鑽を積んできた知識・技術は，当然否定されるものではなく，作業療法における目的と手段の正しい行使の中では有益な資源となるものである．ぜひ全てのセラピストのこれまでの道程を肯定しながら，職場全員で作業療法の質の向上に向けた研鑽を重ねることができるような環境を構築してもらいたい．

文献
1) 日本作業療法士協会（編著）：事例で学ぶ生活行為向上マネジメント．医歯薬出版，2015
2) 西條剛央：構造構成主義とは何か―次世代人間科学の原理．北大路書房，2005
3) フランク・コーブル（著），小口忠彦（監訳）：マズローの心理学．産業能率大学出版部，1972

（齋藤佑樹）

学び合う環境をつくる

1 ともに学ぶ難しさ

　組織は様々な立場の人間が所属する集合体である．私生活も様々であり，時間を自分のためだけに使える者もいれば，家事や育児に忙しい者もいる．家事や育児と仕事を両立するセラピストが働きやすい職場環境を整備することは，業務改善を行ううえで重要度の高いテーマであろう．

　様々な立場のセラピストが足並みを揃えることに困難さを感じるものの1つに，勉強会の運営がある．卒後教育の重要性が高い私たちの領域は，国家資格を取得し，現場で仕事をするようになっても日々の研鑽が欠かせない．日本作業療法士協会や各都道府県士会が企画する勉強会・研修会等への参加はもちろんのこと，各職場で定期的に勉強会を開催したり，SIGなどの有志による勉強会も地域には多数存在している．しかしこれらの勉強会は，週末や，平日の夜間に開催される場合が多く，結果，毎回のように参加できるセラピストと，いつも私事都合で参加できないセラピストという図式ができ上がってしまうことが多い．加えて，参加可能なセラピストの中にも，積極的にいつも参加するセラピストと，全く顔を出さないセラピストがいるだろう．

　そこで本項では，職場全体で極力足並みを揃えて研鑽に励む方法について考えてみたい．

2 業務時間の中に組み込むことの重要性

　協会や県士会の主催する勉強会が平日の夜間や週末に開催されることは，職場や地域を横断して参加者を募る特性上やむを得ないが，職場内で開催する勉強会については，検討の余地がある．

　筆者が所属していた職場では，隔週で平日の夕方に勉強会を開催していた．時間は16：30〜17：30．つまり勤務時間内に勉強会を開催していたのである．職員は，サービス調整会議など，どうしても席を外せない業務がない限り全員参加である．またその内容は，職場の年間計画として4月に配布されており，計画的に進められる．勤務時間内に勉強会を開催することで，勤務終了後，すぐに保育園に子どもを迎えにいかなければならないスタッフや，遠方から通勤しているスタッフも容易に参加が可能となる．

　このように，色々な立場のスタッフが足並みを揃えて研鑽を積むためには，まず勤務時間内に勉強会等の時間を組み込むことが効果的である．現在のリハビリテーションは，その多くが「出来高」で診療報酬を得ている．つまりクライエントに対して何単位介入したかが重要であり，セラピストは日々の目標単位をクリアするために奮闘しなければならない．ここで大切なことは，直接業務のみを「業務」として扱うのか，記録やカンファレンス，勉強会等の「間接業務」も業務に含めるのか，つまりどこからどこまでを業務として考えるかということである．

　直接収益に結びつく業務だけでなく，良い仕事をするために必要な作業，そして職員を育てるための作業を業務の中に組み込むことができるか否かは，長期的な展望において，職場の質を大きく左右する．

3 大切なのは職場としての目標

　次に職場で行う勉強会の内容について考えてみたい．筆者が所属していた職場は，作業療法に直接関連した知識・技術を学ぶ内容のみでなく，接遇や医療倫理等を含めた構成で年間計画が立てられている．また，毎年「年間テーマ」を設け，そのテーマ

を軸に勉強会が展開されている．過去の具体的な年間テーマを紹介すると「作業についての知識を深める」「面接評価ができるようになる」等があった．年間を通して一貫したテーマを設定すると，勉強会以外の時間でも，職員の行動は目標志向的になる．面接評価のスキル向上を年間テーマに掲げていた年は，職場内で4～5人の小グループを4グループつくり，作業選択意思決定支援ソフト（ADOC）[1]，カナダ作業遂行測定（COPM）[2]，作業に関する自己評価改訂第2版（OSA－Ⅱ）[3]，作業遂行歴面接第2版（OPHI－Ⅱ）[3]について，勉強会以外の時間も定期的に集まりながら各々の評価法について理解を深める輪読会を開催したり，実際の評価法を使用する練習を行ったり，若いスタッフでも理解しやすい職場内のオリジナルマニュアルを作成するなど，その活動はどんどん波及していった．

　上記の例からもわかるように，勉強会は，その時々の話題について取り上げることも重要であるが，より職員の意識や行動の変化を生み，勉強会の内容を臨床に活かせる職場をつくるためには，勉強会以前に，まず職員の年間テーマ，つまり長期目標を決め，その目標達成の1つの促進因子として勉強会を計画するという位置づけが重要である．

4 ▶ 状況の違いを考慮する

　職場としての目標をもち，職員一人一人が目標志向的に日々の業務に取り組む重要性について述べたが，ここで気をつけなければならないことがある．それは，多くの職員が同じ目標をもち，共有したとしても，職員はそれぞれ状況が異なるということである．ここでいう状況とは，経験年数や有する知識や技術のことである．この状況の差は，有能感の格差を生じやすい．つまり，ある職員は強く動機づけられ，意欲的に目標に向かい努力をする一方で，その目標達成に向けて取り組むことが難解であるという印象をもち，常に不安を抱えながら目標に向かわなければならない職員もいるということである．有する知識や技術に差がある以上，このような状況の差は必ず生じるといってもよいだろう．したがって，特に管理的立場にある職員は，職員一人一人の状況の差を把握する努力を怠らず，全ての職員が取り組みの価値に気づき，動機づけられながら主体的に目標に取り組むことができるよう，それぞれの状況に合わせた短期目標の設定や役割分担，具体的な課題の提供などに関して常に配慮する必要があるだろう．

5 ▶ 先導と自由のバランスが大切

　ここでもう1つ，筆者が以前所属していた職場から学んだことを記したい．それは「先導と自由」のバランスについてである．

　上述したように，筆者の所属していた職場では，職員が目標志向的に日々の業務に取り組めるよう，年間目標を設定し，それぞれの状況に合わせた配慮がされていたわけだが，それだけでなく，常に職員の自由が尊重されていた．つまり，職員が「○○の手技を学びたい」「○○の研修会に参加したい」等の意思表示をした際，それが職場にとってプラスになるのであれば，常に職員の意思を尊重し，可能な限り出張扱いでその学びを後押ししてくれたのである．結果として職員は，自分の職場に対して，学ぶ内容に対する制約やタブーを感じることなく，安心して自分の興味・関心を開示することができたし，またそれを行動に移すこともできた．

　仮に年間目標等が全く存在せず，全て職員の自由意思に任されていたとしたら，職員（特に若い職員）は不安を感じたかもしれない．勉強会をはじめとして「学び合う環境」をつくるためには，あくまでも職場としての目標を常に掲げ，計画的に行動しながらも，特定の価値を押し付けるのではなく，職員一人一人の自由も尊重するという「先導と自由のバランス」が大切である．

文献

1) 齋藤佑樹（編）：作業で語る事例報告—作業療法レジメの書きかた・考えかた．医学書院，2014
2) カナダ作業療法士協会（著），吉川ひろみ（訳）：COPMカナダ作業遂行測定．原著第4版，大学教育出版，2007
3) ギャーリー・キールホフナー（著），山田孝（監訳），石井良和，他（訳）：作業療法実践の理論　原書第4版，医学書院，2014

（齋藤佑樹）

チームのモチベーションを上げる

1 ▶ 理想へ向かうための貢献

　作業療法士らしいチームメイトへの貢献について考えてみたい．医療福祉職のモチベーションはどのような経験をすることで湧き上がるのか．それはクライエントに対し，実現が困難と予測された経験や習慣を再獲得できるようにサポートできた体験であろう．作業療法士はその経験や習慣を作業と呼ぶかもしれないが，他職種はその人らしい生活の実現という表現をする．作業やその人らしい生活の実現に関与するために医療福祉職を選択したのだと認識してほしい．他職種に作業療法を理解してもらおうとするのではなく，他職種も協働して役割再獲得や社会参加に焦点を当てた支援が可能となるように働きかけたい．

2 ▶ 他職種へ貢献することの難しさ

　他職種への貢献の難しい点は3つある．
　1つには，職業選択の動機を誰もが常に意識しているわけではないという点である．クライエントの面接と同じように，彼らが困っていることを確認すると，人間関係や労働条件が挙がってくるだろう．管理職でない限り貢献することは難しい．確認したいことは，仕事を通して実感したいと思っている社会貢献や自己実現である．不満に思っていることと達成したいこととを混同しがちな点が，他職種への貢献の目的と方法を迷走させる．
　2つめは，貢献しようという態度は，時に不信感や不快感を招く可能性があるという点である．実現したいと思っていることを答えてもらうには，前提として関係性についての契約が必要である．質問に答えることによって得られる利益が不明確であれば，興味本位で探られたという印象を与える．多職種を統括する管理職か，外部の研究者であれば面接によって実現したいことを把握することも可能であろう．したがって彼らに協力を要請するか，貢献する目的を十分に説明する必要がある．
　3つめは，他職種への貢献とは過程ではなく結果が重要であり，結果に結びつけるまでに他職種への協力が必要不可欠であるという点である．チームメイトが成果があったと認識し，今後も主体的に学習や行動を起こすことが他職種への貢献の目標である．努力はしたものの成果につながらなくては他職種への貢献が達成できたとはいえない．成果を得るためには他職種の協力が必要不可欠である．つまり他職種への貢献は結果と過程が同時に必要なことといえる．
　他職種への貢献は困難だが，実現は可能である．FacebookのCEOであるマーク・ザッカーバーグは"Done is better than perfect."と主張している．「完璧さよりも，まずやってみること」が何よりも大事である．同意や理解が得られてから動き始めようと思っていては，いつまでも始めることはできない．行動を起こして成果や反応に合わせて修正してはどうだろうか．

3 ▶ 共通する理想を探す

　歩行訓練をするために理学療法士になった人はいない．診断するために医師になった人も，服薬指導するために看護師になった人も，入浴介助するために介護士になった人もいない．これらの業務はあくまでも手段であって，目的ではない．訓練や診断，指導，介助を通してクライエントがより良い人生に向かって生活をコントロールできるようになることが目的である．私たちは彼らのためにできることがある．動作や行動ではなく作業

に焦点を当てた支援こそ作業療法士の専門分野である．作業は生活行為，社会参加と言い換えることもできるし，その人らしい在りかたを見つけたり，意味や価値のある機会と環境をコントロールするものとも言える．

実現したい仕事ができるようになれば，モチベーションは高まるだろう．青野はモチベーションを「理想に向かうエネルギー」と定義している[1]．理想に向かうエネルギーが高まるのは「やりたいこと」「できること」「やるべきこと」が一致している状態のときである．さらに，理想と現実のギャップを生み出す課題を特定し，解決できることが習慣化している必要がある．作業療法の臨床実践に置き換えると，クライエントがより良い生活をイメージし，作業を再獲得するために現在の能力と可能性を自覚してADL動作などを練習することといえる．

4 ▶ 理想に近づく方法

理想とする状態を継続するために必要な条件は効果と学習である．効果は，ルーチン業務のレベルではなく，クライエントが期待する生活や行動を達成できたかどうかで判断する．学習は，課題を自ら特定して解決に導く思考の習慣化と定義できる．

ビジネス分野の教育にバックファードチェイニングというアプローチがある[2]．1つずつタスクを乗り越えて成功を経験する機会を提供するのではなく，成功経験をまず提供した後で1つずつ逆順にタスクを経験する機会を提供する手法である．理想に向かうための効果の確認と学習の促進は，学会や施設内での発表が効率よい．職場内の研究会や地域の学会でチームメイトが発表できるようにサポートする過程で，社会参加に焦点を当てた内容へ結びつけていく．もし報告する事例が作業でなく，たとえば褥瘡や転倒に焦点が当たっていたとしても，解釈は置き換えることが可能である．褥瘡と転倒の予防は家族と段差のある馴染みの店へ外出する体験へとつながったといったように目的や考察を置き換えてみてはどうだろうか．

発表を協業するメンバーは慎重に選択したい．

チームの目的や規模にかかわらず，メンバーは1：8：1の割合に分類される．変化を起こす者が1割，変化に順応できる者が8割，変化を拒む者が1割という考えかたである．変化を起こす者と拒む者との対立は避けられない．

効率を重視すれば，エネルギーと時間を注ぐ対象は変化を起こす者であるべきである．クライエントの人生再構築を支援するために，業務を変革しようと試みる者たちを積極的にサポートしたい．彼らのためにエネルギーと時間を8割注ぎ，拒む者に対しては1割だけそれらを割り当てればよい．拒む者の無関心な態度や批判的な言動に対して，時間を奪われすぎる傾向にある．しかしそれでは，より良い方向にチームが動き出すことはできない．変革を起こす者は周囲の人々を巻き込みながら加速度的に変化を促進するので，変化に順応できる人たちを前進させる．

5 ▶ まとめ

作業に焦点を当てた実践における協力者を確保するために，チームメイトのモチベーションを高める．モチベーションを高めるには互いの立場や関係性に配慮しながら，理想に向かう経験をサポートしよう．他者貢献は難しく解決すべき課題もあるが，まずできることからすぐに行動してみよう．

職種にかかわらず理想は一致するので，1割の協力者を見つけよう．すぐに全体を変えることはできないし，最後まで変わることができない人がいることも想定して受け入れよう．ターゲットは変化を起こす者である．彼らとともにチーム全体に影響を与え続けよう．変化が起こればそれを止めることは誰にもできない．

文献

1) 青野慶久：チームのことだけ，考えた―サイボウズはどのようにして「100人100通り」の働き方ができる会社になったか．ダイヤモンド社，2015
2) 酒井　穣：「日本で最も人材を育成する会社」のテキスト．光文社新書，光文社，2010

（上江洲　聖）

作業の視点をチームに伝える

1 ▶ はじめに

　職種間では教育，文化が異なる．教育とは養成教育だけではなく卒後教育も含めており，基礎医学は共通するが専門領域に特化するほど視点は狭くなる．また作業療法についての教育を受けていない職種もある．個人格差もあるだろうが，多職種が存在するチームには各々教育の違いがあることを再認識する．チームはそれぞれが補う役割があるから成り立つのであって，違いがあることは悲観することでも優劣を感じることでもない．違うということを理解したうえで，相互の強みを伸ばせる工夫をしたい．

　作業療法士としては「作業」という言葉を意図的に使いたいが，作業療法の業界だけでも背景理論の違いなどから定義の解釈が分かれている．作業療法について専門的な教育を受けていない他職種にはなおさら伝わり難い．しかし「作業」という概念は共通理解が可能である．なぜなら作業を「その人が自分の能力を活用して，自身や関係する人々にとって意味のある経験を構築するために，機会と環境をコントロールできるもの」とした場合，理学療法士や看護師，介護士，ケースワーカー，医師らにとっての治療，支援の目的と変わりがなくなってしまう．たとえ作業療法に魅力を感じていたとしても，正論のみ主張することは伝える手段として効果的ではない．作業とは特別なものではない．作業，社会参加，役割再獲得，生活行為…といったように，どのように呼んでも変わりなく，職種に影響されないチームの共通の概念といえる．

2 ▶ 作業を伝える目的

　作業を伝える目的は，作業療法士とチームが協業して作業に焦点を当てた支援を行うためである．しかし容易に他人の価値観を変えることはできないし，経験の蓄積である習慣を否定することはできない．ルールによって行動を強制的に変えることはできるが，関心を変えることはできない．否定をすると，話を聞いてもらえなかったり，また，作業を主張しすぎると，否定されたと感じさせてしまうという点を念頭に置きたい．

　作業療法を伝えるのであれば，職場で作業療法の説明会を開催するよりも理想とする作業療法を体験してもらおう．作業療法やリハビリテーションとは，筋力の回復やADL動作の改善を目的としたものではなく，役割の再獲得や社会参加を実現するための能力と自己効力感の獲得を目的にしたものだということを経験を通して理解してもらおう．成果が出れば，作業に焦点を当てた治療や支援を他職種が取り入れるようになるだろう．内発的動機によって起こる変化は，外部から強制されて起こる変化よりも価値を感じ，長続きもする．これは私たちが日常的な臨床経験を通し，クライエントの変化から理解していることである．

3 ▶ 作業はクライエントが紹介する

　「生活行為向上マネジメント」の普及によって医療福祉領域の作業療法士は，治療者としての役割を超えて健康への仲介者としての役割を担うよう求められている．これは作業療法士本来の業務に従事できる好機が訪れたことを意味する．しかし漫然とサービスを受けてきたクライエントや家族，それを見ていたチームメイトは価値観を急に転換することは難しく，作業療法士も戸惑うか，表面的に役割を演じざるをえない時期がしばらく続くであろう．なぜなら，価値観の転換は過去の体験や解釈を否定することでもあるためである．

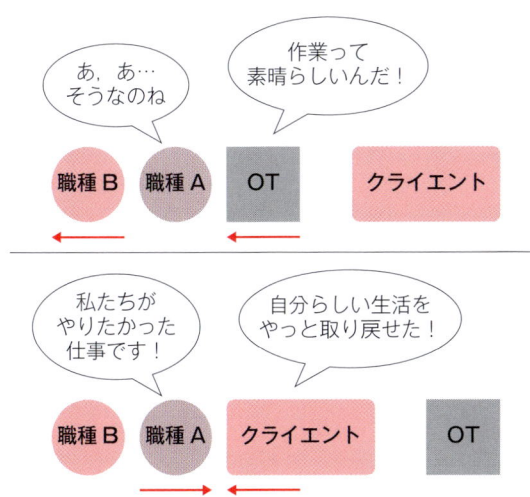

[図1: 作業はクライエントが紹介する]

職種B「あ，あ…そうなのね」　職種A　OT「作業って素晴らしいんだ！」　クライエント

職種B「私たちがやりたかった仕事です！」　職種A　クライエント「自分らしい生活をやっと取り戻せた！」　OT

図1 作業はクライエントが紹介する

知識を得ることはできても，体験しなければ理解することはできない．社会参加に向けた支援や連携の定義を知ることができても，その必要性を意識しなければ，支援は自然消滅してしまうだろう．

作業の特徴は個性的なストーリーにある．園芸に没頭している高齢者を観察すると，移動に福祉用具を使用しているか，手順に混乱していないか，両手で物を固定できているかといったことを評価することができる．たとえば，道具の使いかたは適切であるものの，袋を開くときは固定するための手がうまく機能せずに袋の中身がこぼれてしまう．杖で歩行しながらホースで同じ場所にのみ水を撒いているが，簡単な指示さえあれば鉢を持って移動できる．園芸師として働きたかった夢をもっていて，友人にランの育てかたを教える時間を大切にしていたが，花に語りかけることだけが今でも続いている習慣である，など個性的なストーリーはクライエントの行動を変えるための強い動機になり，ひいてはチームにも変化を起こす原動力となる．

ストーリーを引き出すためには，クライエントへ作業療法を伝えよう．私たち作業療法士がしたいことは，その人が自分らしい体験や習慣を再び取り戻せたと感じられるようになることだと伝えよう．障害や症状によって悲観的になり，変化を受け入れざるを得ない状況が続くと自分が大切にしていたことを忘れてしまう．作業について語ることをやめた生活が習慣化すると，急に作業のことを問われても表現することができない．クライエントは目標とする作業をしている状態が明確になれば，クライエントは作業に主体的に参加する．また，クライエントが生活を再構築できたと感じるようになれば，作業や作業療法のことを他職種に語るようになるだろう(**図1**)．現実的には全てのクライエントが思い描くような結果を得られるわけではない．したがって評価の段階で結果が現れそうだと判断できた場合，作業や作業療法を伝える役割をクライエントへ依頼することもあるだろう．

クライエントと家族の同意を得た後で，作業に熱中している写真を病院や施設に掲示する方法もある．カメラ目線ではなく，対象物に集中している場面が望ましい．少し離れた場所で見守る作業療法士か，または家族が写っているとさらによい．説明はなくてもクライエントの姿が作業のもたらす効果を示してくれる．

4 まとめ

作業の魅力や可能性を作業療法士が熱弁するほどに，チームは温度差を感じる．基礎知識の違いが理解を阻むこともあり，自分のサービスを否定されていると解釈されて対立関係になるかもしれない．私たちが伝えたいことは作業という言葉ではなく，作業の視点である．作業とはその人らしさ，社会参加，役割，生活行為と言い換えることが可能であり，全ての職種が目指している共通の理想といえる．しかし体験したことがなければ理解はできない．まず私たち作業療法士がクライエントからストーリーを引き出し，共有し，成果につなげることで少しずつチームの理解は深まっていく．そしてクライエントが作業について語るようになれば，私たちは何も語る必要はなくなるだろう．

（上江洲　聖）

カンファレンスや計画書を活用する

1 暗黙知と形式知

　私たち作業療法士は，他職種とコミュニケーションを図る際，容易に相互理解を得られる内容ばかりを選択して表出する傾向がある．日頃からクライエント固有の大切な作業について支援を行っていたとしても，カンファレンスではADL能力や介助法などに関する内容ばかりを表出したりする．また計画書を記載する際には，「自宅退院」や「排泄の自立」など，その他大勢のクライエントにも該当するような表現を多用することがある．しかし，おそらくあなたは，カンファレンスや計画書で表出した内容をはるかに超えた，多面的かつ複雑な情報の統合をもとにクライエントに対する支援を行っているはずである．では，なぜこのようなズレが生じるのだろうか．

　作業療法士は，単に機能回復やADL能力の改善を目標とするのではなく，人-環境-作業の連環である作業遂行に焦点を当て，クライエントの健康を支援する専門職である．この作業療法独自の専門的な視点を他職種が理解することは容易ではなく，その事実を経験的に知っている私たちは，無意識に他職種に表出する情報を取捨選択し，制限しているのではないだろうか．しかしながら，このような制限された内容，つまり暗黙知を，形式知にすることを放棄し続けるということは，私たちが自ら他職種の理解を得る機会を放棄しているとも言い換えることができよう．

　そこで本項では，作業療法士の専門性を発揮しながら他職種と協業するための方策について，筆者が実践していたカンファレンス[1]と計画書の作成方法を紹介しながら考えてみたい．

2 専門性を活かし合うカンファレンス

　まず筆者が過去に行ったカンファレンスの見直しについて紹介する．最初に行ったことは，現状のカンファレンスの課題を明らかにすることであった．その結果，①内容の形骸化（いつも紋切り型の情報発信で専門性を十分に発揮できない），②時間的な制約（じっくりと話し合う時間を確保できない）が主な課題として挙げられた．そこでこの2つの課題に焦点を当て，改革を行うことにした．

　内容の形骸化に対しては，カンファレンスの場に担当者以外のファシリテーターを配置することで対策した．各部署（OT・PT・看護師など）の主任以上の役職がファシリテーターとなり，司会進行をしながら各職種の専門的視点からの表出を最大限アシストし，その後，各職種の意見を話し合いの中でまとめ上げ，主目標・副目標の立案や，各職種の介入内容（役割分担）へと話を進めていった．

　このカンファレンス形態を採用してからは，自然と活動・参加レベルに焦点を当てた目標設定が可能になった．この形態は，まず初回カンファレンスでのみ採用したが，結果的に次回以降のカンファレンスの内容も，初回の話し合いの内容が基盤となるため，より短時間で建設的な話し合いが可能になった．

　2つ目の問題点である時間的な制約については，病棟の運営会議等で話し合いを行い，他職種の理解を得ることで，1日に1件は40〜60分程度のカンファレンスを行うことができる時間を確保した（参考：目標単位はセラピスト1人当たり16単位／日）．

3 遂行文脈を含んだ計画書

　次に計画書の作成方法について紹介したい．筆

者は回復期リハビリテーション病棟に所属していたため，作成する計画書は，リハビリテーション総合実施計画書である．書式の左側には医学的情報やADL状況などの記述が並び，そして右側には，主目標を筆頭に，国際生活機能分類（ICF）に準拠した形式で，クライエントの活動・参加，心身機能レベルの目標や支援内容が並ぶ．この計画書を作成するうえで重視したことは，上述したカンファレンスで立案した主目標（しっかりと活動・参加レベルに焦点が当たった目標）を記載すること，そして主目標を達成するための副目標の記載において，クライエントの作業遂行文脈を含めた記述を行うことである．

たとえば食事について考えてみる．計画書に「食事自立に向けた練習」と記述があったとしよう．あなたはこの記述からどのようなプログラムを想像するだろうか．おそらく自助具を使用した摂食動作の練習や，動的座位の安定性向上に向けた練習などをイメージするのではないだろうか．

では「家族と一緒に居間で食事をする」ではどうだろうか．居室から居間までどの程度の距離があるか．導線上にはどのような物理的バリアがあるか，床への座りは安全に可能か，胡坐で安楽に食事を摂ることは可能か，食べこぼしはあるか，食事に使用する最適な用具はなにか，食事に要する時間ずっと胡坐を維持した後で安全に床から立ち上がることは可能か等々，多面的で詳細な評価・支援の必要性を感じることであろう．

このように，クライエント固有の作業遂行文脈を含めた記述を心がけると，クライエントにとって本当に必要な評価・支援の内容を導くことができるだけでなく，複数の職種の介入必要性を可視化することが可能になる．最初に挙げた「食事自立に向けた練習」という記述ではどうしても「作業療法士がメインに介入する目標」というイメージが強いが，後述した目標では複数の職種の連携がイメージしやすい．また，具体的で文脈を含む目標の記述は，クライエントやその家族がより主体的かつ目標指向的になることを補助する．

このような計画書の作成は，こちらが目標や支援内容を立案し，その内容に同意を得るという一方向的なリハビリテーション計画ではなく，クライエントと一緒に考え合意形成するという理想的なリハビリテーション計画立案の形態を促進することにもつながる．

4　その他の変化

ここまでカンファレンスの方法，そして計画書の作成について紹介してきたが，上述した取り組みを行っていると，他にも肯定的な変化が生じてくる．それは，クライエントに対する他職種によるコミュニケーション内容の変化である．

日頃から私たちセラピストだけでなく，看護師や介護福祉士，ソーシャルワーカー，清掃作業員など，全ての職種がクライエントを動機づけるために，また，提供するリハビリテーションがより効果的なものとなるように様々な声掛けをしている．しかしながらその内容に耳を傾けてみると，「とにかく歩く練習が何よりも大切だから頑張って」「とにかく家に帰ったら無理しないことが大切だよ」「この間テレビで○○が脳卒中に効くってやってたよ」など，一貫性に欠ける内容であることが多い．しかしながら，上述したカンファレンスや計画書作成等の取り組みを行ってからは，今，目の前のクライエントが何を目標に日々リハビリに取り組んでいるのかが明確になることで，目標を意識した声掛けが可能となり，クライエントに対する他職種によるコミュニケーションが首尾一貫性のあるものへと変化してくるのである．

5　思考を言語化すること

冒頭で述べたように，作業療法士は暗黙知の多い職種である．しかし私たち作業療法士はクライエント固有の生活に焦点を当てることができる専門職である．チームの目標をまとめ上げ，多職種が共通の目標に向け協働するために，その専門性を十分に発揮し可視化することは，私たちにとって重要な役割であるといえよう．ぜひ全ての職種の専門性の発揮が，クライエントの活動・参加レベルの目標達成のための手段として帰結するよう，それぞれの職場で工夫してほしい．

文献
1) 齋藤佑樹（編）：作業で語る事例報告―作業療法のレジメの書きかた・考えかた．医学書院，2014

（齋藤佑樹）

管理者がもつべき交渉のスキル

1 ▶ 中間管理職に必要なスキル

　リーダーや役職についている多くの作業療法士は中間管理職である．中間管理職は組織の方向に基づき，上司から指示を仰ぎ，部下に指示を出す．しかし，優れた管理職は組織や上司の方針を理解し，自律して行動する．クライエントへのサービス向上や作業療法部門の利益となること，そして様々な問題解決のための計画を上司に上申し，その計画が認可されるように働きかける．これらはつまり交渉である．中間管理職は日々交渉の必要性に駆られている．ゆえに，作業に焦点を当てる組織づくりのためにはこの交渉が切っても切り離せない重要なスキルとなる．

2 ▶ 人的ネットワーク

　交渉のためには事前準備，いわゆる「根回し」が必要である．社会は複雑かつ混沌としている．根回しを全くせず，正論で臨み，結果がいつも容易に出れば，それは職場の環境に恵まれているといえる．読者はTVでオリンピックや世界遺産などの誘致の場面を目にしたことがあるであろう．あのような場で重要なことはロビー活動，つまり根回しである．日本に有利になるように事前に色々交渉しているのである．根回しをするしないにより成果は左右される．

　根回しというと聞こえが悪いかもしれないが，これは人的ネットワークのマネジメントである．ヒル[1]は人的ネットワークを「社内政治」として重要視しており，注意すべき4つの点を示している（**表1**）．つまり，周りにとって気持ちの良い，一緒に仕事をしていて楽しくなる人財になるということである．いくら能力が高くても，その日の気分でムラが生じ，機嫌が悪い日には周りが対応を苦慮するようでは上司からも部下からも協力は得られない．組織に属する職員と気持ちよく交流し，信頼され，必要に応じて様々な職員の助けや協力を得ながら，最終的には対象となる上司と交渉を行う．根回しは，科内の内容であれば同僚や先輩，施設全体の話であれば，他職種の上司や同僚，発言力の強い職員などを巻き込むことで大きな力を発生させれば，交渉は有利になるであろう．そのためには組織のネットワークを理解しておくことは重要である．

3 ▶ 信頼を得る

　ヒル[1]は，管理者が信頼を得るために重要なことは「何をどのようにすべきか心得ているというコンピタンス（能力）」と「動機が善意に基づいているという人柄」であると述べている．ゆえに，常に組織に貢献する能力とともに人格者であることは重要である．前述の人的ネットワークも含め，相手から信頼を得ていれば，根回しの際にも協力をしてくれるだろう．それは日ごろの自身の言動にかかっている．

　上司から信頼されるために重要なことは，指示を出される前に，自身で自律的に動き，組織に対して成果を出すことである．言われる前にやるということがポイントである．上司から問題を指摘

表1　人的ネットワーク

①自分のネットワークに含める人を体系的に把握しているか
②ネットワークの人と頻繁に交流し支援しているか
③チームを守るために，ネットワークを活用しているか
④チーム目標達成のためにネットワークを活用しているか

（リンダ・A・ヒル：リーダーの成長が止まる時―自己判断で学習できる．ダイヤモンド・ハーバード・ビジネス・レヴュー，2011より）

された後に取り掛かり成果を出したのであれば，それは上司の成果であり，自身の成果ではない．指摘前に自律的に成果を出せばそれは自身の成果となり，それを上司に示す（時にアピール）ことは自身が信頼される十分な足掛かりになるだろう．

4 上司のタイプ

中間管理職であるからには，上司が必ず存在する．それはリハビリテーション科長かもしれないし，院長かもしれない．100人いれば100通りのクライエントがいるように上司にも様々なタイプが存在する．ゆえにケースバイケースであるが，ここでは管理者のタイプを7つに分類し，それぞれの特徴と有用な交渉について私見を述べてみたい．

・人情タイプ

車寅次郎のような人情タイプの管理者は，義理人情にあつい．部下の様々な申し出に対して，真摯に話を聞き，対応をしてくれる．ゆえに交渉は困難ではない．様々なスタッフやクライエントにとって有益であることを示すことが有用である．

・放任タイプ

放任タイプは基本的に上申したことに対してはおおよそ許可してもらえるため交渉もスムーズに運ぶであろう．しかし，このタイプの管理者は企画などを詳細にチェックしていない可能性がある．よって何らかのトラブルがあったときの対処に困ることもあるため，計画は綿密かつ正確なものを立てる必要がある．

・経営タイプ

経営タイプは利益追従である．経営安定，事業拡大が第1命題である．この上司は敬遠されがちであるが，逆に言えば，利益が上がってさえいれば特に問題はない．交渉に関しては，その企画などによりいかに利益が上がるか，もしくは現状のシステムの継続による利益の損失（たとえば職員の離職など）の回避のための数値データを活用した企画は通りやすいといえる．

・理想タイプ

このタイプの管理者は在るべき理想論を追求しようとする．その意味では理想に合わない者は許さない完璧主義の一面もある．ゆえに交渉はこの管理者の理想に合うような企画を作成するのがよい．一方でこのタイプが経営者の場合（特に小企業レベル），時に理想を追い過ぎて経営が傾く危険性もある．組織運営のためには理想を追いながらも経営も安定させるフォローが必要である．

・保守タイプ

このタイプの上司は変化を好まない．ゆえに新しい企画を通すのは困難を極める．企画をもちかけても受け入れが困難な場合は，他部門の上司に根回しすることで周りを固め，組織の状況的にそうせざるを得ない状況にもっていくことも1つの手である．この場合，普段から他領域の上司らと信頼関係を結んでおくことが重要である．

・組織重視タイプ

組織重視タイプは組織の方針を第1に優先する．特に自分の直属の上司も中間管理職である場合，この管理者には組織の方針（上司の方針）が全てとなる．たとえ組織の指示する運営方法の効率が悪かろうが，誤ったことを行っていようが，それに従うことが全てとなる．ゆえに，このタイプの管理者の交渉には，組織の方針を組み込んだ企画の提案が有用である．

・能力タイプ

このタイプの上司は理路整然と良いものを採用する．したがって，真に有用な企画となり得る根拠と成果を示す必要がある．この上司の下では，門前払いで企画が却下されることもないので，上司の指示を仰ぎながら企画を洗練することでより良いものができあがるとともに，その過程を通して自分自身の能力も向上できる．

タイプ別に分類してみたが，交渉で最も重要なことはセルフマネジメントである．交渉する者自身に問題が多く，信頼がなく，交渉する企画も不十分なものであれば，いくら上司に恵まれている状況でも成果は得られないだろう．

文献
1) リンダ・A・ヒル：リーダーの成長が止まる時―自己判断で学習できる．ダイヤモンド・ハーバード・ビジネス・レビュー，2011年9月号

（澤田辰徳）

クレームへの対応

1 クレームとは？

対人援助職である作業療法の臨床で必ず経験するものがクレームである．意気込んで作業に焦点を当てる実践を試みた結果，クライエントが他の作業療法士に「あの人は揉んでくれない」とクレームを言うことがあるかもしれない．基本的にはクライエントと作業療法士の信頼関係の構築と協働がなされていれば，クライエントからのクレームは生じない．

2 クレームの捉えかた

そもそもクレームとは何であろうか？ クレームとは，【claim】：要求する，権利を主張する．といった意味をもつ．しかし，わが国では一般的に悪いイメージとして捉えられており，その理由はクレームの意味が苦情，損害賠償の請求まで幅広く用いられているからである．

川モデルを提唱するIwama[1]が描写するように，日本人は集産主義で自己主張が苦手である．主張することは稀有なことであり，多大なエネルギーを使っている行為といえる．ゆえにクライエントがクレームを発する背景にはそれなりの理由がある．クレームを発する状況は作業バランスとして良い状態ではない．クレームは敬遠されがちであるが，クライエントの大切なニードでもある．より良い作業的存在となるため，クレームを発するという作業の本質を共有しなくてはならない．一方で，稀ではあるが不当な訴えにより金銭などの見返りを要求するクライエントも存在する．この場合，組織の対応はリスクマネジメント（危機管理）ともなる．

クレーム対応は誰もが逃げてしまいたい事案である．しかし，真摯に対応することで経験がつき，能力が身についていく．難解な事例を乗り越えれば乗り越えるほどロールプレイングゲームのように対応の技術レベルはアップする．クレームに対して正解はないが，一般的な対応法について筆者の個人的見解を述べる．

3 クレーム対応

・事実確認

こんな場面があったとしよう．クライエントから「担当の作業療法士Aさんは，私より同室のBさんには優しく作業療法をしてくれるのに，私には厳しい」という訴えがあった．実際そのような事実はない．

状況により順番は異なるが，部下や後輩からクレームを聞いた場合，まず当事者からその事実を聞く必要がある．そして複数の関係者から事実確認をすることで情報を整理する．しかしその時点ではクライエントの話を直接聞いていないので，情報整理後に先入観をもたずにクライエントの話を聞く必要がある．

・一次謝罪

クレーム対応ではじめに悩む事案は，謝罪すべきか否か，である．クレームに対する初期対応の基本としては謝罪すべきである．しかし，何に対して謝罪するかを明確にしたい．それは，「不快な思いをさせてしまった」ことに対する謝罪である．これが一次謝罪である．注意すべきは，決して作業療法士Aが「えこひいき」をしたことへの謝罪ではなく，全面的に非を受け入れたわけではないという点である．これは「クライエント中心の作業療法」がクライエントの言いなりになることではないことと同義である．そこをはき違えずに対応することは重要である．

・傾聴

　作業療法士の得意な技術である．一次謝罪の後に，なぜそのようなクレームを発したのか理由を傾聴する必要がある．クレームを発する相手が興奮している可能性もあるが，相手が悪徳クレーマーであるという先入観をもたないことは重要である．傾聴では否定はせず，相手に寄り添う姿勢や共感する表情（事実を認証しているわけではない）を心掛ける．たとえば，クライエントの発言に対して，「そんなことはないと思いますよ」と即座に発言すると，時にクライエントは激昂する．このような場合は，「そのように思うほどつらい状況だったんですね」といった同調姿勢をとったほうがよい．事実を承認するのでなく，クライエントのつらい気持ちを承認するのである．クライエントはクレームを言うのをずっと我慢し，どの職員にも打ち明けられなかったのかもしれない．興奮しているクライエントも傾聴と共有する姿勢を続けるうちに落ち着くであろうし，思いを共有するだけでもクライエントのクレームはなくなることも多い．

　最終的には傾聴によりクライエントのクレームの原因と要求の本質を確認する必要がある．多くのクライエントの要求は態度や体制の変革，ミスの再発防止が多く，至極真っ当である．

・説明と謝罪

　傾聴した結果をもとにこちらの対応を示す．先ほどの例であれば，クライエントが落ち着いたところでこちらの意向を述べる．担当のAはそのようなことを思っておらず，クライエントのことを第一に思い真摯に考えている．そして，作業療法プログラムの変更を提案するなど，再び不快に思わないような配慮を施す．対応を示し，クライエントの承認を得ることは最終目的である．

　意見が分かれるところであるが，明らかにこちらに落ち度のあるミスについては謝罪すべきである．組織によっては，上司に確認するということもあるが，明らかなミスについては迅速な対応が求められるため，それぞれの権限に合わせて（個人なら個人，リーダーならリーダーの責任）対応する．時には上司の確認をとったほうがよいが（慰謝料の問題など），この対応は後述する．

4 不当なクレームへの対応

　現場は綺麗事では済まされない．時には不当な要求や暴力的なクライエントも存在する．チームマネジメントのうえではこの状況から職員を守らなくてはならない．クレーム対応自体，言った・言わないの水掛け論になる場合があるので，少なくとも2人体制で対応するのが基本である．

　暴力的な言動は犯罪であり，脅迫罪（殴るぞ），恐喝罪（100万円払え），強要罪（あいつをクビにしろ）の可能性がある．しかし，多くの組織ではすぐに警察に通報しない．組織内で円満に解決しようと試みるからである．不当な要求の中での脅しの発言に関しては，こちらが恐れている旨を明確にする（「そのような言葉は恐怖を覚えます」，「怖いです」）．また，たとえ即時の判断を求められたとしても，①1人では決めかねる，②上司と確認する，③組織上今すぐというわけにはいかない，という旨を毅然と伝える[2]．なお，身の危険を感じた場合，コードレッド（暴力事件の緊急コード）などにより助けを呼ぶべきである．

5 クレームの防止

　クレーム対応について述べてきたが，基本は予防こそが最大の策である．チームリーダーは各作業療法士がクライエントと協働できているかを定期的に評価すべきである．また，クレームの多くはインフォームドコンセントによって防げるため，入院時などにシステムの説明をしっかり行うことも重要である．結局，クレームは言うほうも聞くほうも労力のいることであり，クレームを生じさせないことがクライエントもスタッフも守ることにつながるということを心の片隅に留めておくとよい．一方，クレームの解決ができる作業療法士は組織にとって有用な人材であり，自身の発言を強めるチャンスともなるので，逃げないで向き合う勇気をもちたい．

文献
1) Iwama M（著），松原麻子，他（訳）：川モデル―文化に適した作業療法．三輪書店，2014
2) 援川　聡：クレーム対応の教科書―心が折れないための21の実践テクニック．ダイヤモンド社，2014

（澤田辰徳）

5章 管理運営

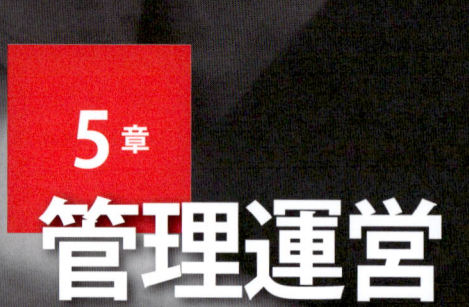

作業療法の組織において最も上の立場は管理者である．管理者はクライエントと職員をともに作業的存在へと導いていかなくてはならない．そのためには，作業療法に焦点を当てつつも，時に作業療法から離れなくてはならないこともある．本章では様々な組織を運営するにあたり，知っておかなければならないことを確認していく．

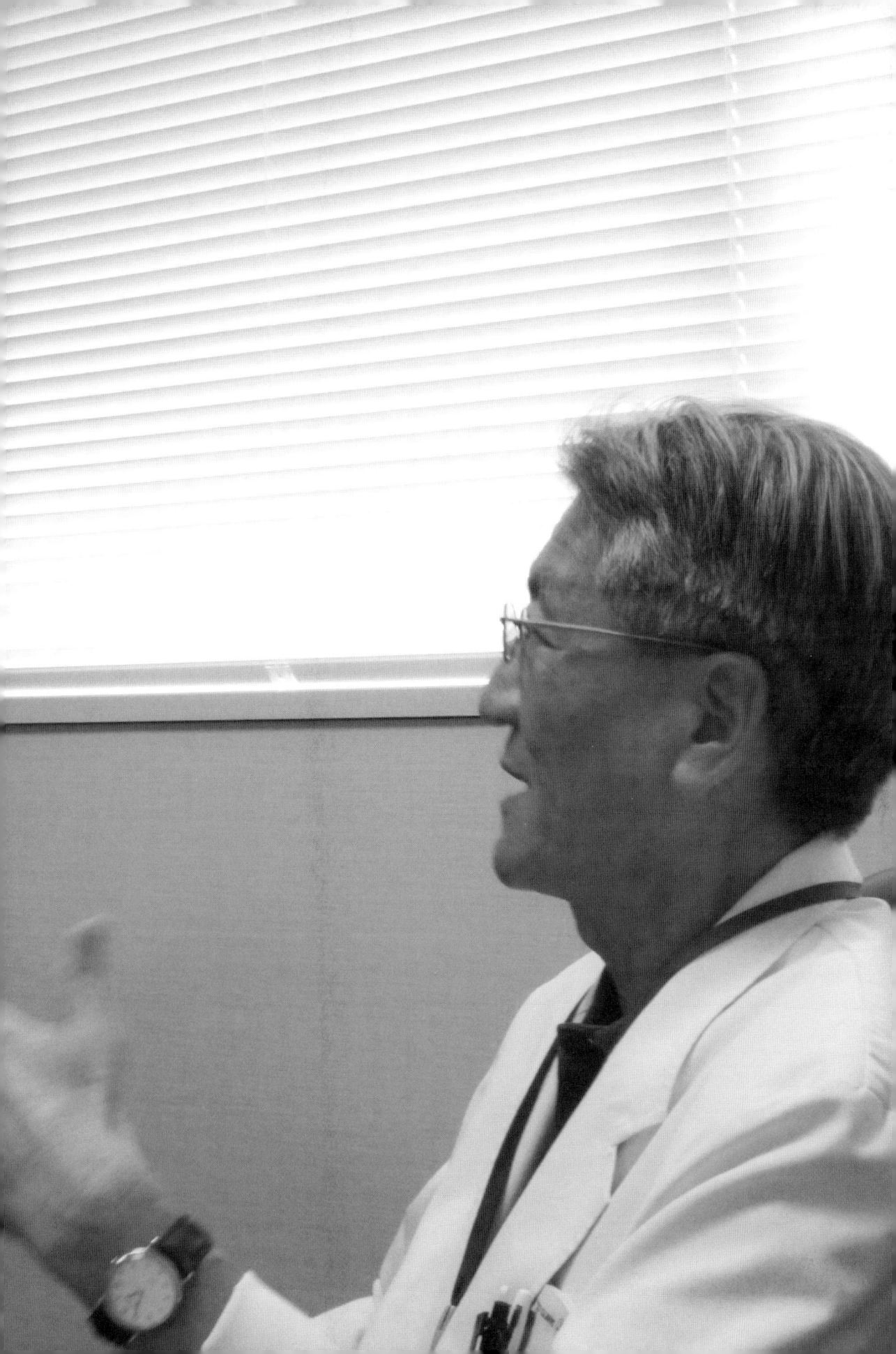

管理者とは

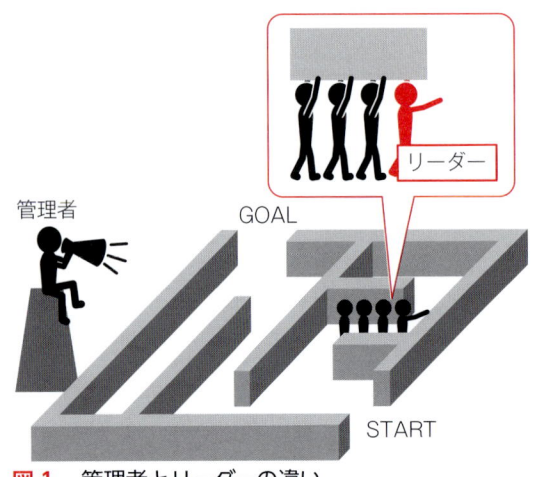

1 管理者とリーダーの違い

小規模人数の組織であれば，管理者とリーダーが同じ人材である場合もある．たとえば，10人の職員で運営する事業所は所長が管理者であり，リーダーであるかもしれない．しかし，根本的に管理者とリーダーの役割は異なる．

図1を見てほしい．チームマネジメントの章（→p.54）で述べたチームが存在する．そして，高台の椅子に座っている管理者がいる．読者は「チームがあくせく動いているのに対して，管理者はのうのうと偉そうに座って指示しているだけだ」と思い嫌悪するかもしれない．図1における作業療法チームは組織の理念に基づき，管理者が示すGOALに向かってスタートしたとする．リーダーはチームをまとめGOALを目指し，着実に前に進んでいる．しかし，このチームは重大な間違いをしている．それはゴールにたどり着かない道を進んでいるのである．ここで手腕を発揮するのが管理者である．

ただ見晴らしの良い椅子の上に座って景色を眺めているだけでは管理者とはいえない．管理者には担うべき役割がある．管理者はチームがそれぞれ目的地を失わないように俯瞰的に状況を捉え，指示を出すことによりチームに最大の成果をもたらす．管理者は組織の理念や方針に従い，チームを効果的に導く．ゆえに，読者が作業療法部門の管理者であれば，組織の理念に追従する形で「作業を大切にする作業療法を実践する」という方向性を明確に示すべきである．そして作業療法部門はそれを実現するために複数のチームで向かうことになる．管理者が方向性を示さなければチームは路頭に迷う．結果，組織は無法地帯になりそれぞれのチームが好きなように動くことになる．こうなると組織は一枚岩として働かない．チームはエンジンであり，リーダーはチームの運転手，管理者はナビゲーターである．メンバーがいなければ車は動かず，リーダーがいなければ方向性を失い，管理者がいなければ目的地にたどり着かない．したがって，管理者とリーダーは信頼し合い，それぞれの役割の基に協働しなければならない．

2 管理者の能力

作業療法管理者には様々なレベルが存在する．Katzは管理者をTop manager（経営陣），Middle manager（中間管理者），Lower manager（現場監督者）に分け，それに必要な能力をTechnical Skill, Human Skill, Conceptual Skillに分類し，それぞれの管理のレベルによって必要な能力が異なることを示した（図2）[1]．起業した管理者は経営人という最高レベルの管理者（Top manager）となる．リハビリテーション部門あるいは作業療法の管理者であれば中間管理者（Middle manager），

図1 管理者とリーダーの違い

そしてチームのリーダーは現場監督者(Lower manager)といえる．作業療法領域に多いのはMiddleおよびLower managerであろう．Katzが考えた能力を筆者なりに作業療法分野の表現に翻訳したい．

Technical Skill(業務遂行能力)は作業療法士としての専門知識と技術はもちろんのこと，経営や管理についての知識と技術も含まれる．ゆえに，作業を大切にする組織の管理者は作業遂行と結びつきのカナダモデル，人間作業モデルや作業科学の知識や面接・介入(手技や自助具作製など)といった技術を必要とする．この能力はリーダーにより多く必要とされる．他の項(→p.54)でも述べたように，専門職集団は技術をもたない上司にはついていかない傾向がある．しかし，作業療法の全ての能力が部下より秀でている必要性はない．たとえば，管理者よりリーダーのほうが作業科学の知識をもっていても管理者としては全く問題ない．自分より部下が優れている能力をもっていれば，その人財を生かせばよいだけのことである．それこそが管理者の能力である．ゆえに管理者は人材育成の技術も必要であり，さらに労働法規や診療報酬体系の知識にも長けていなければならない．それらはConceptual Skillにもつながる．

Human Skill(対人関係能力)は他者と円滑にコミュニケーションをとる能力である．これには他部署とのnegotiate(交渉)も含まれる．この交渉によって，管理者が他職種と円滑なコミュニケーションをとり，信頼関係が築けると，それは作業を大切にする作業療法という方針を承認することにもつながる．交渉術(→p.66)は作業を実践する際の障壁を打ち破るために最も重要な技術の1つである．

Conceptual Skill(概念化能力)は様々な経験と知識と技術を動員し，時代の流れを読みながら，事案の本質を捉え，理論立て，体系化し，問題を解決する能力である．数年後の作業療法部門のビジョンの策定(グランドデザイン)にもこの能力が必要とされる．今後の作業療法の動向を見据え，組織を牽引するこの能力は上層管理者に特に必要とされる能力といわれている．Conceptual Skillは組織の上層部にいけばいくほど必要となるスキルであり，時代がどう変遷していくのかということに対し敏感にならなくてはならない．特に私たちが属する医療福祉の業界は今後激動の時代を迎える．筆者の考える今後のわが国の情勢についてはコラム(→p.114)で述べているので参考にしてほしい．

特に超高齢化を迎え，さらに団塊の世代が後期高齢者に着々と向かっている日本を取り巻く今後の作業療法の世界は激動の時代を迎える．この時代の移り変わりに関する話題の詳細はコラム(→p.114)に譲るが，経営陣や中間管理者は多くの職員の舵取り役であり，組織の運命を左右する．ゆえにこのConceptual Skillを十分に活用し，今後の組織の進むべき道を適切に示さなければ生き残れないかもしれない．

そしてそれ以上に重要な能力は業務に対して真摯であり，人格者であることである．管理者は常に自己研鑽を続け，組織に貢献する使命をもち続けることを忘れてはならない．

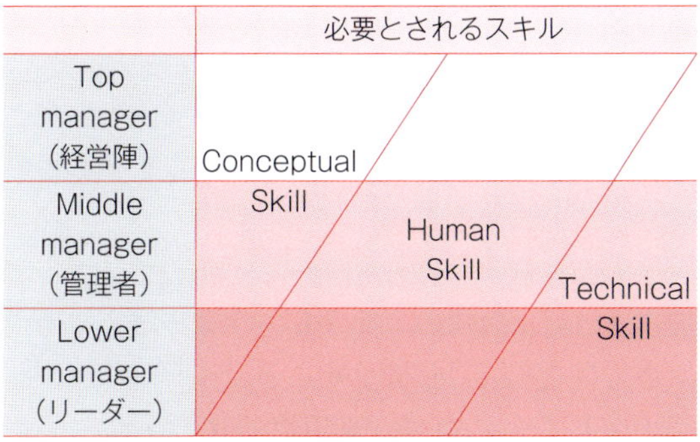

文献
1) Katz RL：Skills of an effective Administrator. Harvard Business Review 52：90-102，1974

(澤田辰徳)

図2　組織に必要とされるスキル
(Katz RL：Skills of an effective Administrator. Harvard Business Review 52：90-102，1974 より)

収益管理

1 収益と利益

「収益」とは作業療法サービスを提供することにより受け取る金額を指す．「利益」とは「収益」から費用を差し引いた額になる．作業療法士が利益計算に躍起することはないが，管理者は様々な会議で収益等を目にすることがあるため理解しておく必要がある．

作業に焦点を当てる実践に没頭するあまり，収益に結びつかない業務を多くやってはならない．作業療法部門管理者は組織の安定経営のために自部門にかかわる収益を気にかけるべきである．

収益は上位管理者だけが気にすればよいのかというとそうではない．個人の収益が極端に低ければ，作業療法部門の発言力の低下につながる．自分の作業療法が組織の収益にどの程度貢献しているのか，収益がどうなのかを常に気にかけ，管理者とともに作業療法部門の改善に力を注ぐことは作業を大切にする組織づくりに貢献する．

2 出来高システムにおける収益

作業療法の報酬体制である出来高システムは，やればやるほど収益が上がる．このシステムの舵取りは組織の命運を握っている．必然的に1日あたりの作業療法施行数を多くすれば収益は上がる．それを低く設定し，収益にかかわらず自由に動くことができれば，楽かもしれない．しかし，収益が下がれば，経営陣に何か企画を上申して良い結果が出ることはまずない．最悪の場合，病院経営が傾くことすらある．一方，過度に収益を上げようとすれば，職員が疲弊し，結果，離職者の増加や効果のない作業療法を漫然と行うことになる（終了しないサービス）．これらのバランスを取るのは管理者の役割である．筆者が個人的に考える個別リハビリテーションの適正単位数は1日あたり平均16〜17単位（5〜7人）である（1日8時間労働，1人に当たり3単位と仮定）．実際，カンファレンス以外にもコミュニケーションをとり，書類作成を行い，定時に帰ると仮定するとそれぐらいが限界である．しかし，これらの考えを経営陣に訴えたとしても成功するとは言い難い．なぜそうなるかを数値に表し，根拠と収益を増やす代案を示すべきである．したがって，管理者は一般的な業務量を知っておく必要がある．方法として作業療法職員の数日間のタイムスケジュールなどを調査するのも有用である．もちろん，無駄があるのであればそれを省くシステムの構築をしたうえで上司に相談すべきである．

3 収益の管理

職場で毎日どれくらいのクライエントに作業療法を実施しているのか？　このことはほとんどの施設で管理されているだろう．日報と呼ばれる管理台帳は，その日に出勤した者や部門としての施行人数や単位数などを把握するために必須である．たとえば，回復期における専従要件や充実・休日加算などは出勤者や施行単位数に左右される．これらの項目は各厚生局による立ち入り調査（通称「監査」と呼ばれる）時の重点項目である．この基準を満たしていなければ，診療報酬の返戻となり，大幅な減収となる．ゆえに，これらの日常的な管理は欠かせない．

個人の収益の管理方法として，一般的にノルマの提示は好まれない．しかし，作業療法士に適正な単位数を組織として示すことは，明確な目標を提示することになり，有用な方法の1つといえる．問題はノルマ提示にあるのではなく，高すぎるノルマにある．逆に，低すぎるノルマは，作業

療法部門の収益の低下となり，最終的に組織の発展への投資ができなくなる．管理者は自組織において適正なノルマを把握する必要がある．

毎日の管理ももちろんであるが，月間や年間の動向を調査することも重要である．極端に単位が低い日はないか？　月の単位数は前月と比較してどうか？等を管理しなければならない．問題があれば是正し，不可避な問題であればそれを明確に上司に提示する．管理者が上司に明確な数値を示し，職員の働きぶりを示すことも重要な役割である．それには日頃の管理による情報が不可欠である．

4 ▶ 収益のための人員計算

出来高制の作業療法部門で，簡潔に収益を上げる方法は人員補填である．ゆえに人事計画は重要である．まず大切なことは，作業療法士は最大何人必要であるのかという点である．最低の施設基準の人数という返答は適切ではない．筆者が考える人員計算の方程式を**図1**に示す．「施設全体のクライエントに行うべき1日あたりの作業療法合計実施時間」はその施設で経営者や管理者が示す作業療法の合計施行時間の1日の最大値である．たとえば，50床の回復期病院で「1日必ず3単位の作業療法を実施すべき」ということであれば，60（分）×50（床）＝3,000となる．「作業療法部門における平均月間営業日数」は，365日リハビリテーションを謳っていれば31日であろうし，土日休みであれば約22日である．「1人の作業療法士が1日に行うべき作業療法実施時間」はノルマのようなものであり，16.5単位と仮定すると330分ということになる．「1人の作業療法士の平均月間出勤日数」は月平均の出勤日数を表し，週休2日制などであれば，約20日程度になることが多い．これらの情報を基に計算式を当てはめると，50床の回復期の例では365日リハビリテーション実施ありでは14.09人，なしでは10人となり，最低でもこの人数が必要ということになる．この計算に加え，複数の部門（たとえば，外来・通所リハ等）がある場合にはその人員も換算して適正人数を把握し，人員を計算する．人員確保を行い，最終的に収益増収となれば，作業に関する上申も通りやすくなるだろう．

5 ▶ 新規事業による収益

新規事業には，PDCAの項（→ p.20）でも述べたように綿密な調査と計画が必要である．その事業の地域でのシェアはどうなのか？　クライエント（顧客）確保は現実的に可能か？　人員はどの程度必要か？　必要な物品はあるか？　費用対効果は十分か？　将来的に発展性はあるか？など様々な情報を統合して検討すべきである．特に起業を志す者は注意が必要となる．起業者は経営者となり，経営への最終判断の権限と責任をもつ．権力をもつ反面，責任も重い．特に保険報酬に依存する組織は報酬改定の度に踊らされる実情がある．2015（平成27）年度の介護保険は非常に厳しいマイナス改定となり，経営を脅かしている．過去にも平成18年度の介護保険の改定（現在は異なるが）では，訪問看護において作業療法士の訪問回数が看護師より上回ってはいけないことになった．当時，起業した作業療法士の多くが訪問看護ステーションの経営者であったため，この改定の衝撃は大きかった．収益の低下は利益の低下につながる．職員1人当たりの人件費を月30万（保障込であれば薄給の部類）と見積もっても，5人雇えば150万/月である．他にも様々な費用が必要となるため，いかに利益が重要であるかがわかる．しかし，利益向上に躍起になり，従来の理念や目的を忘れてしまえば組織の存在意義も厳しくなる．ゆえに経営者は高度なスキルを要求されるが，理想をつくり上げるという大きな魅力があるのも事実であるため，積極的にチャレンジすることこそ今後の業界に期待されることであろう．

（澤田辰徳）

$$\frac{\text{施設全体のクライエントに行うべき1日あたりの作業療法合計実施時間} \times \text{作業療法部門における平均月間営業日数}}{\text{1人の作業療法士が1日に行うべき作業療法実施時間（ノルマ）} \times \text{1人の作業療法士の平均月間出勤日数}} = \text{最低必要作業療法士数}$$

図1　筆者が考える人員計算の方程式

施設管理

1 施設管理

　施設管理は法令を遵守した設備やメンテナンスなどが含まれる．また，施設の機能を熟知しておくことも重要である．管理者は災害時の施設の機能や物品の配置も知っておかなくてはならない．これらの管理を怠ることは法令違反による立ち入り調査での指導や機器不良や管理不十分による事故や事件の危険性にもつながる．ゆえに，作業療法部門の職員が円滑に業務を遂行するために施設管理は必須である．

2 施設基準

　法律で定められている基準に違反している宿泊施設などが火災を起こし，多くの犠牲者を出したニュースを見聞きしたことがあるだろう．管理者は施設内の人々の安全を守るため，施設基準を遵守することは当然である．

　保険診療に携わる施設は厚生労働省より施設基準が出されている[1,2]．本項の執筆時点で，算定に必要な基準を表1に示す．安全に業務を行うためには最低でもそこに示してあるくらいのスペースが必要であろうという見解であることがうかがえる．詳しくは成書を参考にされたいが，様々な基準が設けられていることに留意したい．

　保険診療以外にも様々な基準がある．たとえば，消火器の設置基準は構造や平米数により消防法で定められている．作業療法上火器を利用することは多い．調理訓練で利用するキッチンや陶芸の窯のそばには，換気装置とともに消火器を置いておくべきである．様々な基準を満たしているかどうかを確認することは管理上必須である．

3 事故対策

　作業療法にまつわる物品には事故につながるものが多い．リスク管理の項（→p.78）でも挙がっているが，事故を未然に防ぐうえでも設備管理は重要である．リスクに挙げられるものの1つは刃物である．クラフト用のカッターやはさみ，調理訓練用の包丁などは注意を要す．これらの物品はクライエントがいつでもアクセスできるようだと危険である．刃物は常に鍵がかかるような状況で管理され，使用も作業療法士の管理下でなされるべきである．また，これらの物品が紛失することがあってはならない．

　その他，作業療法では様々な医療機器を使用する．病院・施設の作業療法室には血圧計や温熱療法の器具，電気刺激装置といった数多の医療機器が存在する．仮に機器が正常に動かなければ，重大な事故につながる可能性がある．これらの機器

表1　報酬上必要な施設基準

	脳血管（Ⅰ）	運動器（Ⅰ）	呼吸器（Ⅰ）	心臓（Ⅰ）	障害児(者)	がん	老人保健施設	デイケア
広さ	160 m² 以上	100 m²（病院） 45 m²（診療所）	100 m²（病院） 45 m²（診療所）	30 m²（病院） 20 m²（診療所）	60 m²（病院） 45 m²（診療所）	100 m²	1 m² に入居定員を乗じた面積	3 m² に利用定員を乗じた面積
機器	歩行補助具，訓練マット，治療台，砂嚢などの重錘，各種測定用器具，血圧計，平行棒，傾斜台，姿勢矯正用鏡，各種車椅子，各種歩行補助具，各種装具，家事用設備，各種日常生活動作用設備等	各種測定用器具，血圧計，平行棒，姿勢矯正用鏡，各種車椅子，各種歩行補助具等	呼吸機能検査機器，血液ガス検査機器等	酸素供給装置，除細動器，心電図モニター装置，トレッドミル，エルゴメータ，血圧計，救急カート，(運動負荷試験装置)	訓練マットとその付属品，姿勢矯正用鏡，車椅子，各種杖，各種測定用器具	歩行補助具，訓練マット，治療台，砂嚢などの重錘，各種測定用器具等	リハビリテーションに必要な機械・器具	通所リハビリテーションを行うために必要な専用の器械および器具，消火設備，その他の非常災害に際して必要な設備

（診療点数早見表　［2014年4月版］．医学通信社，2014および介護報酬早見表　［2015年4月版］．医学通信社，2015 を参考に作成）

は全て薬事法で定められた手順を踏み認可を得ているはずである．機器付属の説明書などに点検の方法（定期点検，日常点検 等）が記載されているため，それに準じて点検を行わなくてはならない．機器によっては業者や臨床工学技士（medical engineer：ME）が対応しなくてはならないものもある．特に心臓リハビリテーションを算定している施設は除細動器などの救急救命装置がある．これら機器の不具合は生死に直結するため，適切に点検をしなければならない．故障箇所があれば，速やかに修理する．

4 感染対策

作業療法は感染の危険にさらされやすい．施設におけるパンデミックを設備の面から防ぐことは重要である．手指消毒用の消毒薬の設置場所（例：キッチン近くに置いてあるか？）を熟知することはもちろんのこと，キッチン用品の消毒手順，食材の賞味期限など定期的にチェックするシステムを構築しておきたい．

5 防災対策

防災対策として設備を知ることは重要である．また，火災，震災，水害など様々な災害に対して施設の避難経路がどうなっているかを知っておくことは基本といえる．

火災に関しては，前述のような消火器の位置はもちろんのこと，様々な設備を知っておく必要がある．筆者が所属する病院では開設当初，リハビリ室の火災報知器が突然反応し，消防車が駆けつける騒ぎになった．原因を探ると物理療法のマイクロ波が誘発されたようだった．施設の建物が耐火構造になっているか？防火扉やスプリンクラーはどのように作動するか？消防署に自動的に通報されるシステムがあるのか？など管理者は自施設に関するあらゆることを知っておかなければならない．

また，地震時の対応も重要である．たとえば，施設のエレベーターが自動停止する頻度と仕組みを知っているだろうか？ 実際，震災時にエレベーターが長時間止まれば，作業療法中であったクライエントの安全な移動手段や入院・入所中のクライエントの食事の輸送手段も異なってくる．また，震災時，作業療法部内のクライエントが滞在する空間に落下物がないように棚の上にものを置かない，防震マットを引くなども忘れてはならない．

1階や地下に作業療法室がある施設であれば，水害の対策に合わせた防災訓練は常に行っておかねばならない．

6 物品管理

作業療法部門はクラフトなど，扱う物品が細々としたものが多い．これらの物品管理が乱雑になっていれば，経営陣から作業物品の購入削減の指示が出るかもしれない．施設経営上，物品を効果的・効率的に扱うことは職員の責務である．

細かい物品の管理上，起きやすい問題が物品の紛失である．紛失を防止するためにも，共用物品は誰が最後に使用したかがわかるようにすべきである．それがわかれば，振り返り，紛失物の捜索が可能である．さらに，紛失が多い職場の背景には物品が病院の備品であることの認識が薄い場合が多い．紛失した場合の始末書の義務づけなども有効である．このような罰則による行動変容を批判する風潮もあるが，ある程度の規則は必要である．働きやすい職場＝ゆるい職場ではない．

他に起きやすい問題は重複発注である．作業療法職員数が多く，クラフトの材料や調理で利用する食材などを作業療法部門で購入する場合はこの問題が起きやすい．重複が起きないように申請制にする（申請窓口を1つにする），在庫確認システムを必須にするなどの対策も有効である．

また物品購入を安価で抑えるために定数制を導入することも有用であり，このような行為は経営を重視する上司に好印象を与える．

7 ラウンド

管理者が作業療法部内を定期的にラウンドすることは良いことである．掲示物が剥がれていないか？クライエントの動線にものが置いていないか？などをチェックすることは様々な事故を未然に防ぐことにもつながる．

文献
1) 診療点数早見表 ［2014年4月版］．医学通信社，2014
2) 介護報酬早見表 ［2015年4月版］．医学通信社，2015

（澤田辰徳）

リスク管理

1 リスクとは

　人が作業を遂行するときには必ずリスクが発生する．リスクとは危険度，予測通りにいかない可能性のことを指す．作業療法の主要なリスクの対象は，クライエントの健康や生命に被害や悪影響，危険を与える可能性であり，その背景にはリスクを引き起こす種々のリスク因子が存在する．

　リスク管理とは，リスクの未然の制御や，発生したリスクの適切な対応により，ネガティブな事象を発生させない，あるいは最小限に抑える活動のことである．しかしながら，ただリスクを抑制するのみでは，クライエントの望むリスクの高い作業，たとえば家事や外出等の遂行をも抑制してしまうようなデメリットが生じる．このように，リスクの抑制ならびにリスクの高い作業の遂行は，トレードオフの関係にあることがしばしばある．

　そのため，近年は単にリスクを減らすことに主眼を置くのでなく，サービスの質を確保しながら，安全を促進するというクオリティマネジメントという考えかたが広がりつつある[1]．この視点からみると作業療法では，クライエントを主体に置いた質の高い作業の遂行を支援しながら，リスクを最小化することがリスク管理の基盤になる．

　本項では，クオリティマネジメントの視点から，リスク管理をするうえで重要となる概念を整理し，それに対応した管理の手法や考えかたについて簡単に紹介する．

2 リスク管理における重要概念

1. ハインリッヒの法則とインシデントレポート

　リスク管理の基本的な考えの1つにハインリッヒの法則がある．この法則では，1つの重大事故が起こるところには，同様の事象の軽微の事故が29件あり，その背景に300件の事故に至らないヒヤリ，ハッとした体験があるとされる．

　この法則から，重大事故を未然に防ぐために用いられるのがヒヤリ，ハッとした事象を報告するインシデントレポートである．そのため，インシデントレポートは「反省文」でなく「貴重な情報源」であり，提出や分析の際に当事者にストレスのかからないように管理者が努める必要がある．そして，ヒヤッとした経験は「最高の教科書」であるという意識の職場内での醸成が肝要である．

2. 多重のリスク因子と事故の分析手法

　一般的に事故の原因の多くは単独のリスク因子によって引き起こされることは稀で，多くは複数のリスク因子が複雑に重なることで最終的に事故が引き起こされる．たとえば，転倒のリスク因子には，クライエントのバランスの不良だけでなく，方向転換などのバランスの要求される動作や，新人作業療法士がそのリスク因子を認識していないことも挙げられる．このような多重のリスクが同時に発生することで，転倒が引き起こされる．したがって，事故対策にはリスク因子を同定し，複数のリスクを1つずつでも減らしていくことが防止計画につながる．

　複雑なリスク因子を同定し，防止計画の策定するために様々な分析手法があり，それぞれに特徴がある．以下にその一部を紹介する．SHELLはソフト，ハード，環境，人（当事者，当事者外）といった多面的な要素から事故を多角的に分析する方法で，根本原因分析（root cause analysis；RCA）は時系列や因果関係を追いながら原因の根本を追究する分析方法である．それを織り交ぜた方法であるMedical SAFERといった方法も開発されている．分析には非常に時間を要すため，事

故やインシデントの緊急性や重大性，その事象の内容に応じて，分析方法を検討し使用することが望ましい．

3. ヒューマンエラー

リスク管理に携わる者は「人はミスを犯すものである」という認識をもっておかなければならない．人が仕事をしている限りヒューマンエラーは必ず発生する．事故が起こった際に，事故の原因のミスに対してミーティングや申し送りの場面で対処的な注意喚起が現場でしばしば見られる．ミスしないことも重要であろうし，この注意喚起も必要であろうが，人間の注意容量には限界があり，それも業務の状況によっては，ミスに注意が向かない状況も発生しうる．

そのため，事故の対策では手順・規則の修正による対策，使用機器のエラーの防止などの工学的なシステム改善による防止策の策定が望ましく，対策の効果も高い．

3 作業療法の質を高めるリスク管理

医療裁判は通常，説明義務，予見義務，結果回避義務といった3つの義務が争点となる[2]．この3つの義務の理解は法廷闘争を避けることに有効なだけでなくむしろリスクをコントロールした質の高いサービスのためには必須である．

説明義務は，リスクや他の選択肢の説明が公平になされているかという点の義務である．つまり，作業療法の評価・介入に当たり，そのリスクや方法，それを行う意義や効果に関して説明がなされ，事前にクライエントとのリスクの認識の共有が必須である．リスクを強調するわけでなく，実施される内容の意義や効果を公平に伝え，クライエントとの協業の中で作業療法の内容を選択することが重要である．

予見義務は専門職として起こりうる危険な事態を引き起こすリスク因子を予見するという義務である．通常，経験が豊富な作業療法士は，今までの経験や見識からどのような場面にリスクがあるかを予見する能力に優れている．問題が起こりやすいのは新人などの経験の浅い作業療法士である．そのため，危険予知トレーニング（Kiken Yochi Training；KYT）と呼ばれる危険な場面を含んだイラストや写真からリスク因子を予知するトレーニングを行い，個人のリスク認知能力を向上させる取り組みが有効である．

そして，最後に事故に至る前に回避するような防止策が行われていたかという結果回避義務が挙げられる．事故の未然の防止策の体系的な発想法としては，①リスクの回避，②リスクの軽減，③リスクの検出，④被害の最小化という順序の枠組みが考えられる．表1では調理時の火の管理という，作業療法場面でよく見られるリスクの高い作業を例に挙げた．これらの対策は1つだけ単独で用いることもあると思うが，複数の対策を防護壁として設けることが事故防止により効果的であろう．

表1 事故の防止策の体系的発想法の例

防止策	定義	例（調理）
リスクの回避	作業の中でリスクになる工程を回避すること	・調理中の火の管理だけ家族にしてもらう ・火を使う調理はしない
リスクの軽減	リスクの起こる確率を減らすこと	・ガスコンロを電磁調理器に変える ・鍋を外して火をつけていると火が消えるようなコンロを使用する
リスクの検出	リスクが発生したとしてもその発見を促すシステムを導入すること	・火が一定時間ついているとアラームが鳴るようなコンロにする
被害の最小化	事故が発生してもその被害を最小に抑えるシステムを整えること	・ボヤが起こったときに反応する火災警報器やスプリンクラーを設置する

※この例ではリスク因子は本人がガスコンロの火を消し忘れることで，事故は火事としている

文献

1) 長谷川敏彦：医療安全の基本概念．保健医療科学 51：108-113，2002
2) 田中まゆみ：研修医のためのリスクマネジメントの鉄則―日常臨床でトラブルをどう防ぐのか？ pp.1-14，医学書院，2012

（小川真寛）

労務管理

1 労務管理の課題

　管理運営は,「ヒト」「モノ」「カネ」の3つの管理要素から成り立っており,その中でも,最も重要な「ヒト」である,つまり人材を有効に活用することが「労務管理」である.

　一昔前まで,部署内で管理する職員数は多くても十数人程度で,労務管理の問題は起きにくかった.しかし,若手職員の増加さらには診療報酬改定により作業療法を提供する範囲も拡大し,その教育手段も多様となってきている.日本作業療法士協会の倫理綱領で示されているように,作業療法士は知識と技術を最高水準に保つ必要がある.そのため多くの職場において,新人教育を含めた勉強会などを行う機会が増加している.また,セクハラやパワハラ,マタハラなど,新たな労務上の問題意識が高まりつつある時代となった.

　作業療法士教育において,その必要性があるにもかかわらず,労務管理の如何について知る機会がほとんどなく,その熱意が無駄になったり,部下だけでなく管理者本人の信頼度やキャリアをも傷つける結果につながったりする危険性がある.

　本項では,労務管理を行ううえで必要とされる法律の基礎と対応について述べる.

2 労務管理に必要な基本法律

　労働の法律には,労働基準法,労働安全法,男女雇用機会均等法などがある.そのなかの労働基準法は,労働時間や休憩時間,休日,賃金などの労働条件を定めた基本的な法律である.これに違反すると,労働時間などに関する場合,6か月以下の懲役または30万円以下の罰金という大変重い刑罰を受けることになる.罰される範囲については,会社が就業規則などで違反防止措置を行い,周知している場合,会社に罰則を科せられることはないが,違反を行った個人に科せられてしまう場合がある.より良い人材を確保するために,労働基準法やその会社の就業規則や内規などを把握し,適切に「ヒト」を管理する必要がある.

3 労働時間の管理

　労働基準法では,1日8時間,週40時間を労働時間の上限としている.職員が会社に拘束されている時間を拘束時間といい,そのうち使用者の指揮監督下にある時間が労働時間である.指揮監督下にない休憩時間などは拘束時間に該当し,労働から離れていることが保証されているかどうかで判断される.法律上の制限があるのは,拘束時間,労働時間,休憩時間のうち労働時間だけとなる(図1).

　労働時間内において,実際に仕事をしているかどうかは問われず,朝礼や仕事前準備,後片付けの時間も含まれる.具体的な指示命令の有無にかかわらず,仕事の一環としての必要な業務と使用者側が黙認していた場合も,労働時間としてみなされることがあるため注意が必要である.

　時間外労働(残業)は,1日8時間,週40時間を超えて労働させる場合や休日に労働させる場合に発生する.労働基準法第36条の三六協定書において,残業を行う業務の種類や理由,人数,1日の最高残業時間などを労働者代表と協議し,書面にして労働基準監督署に届けを行っている.1週間で15時間,1か月45時間,1年360時間

出勤	勤務時間 労働時間	休憩	勤務時間 労働時間	退勤または勉強会など

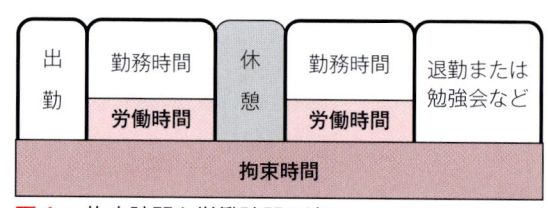

拘束時間

図1 拘束時間と労働時間の違い

の制限を設けられているため，労働時間の管理を行う必要がある．脳血管疾患や虚血性心不全などを発症し，その原因が業務にある場合は，労災が適用され，会社の責任となる場合がある．残業時間が 45 時間を超えて長くなるほど，発症との関連性が強まり，発症前 1 か月 100 時間または，2〜6 か月間平均 80 時間を超えた労働は，発症との関連がより強いと判断される．

4 ▶ 教育時間等の管理

勉強会などの教育時間は，出席が義務づけられているものや，出席しないと人事考課の査定で不利になる場合などは，事実上の強制とみなされ労働時間に該当する．あくまで職員の自発的な行為であれば，労働時間と考えなくてもよい．しかし，業務終了後の拘束時間に行う自発的な勉強会などであっても，強制とみなされないよう届出制などの工夫を行い，長時間は避けるように管理が必要である．

作業療法士は前述のように知識と技術を最高水準に保たねばならず，ヒトを対象としている職種だけに，勉強会や事例検討会は必要性は高い．しかし，管理者は学習を強要するのでなく，なぜ学習が必要かを教え，自ら学ぶ姿勢になるよう配慮していなければならない．強制的な雰囲気にならないように，学習意欲を高めていく環境生成と，人材育成のマネジメントの実践が管理者に求められる．

5 ▶ ハラスメントに関する管理

ハラスメントとは「嫌がらせ，いじめ」であり，性的な側面がセクシュアルハラスメント（セクハラ），上司・先輩などが不当な権限を使う側面がパワーハラスメント（パワハラ）となる．法律でハラスメントを規制しているのは，セクハラのみとなっているが，管理者はセクハラ以外のハラスメントにも注意が必要である．ハラスメントへの対応としては，なにより未然の防止が重要である．ハラスメントに対し，就業規則などで厳正に対処する旨を明確にし，職員への周知・啓発が望まれる．いち早くハラスメントの徴候を捉えるためには，相談に応じ適切に対応するための体制が必要となる．発生後は，相談者の私情が入らないよう

に心がけ，事実関係を迅速かつ正確に確認し，行為者および被害者に対する措置を適正に行う．また，再発防止に向けた措置と併せて行為者と被害者のプライバシー保護の対策を講じることも重要である．セクハラに際しては，女性のプライバシーへの積極的な関与を避ける．パワハラは，指導の目的が業務上の指示・命令・教育であることを明確にし，手段や対応がその目的に必要で相当なものとなるように，常に心がける必要がある．

6 ▶ 懲戒処分

懲戒処分には重い処分を行うといったイメージがあるが，この対応方法を理解することで，通常の指導・命令では改善しない職員に対する適切な指導方法となり得る．懲戒処分とは，職員が施設や部署内の秩序を乱したり，規律違反を行ったりした場合などに課す制裁のことである．懲戒処分の種類は，その会社によって自由に定めることができるが，一般的には戒告，けん責，減給，出勤停止，降格，諭旨解雇，懲戒解雇の 7 種類がある．

職員の違反行為が比較的軽い場合に，戒告やけん責処分で，その職員の反省と同じ過ちをしないように促していく．戒告は注意，けん責は始末書の提出と差を設けることも可能である．戒告時は文書で行うことで記録として保管し，再発時には，必要となる懲戒処分を行うことができる．始末書は，強制的に提出させることができない側面もあるため，その行為の事実だけを記録する顛末書を提出させるという対処もある．

7 ▶ おわりに

労務管理を適切に行うには，労働基準法だけでなく，その他の法律も知る必要がある．しかし，法律だけで労務管理をするものではない．重要なことは，その組織の目標を達成するうえで，職員を安心・安全に管理していくために，法律というルールを知ることである．

文献
1) 荘司芳樹：図解わかる労働基準法 2016-2017 年版．新星出版社，2016
2) 浅井 隆：Q&A 部下をもつ人のための労働法改正．日本経済新聞出版社，2015

（福留大輔）

労働衛生管理

1 ▶ 労働衛生管理とは？

管理者は部下が心身ともに健康に業務に取り組めるよう運営しなくてはならない．職員が業務により心身の不調を被れば，組織にとっては大きな損失を負うことになる．本項では職員の健康に関する内容，労働衛生管理について紹介する．

2 ▶ メンタルヘルス

近年，メディアでは労働者が様々なストレスから疾患に罹患したり，自殺するといった問題が取り上げられている．精神的不調を感じれば，傾聴はもちろんのこと，時には産業医やカウンセラーへの受診を促すことも重要である．しかし，メンタルヘルスにかかわる受診は躊躇する職員も多い．筆者はこのような場合，特別に構えるのではなく，通常の疾患と同様であることを伝え，偏見のない態度と提案を重要視している．

一度メンタルヘルスの問題を抱えると，復帰にあたって様々な検討が必要となる．専門職である作業療法士は一般企業の社員と異なるため，効果的な部署転換などの対策も練りづらい．復帰に対しては医師の意見を参考にするとともに状況に合わせた面談や細やかな段階づけと安心できる環境づくり，そして労働負荷の管理などが必要となるが，本人は不安を抱えているにもかかわらず，焦りから復帰を望み，結果としてさらに疲弊するといった悪循環をきたす．そのため，復帰は焦らず慎重にフォローをすることが必要となり，結果として介入は長期的になることが多い．ゆえに，最も重要なことは未然に防ぐことである．

3 ▶ セルフケアとラインケア

メンタルの不調を予防するためには，自分自身でストレスに対処し，健康管理をすること（セルフケア）こそ重要である．セルフマネジメントが行え，皆勤であることだけでも組織に貢献している．一方，どれだけ自分で気をつけていても，労働環境が悪ければメンタルの不調は解決しづらい．そのため，現場の働きぶりを近くで見ている管理職やリーダーが職場環境を改善したり，気軽に悩みを相談したりするシステム（ラインケア）が必要となる．これらはメンタルヘルスを未然に防ぐためのカギとなる．

職員が少なければ管理職1人でもラインケアは可能であろうが，大きな職場であると，1人で全ての職員の健康を把握することは困難である．ゆえに小集団（たとえばチームなど）のリーダーがラインケアをしっかり行い，必要に応じて上司に報告できる体制がよい．

4 ▶ ストレスチェック制度

2014年（平成26年）12月より労働者数50人以上の事業所に対してストレスチェックが義務づけられた[1]．これは労働者自身のストレスへの気づきや職場環境の改善，そして一次予防を狙っている．ストレスが一定のレベルにあるという要件を満たせば，申し出がある労働者に対して産業医など医師による面接指導を実施することが義務になっている．そして医師の意見に基づき，必要に応じた就業上の措置を講じなければならない．ストレスチェックでは個人への配慮が徹底されており，検査結果は本人に直接返され，本人の同意なく事業者に提供することは禁止されている．1人職場でない作業療法部門であれば，部門としてのデータのフィードバックは可能である．しかし，個人の情報が把握できないため，管理者はこのストレスチェックにより個人の悩みを共有できな

い．しかし，ストレスチェックにより部門の状況は把握できるため，職員の傾向を把握し，より良い作業療法部門の労働環境づくりは可能であるため，部門としての結果を取得することをお勧めする．

5 ▶ 心身機能の不調

罹患者や妊婦は身体的，精神的不安などにより不調をきたしやすい．そのため個人に合わせたオーダーメイドの業務配慮が必要となる．しかし，それのみでは不十分である．業務配慮や欠勤により，職員自身が罪悪感に悩まされることもある．ゆえに，周囲がそれを容認する包容力のある風土を築く必要がある．一方，罹患者や妊婦によってはその立場を過度に誇張する者もいる．場合によっては他の職員の不満を導く．お互いに相手を敬い，快適に業務を行うためには，罹患者や一般職員への丁寧なインフォームドコンセントや教育などが有用であろう．

6 ▶ ハラスメント

労働環境で職員を悩ますのはハラスメントである．ハラスメントが職員を不健康にすることは自明の理である．ハラスメントは時には係争事案にもなり，この問題は当事者だけでなく，組織全体に関係する．したがって，ハラスメントを撲滅する風土は重要である．

ハラスメントには様々な種類がある．代表的なものにはセクシュアルハラスメント（性的な嫌がらせ），パワーハラスメント（職場の権力を利用した嫌がらせ）があるが，私たちの領域は一般と異なり，職位的順列の他に医療・福祉順列が存在し，ドクターハラスメント（医療的立場を利用した嫌がらせ）があったり，女性が多い作業療法領域にはマタニティハラスメント（妊娠に関する嫌がらせ）がある．

ハラスメントには難しい側面がある．それは，同じ行動でも相手によりハラスメントであるかそうでないかの基準が変わることである．同じ言動でも相手が不快に思えばハラスメントであり，そうでなければハラスメントとならない．ハラスメントは上司が部下に行うだけではないが，多くの場合がそのような状況下でなされる．ゆえに上司は自身の言動に気をつけなくてはならない．

それぞれの組織にはハラスメント防止の規約などがあるであろう．撲滅のためにはハラスメントをうやむやにせず，確固たる手順および処分を明確にし，報告者に不利がないように最大の配慮を図るべきである．また，被害者以外からも容易に報告できるシステムを構築したほうがよい．いずれにせよ組織としてハラスメントを撲滅するという風土が重要となる．

7 ▶ ワーク・エンゲイジメント

ワーク・エンゲイジメントとは仕事に誇りをもち，仕事にエネルギーを注ぎ，仕事から活力を得ていきいきしている状態を指す．これはメンタルヘルス対策の新しい概念として提唱されている[2]．つまり，充実した仕事ができれば，メンタルヘルスの不調をきたさないということである．

ワーク・エンゲイジメントを高めるには個人と組織の2通りのマネジメントがあると言われている[2]．組織が行う方略としては「上司のマネジメント」と「健康的な職場づくり」がある．上司のマネジメントとしては，部下の努力が報われるよう支援し，行動が結果に結びついたことに対してフィードバックすることが重要である．健康的な職場づくりとは，職場の資源を明確にし，職場の要求に合わせて資源を向上させることである[2]．つまり，作業を大切にすることで，作業療法にやりがいをもつような組織へと醸成させ，それに伴う身体的な負荷（重症度の偏り，残業負荷）や感情的な負荷（クライエントの気持ちに寄り添う負荷），認知的な負荷（新しいシステム構築など知的生産性に関する負荷）を少なくするための資源，つまりシステムを作成することが必要であろう．

文献

1) 厚生労働省労働基準局安全衛生部労働衛生課産業保健支援室：改正労働安全衛生法に基づくストレスチェック制度について．(http://www.mhlw.go.jp/bunya/roudoukijun/anzeneisei12/pdf/150422-1.pdf)
2) 川上憲人，他：健康いきいき職場づくり―現場発 組織変革のすすめ．生産性出版，2014

(澤田辰徳)

書類管理

1 ▶ 作業療法の書類

　作業療法領域における書類には様々なものがある．なかには法律で定められている規則もあり，管理上注意を必要とする．一方，日常の臨床業務で扱う書類の種類は，クライエントに関するものであれば，カルテからはじまり，作業療法評価表，カンファレンス，リハビリテーション実施計画書，退院時指導書，作業療法経過報告書(サマリー)など様々なものが存在する．その他にも日報やミーティングでの決定事項など業務の申し送り，レセプト入力といった収益に関連するものなども書類管理されている場合が多い．実際，これらにかける時間は膨大になることは多くの臨床家が感じている．ゆえに管理者は書類の効率化を含めた管理を徹底しなくてはならない．

2 ▶ 書類の保管

　作業療法士が作成する書類のなかには法律上保管期限が定められているものがある．たとえば，医療施設における診療録(カルテ)は終了後5年間の保管義務がある．その他，指示箋などの診療にかかわる書類は2年間の保管義務がある．介護保険サービスの書類においても，サービス終了後から2年間の保管義務がある．ゆえに，途中で破棄されることがないようにする必要がある．また，通常の施設であれば記録は職員のみしか入れないスペースに配置されるであろう．しかし，個人情報保護の気運が高まる昨今，カルテなどクライエントの書類管理を徹底するためには，鍵付き保管庫を使用し，業務終了後には鍵をかけて管理するケースもある．

3 ▶ カルテの書きかた

　カルテの書きかたをおさらいしておこう．カルテ用紙のどこかには必ずクライエント名をフルネームで書く．紙がバラバラになっても対応可能にするためである．単位や回数，時間，プログラムも必須である．作業療法の内容に言及するため多くは語らないが，同じプログラムが何年も続くことは作業療法サービスとして不適切である．

　カルテの字の色として認められるものは黒か青である．当たり前ではあるが，作業療法士は誤字・脱字がないよう読みやすい丁寧な字で簡潔に記録する必要がある．また，作業の状況を他者へわかりやすく伝えるために，専門用語はなるべく使わないように心がける．略語を使用する場合は施設統一の略語集を作成する．書き方に関してはSOAP形式やFocus Chartingなど様々な手法があるが，これは成書を参照されたい．カルテなどに誤って記録してしまった場合，修正印を捺印することで対応している者もいるであろう．書類の管理で重要な問題は「改ざんがなされていないか」である．ゆえに，修正印よりも赤にて自筆で行うほうが望ましいとされる．近年はこすると消せるタイプのボールペンが存在し，なかには知らずに使っている職員もいるので注意が必要である．はたまた修正テープを使おうとするツワモノの新人もいるため，笑い話では済まされない．ゆえに，書類管理の教育は必須であろう．

　電子カルテも同様である．個人化されたIDはもちろんのこと，パスワードは定期的に変えるべきである．また，記録したカルテを修正する場合には，その経緯がわかるようなシステムであるほうがよい．筆者が見学した病院のシステムには，日付を越えると一切の記録修正ができなくなるシ

ステムもあった．このような徹底したシステムは記録の改ざんを確実に防ぐであろう．逆に言えば，このような対応がなされていない電子カルテは紙カルテ以上に記録が改ざんされやすい場合があるため，管理者は注意すべきである．

4 ▶ 書類監査

書類の規則遵守が徹底されないことは世の管理者の悩みの1つである．それを解決してくれるのが書類の内部監査である．定期的にカルテが整備されているかをチェックし，集計結果をフィードバックすることにより，作業療法職員のカルテの質は向上するだろう．カルテの記録方法に対しての意識が低く，なかなか修正がなされないのであれば，ぜひ全てのカルテをチェックされたい．数か月行えば必ず行動は修正される．修正がみられてきたら，チェックするカルテの冊数を少なくすればよい．労力を惜しみ中途半端に行うことは最終的にやらないのと等しい成果になることもあるため注意が必要である．

5 ▶ 書類の効率化

様々な書類を効率化する一番の方法は電子化である．たとえば，小規模の病院ではレセプトの単位も書類で管理しているところもあるだろう．これは非常に効率が悪い．日報や月報（個人・チーム・部門の施行単位や実施人数など）を全て手計算で行う必要があるためである．これは多大な時間を必要とするだけでなく，ヒューマンエラーも起きやすい．また，通常のカルテはカンファレンスや計画書，報告書など似たような内容を何度も書くという非効率な状況を生む．これらは電子化により大幅に改善できる．病院全体の電子化システムや市販の業務管理ソフトは作業療法部門における予定と連動した単位数や収益の自動計算を可能にする．電子カルテは多職種での情報共有を容易にし，データの自動転載（1か所に記入すれば他に反映される）は記入の無駄を省く．しかし，デメリットもある．それは高額であること，またパッケージが多いため，施設の特徴に合わせた対応に追加料金がかかることである．また，報酬改定時の混乱もある．これらのことから電子化に踏み出せない組織も多い．また，容易に情報を収集できることから職種同士が顔を合わせなくなるという事案も発生する．そのような問題はあるものの管理という意味において，電子化は業務の大幅な削減につながることは事実である．

筆者が勧めたいのは自作の電子化である．作業療法部門に関連する簡単な書類であればそこまで難しくない．実際，多くの病院がFile Maker®やExcel®，Access®などのアプリケーションを利用してレセプトや書類の管理をしているという事実がある．特にExcel®は多くの施設のデフォルト（初期状態）に入っているため，費用がかからない利点がある．たとえば，簡単な単位数管理であれば，Excel®のシートにクライエントの氏名，担当者，算定（脳血管，運動器，等），発症日（起算日）と1～31日までのセルを用意すれば，それだけで売上管理シートができあがる．SUM関数（合計の計算）やSUMIF関数（特定の合計の計算）などを利用すれば自動的に計算できる（図1）．スタイリッシュに作るのであれば，File Maker®のほうがおすすめである．

書類の効率化は電子化だけではない．たとえば，調理時の注意するポイントなどをまとめてクライエントに渡したい場合，組織としてある程度のひな形を作っておけば時間は短縮される．家屋訪問の記録も訪問時に記入して写真を埋め込むだけにすれば作成時間は短縮される．書類作成の非効率という問題の本質を見極め，対策を練ることで必然的に問題は解決するだろう．

図1 売上管理シート
個人の合計など（図の下部分）は全て自動計算される．慣れればこのシステムは3分程度で作成できる．

（澤田辰徳）

教育システム

1 組織での教育

多くの施設では何らかの勉強会を行っているであろう．では，それは何のために行っているのだろうか？　もちろん職員の知識や技術の向上のためであろうが，明確な目的のもとに行ったほうがより効果的である．

私たちの周りには多くの教育システムが存在する．たとえば，日本作業療法士協会でも生涯教育で認定制度や専門制度など様々な教育システムを提供している．それは協会として作業療法士がどのように成長していくべきかを示したものといえる．組織では組織の方針に沿って教育しなければならない．組織は，個人が成長することにより組織に貢献することを期待し，個人は業務を通して成長することを期待する．教育システムはこのようなwin-winとなる構図でつくるべきである．

2 クリニカルラダー

作業療法分野において，独自のシステマティックな臨床実践教育方法はない．しかし，他の分野には有用な知見と技術が多くある．看護領域で著名なクリニカルラダーもその1つである．クリニカルラダーとは看護領域で開発された臨床実践能力の評価方法である．ラダーとは梯子を意味し，はしごを登るがごとく段階的に臨床実践能力を設定している．看護領域で使われているラダーの多くはベナーにより作成された[1]．これが非常に興味深い．ベナーは，数学・システム分析，哲学の研究者という2人のドレイファスの技術習得モデル（ドレイファスモデル）を参考にしている．ドレイファスらはチェスプレイヤーとパイロットを対象としてどのように技術が習得されていくかを検討した．その結果，技術を習得し，洗練されていく過程で5段階のレベルを経ることをまとめた．このドレイファスモデルを看護に適用したものがベナーの作成したクリニカルラダーである（図1）．

このドレイファスモデルでは3つの技術実践の分野で習熟レベルに変化が見られるといわれている．第1の分野では，はじめに教科書や書籍や研修会などで学んだ状態から，クライエントとの作業療法の臨床経験を通して判断するようになっていくという成長である．たとえば，COPM

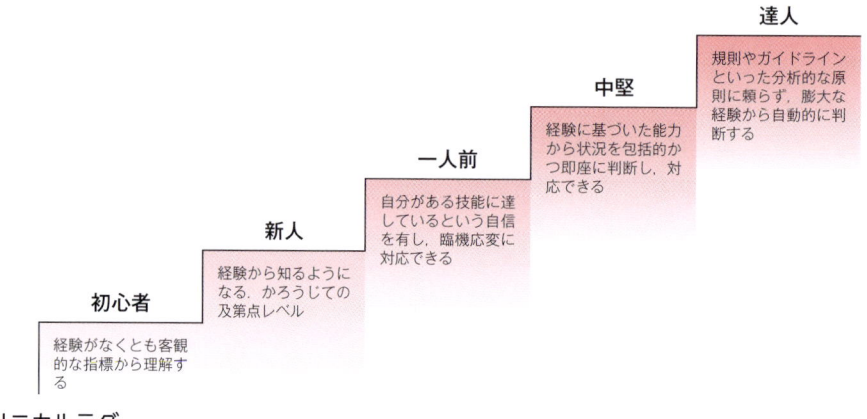

図1　クリニカルラダー

について，講習会で学んだ知識ではなく，自分が実践した知識から考えていくという変化である．

第2の分野では，様々な知識と技術の優劣がつかない状況から，状況に応じて臨機応変に必要な知識と技術を抽出できるようになる．たとえば，面接時のクライエントの会話への受け答えや作業療法実施中のクライエントの緊急時の対応などが臨機応変に行えるようになる．この分野はクリニカル・リーズニングの考えかたに近い．

第3の分野は，無責任に傍観していた状態から，責任のある当事者になることである．これは，作業療法部門の一職員として部門の方向性を理解していない状況から，部門や組織の指示に従うようになり，最終的に組織の目標に向かい積極的に作業を大切にする職場づくりにかかわっていく．この領域はまさにマネジメントである．

このようにある程度構成化された教育システムは，作業療法部門にも有用な知見になる．

3 ▶ 教育目標

理念設定やクリニカルラダーのように大枠を作成したとしても，具体的に何を教育すればよいのかは不明なままである．ここでは医学教育における General Instructional Objective（一般教育目標），Specific Behavioral Objectives（行動目標）の考えかたが有用となる．これらは合わせて教育目標となる．教育目標を使い具体的に行動できるまで細分化していく．筆者は理念に向かうために，ラダーなどでおおよその目指すべき方向性を示し，さらに一般教育目標で絞り込み，行動目標で動けるレベルまで具体化するというシステムが構成的でわかりやすいと考えている．具体的には，「作業を大切にする」という理念のもと，クリニカルラダーの新人項目に「作業療法の理論を実践にうつすことができる」と設定し，一般教育目標で「作業療法面接の手順を正確に行うことができる」，行動目標で「ADOC の手順を間違えず行うことができる」とする．このように具体化していくことで，「作業を大切にする」という抽象的な理念を達成するためには，職員が「ADOC を正確に使える」ことが必要ということを具体的に示すことになる．そのためには ADOC の使用方法の勉強会を開催すればよいだろう．

4 ▶ 指導者

特に新人に対して，スーパーバイザーやプリセプターといった指導者をマンツーマンで配置している施設もあるだろう．このようなシステムは有用ではある．しかし，人間関係の問題で指導者が厳しいあまり，新人がドロップアウトしてしまうことがある．これは学生の臨床実習に似ている．原因は指導者の指導方法にあると思われがちであるが，それのみではない．どのように指導すべきかといった方法論は他項（→p.22）を参照してもらい，ここではシステムについて述べる．

多くの場合，新人の指導を任せても，指導者の綿密な教育をしているところは少ない．いつまでに到達させるべきか，何を基準に評価すべきかなどを教育する必要がある．また，これらの到達地点は新人にも示すべきである．新人の教育の責任は指導者のみではなく，組織にもある．組織がどのように新人を導こうとしているのかを示し，定期的に第三者からチェックする，なども有用である．

○ On the job training と Off the job training

本項でこれまでに述べてきたものはあくまでも枠組みである．教育環境的方法論としては On the job training と Off the job training がある．Off the job training は臨床現場から離れて座学や実習などの場で受ける教育方法である．作業療法理論の教育やトランスファーやハンドリングなどの模擬練習はこれに当たる．一方，On the job training は，先輩や上司の指導のもと，実際の業務の中で技術や知識を習得する方法である．作業療法業界では多くの場合，Off the job training がシステマティックに構成されているのに対して，On the job training に関しては曖昧に行われていることが多い．たとえば，1人以上の COPM の平均スコアを 2.0 以上上げるなどの基準を設け，On the job training を行うと，効果的な成長を促すことが可能である．

文献

1) パトリシア・ベナー（著），井部俊子（監訳）：ベナー看護論　新訳版—初心者から達人へ．医学書院，2005

（澤田辰徳）

企画書の作成

1 ▶ はじめに

本項では，組織における企画運営の大切さを理解してもらうために，筆者がこれまでに行った取り組みについて報告する．

2 ▶ 開始の動機

筆者は急性期・回復期病院，在宅部門のリハビリテーションに携わりながら，主に訪問および通所リハビリ事業所の管理を行ってきた．それらの経験を部門間連携や新規事業の企画などに活かせる機会に恵まれた．組織の中の一事業所に所属していた頃の組織の企画運営の見かたや捉えかたとは異なり，組織の理念や事業方針を強く意識しながらも，経営資源をどのように活用し，地域ニーズに合わせた事業提案を行っていくかということがテーマとなった．筆者は事業提案までの過程を以下のように実践することで，組織の方針に沿った事業計画書を作成することができた．

3 ▶ 実践方法と成果

1）組織の事業方針の確認

第一に取り組みたいことは，所属している組織（法人）の理念と事業方針を確認することである．この後に続く事業計画の立案までの作業工程で様々な情報を取り扱い，実現可能な事業計画へと進展させていくことになるため，この作業の重要性は高く，決して疎かにすることはできない．次に，組織の最終決定者である代表者（理事長など）や経営陣が出席する経営会議や執行部会議などへの参加が可能な場合，代表者が発する繰り返し強調するキーワードに耳を傾けたり，時間をかけて協議する話題は，特に組織の事業方針を把握するヒントになる．このように，組織の経営陣（理事長や施設長など）と直接コミュニケーションを取れる場があると望ましいが，組織の構成上難しい場合も多い．そのため，日頃からできることは，定例の朝礼などで，経営陣が全職員に向けてメッセージを発する場面では，そのメッセージによく耳を傾けると，診療科目の新設や関係機関との連携など組織の動向に関する話題が挙がる場合もある．たとえ事後的な話題であったとしても，今後の事業展開を考えていくうえで経営陣が注目しているポイントと捉えてよいだろう．また，一方で組織（法人）が歩んできた軌跡（沿革）にも視点を移し，これまでの組織活動について把握することは，今後の組織の動向を考えるうえで重要である．このような確認作業を踏まえて，所属している所属長や事務長などの管理職に事前の情報をもとに自身の理解している点を伝え，事業方針の確認を行うことは大切であったと感じている．

2）経営資源の確認

組織（法人）によって経営資源であるヒト・モノ・カネは大きく異なる．組織にとって，いずれも欠かすことのできない経営資源である．その経営資源が組織運営の基盤になっており，今後の事業展開を考えていくうえで，その情報は「なにをどこにどのくらいの規模で誰（リーダー）を中心に進めていくか」という具体的な事業提案まで落とし込むための重要な情報となる．また，医療保険事業や介護保険事業などにおいて，指定基準や施設基準が各法律で定められており，事業主には設置義務が発生する．そのため，専門職の配置や必要とされるスペースや専用機器の設置を常に意識しておく必要がある．

現在の組織（法人）が所有する経営資源の活用を考えた場合，特に筆者が注目しているのは「モノ」である．モノには，土地や建物，専門機材，一般

備品などが含まれる．注目の理由は，ヒトやカネの経営資源に比べ，資源利用の実態が把握しやすく何らかのランニングコストが発生している場合が多かったからである．もちろん，どのような事業提案においても，全ての経営資源を投入することが多く，経営陣の立場からモノの利活用を踏まえた事業提案は前向きな理解が得られやすいという側面がある．組織における基幹事業によって経営資源の質や量は大きく変化するため，しっかりと押さえておきたいポイントである．

3) 地域ニーズの把握と事業提案のまとめ

事業方針と経営資源に関する情報を理解したうえで，その地域のニーズを把握することが必要になる．年齢別の人口推計と地域別の人口分布，同居・独居高齢者人口，地域別年金受給額などの基本情報から，筆者はその地域とその地域に住まう人の傾向を把握し，医療や介護サービスの存在やここ数年のサービス種別ごとに事業所数の増減傾向を重ねて見ていった．また，各自治体が公表している事業計画や必要サービス供給量の推察情報も，事業提案の理由として参考になった．もちろん，前述した組織の理念や事業方針に基づいて，地域ニーズの調査を進めていくことを忘れてはならない．昨今注目されている医療機関から在宅介護への移行や介護保険サービスに関する情報においては，自組織の医療相談室や地域連携室，ケアマネジャーへのヒアリングを通して，ニーズの把握とともに既存の組織間で起きている不具合などを聴取することも重要である．その不具合を解決するための担当係を配置するなどの対策を講じることで，組織間の移行がスムーズになり，結果として在院日数の短縮や施設入所の回転率等に寄与する場合がある．新規事業の提案とともに，既存組織の改善計画提案も重要な位置づけにあるため，その組織の運営方針に応じて方向づけができるとよいだろう．

4) 事業計画書の作成について

組織の事業方針に沿って，地域ニーズに基づいた事業の具体的なイメージをベースに事業計画を立案していく．その際に，筆者は損益計算書のフォーマットを使用することが多かった．損益計算書はそれぞれの費目の中で，家賃や水道光熱費，人件費などの固定費はどうか，一般設備などの初期投資はどうかなど，事業を進めていくうえでその背景はどうかということを知ることができるためである．それぞれの費目について，大体の金額がイメージできればベストであろう．そのイメージが難しい場合は，既存組織の損益計算書を参考にしてもよいだろう．特に人件費については，従業員数，平均年齢，職種別平均賃金などのベースとなる数字を押さえておくことが必要である．思い描いた計画が実現可能な事業として組み立てられているのか，所属長や事務長から意見を仰ぎ修正を重ねていく．この修正作業を通して，前提条件に誤りがあったことに気づかされることも多い．もう一度試算し直し，現場でヒアリングした情報を加味するなどし，より精度の高い事業計画に組み立てていかなければならない．説得力のある事業計画を立案するためには，既存組織の経営実態と自身で立てた事業計画の照合作業を繰り返し行うことが必要である．その照合作業を積み重ねることで，組織活動の姿がイメージできるようになり，事業モデルをつくり上げることにつながっていった．

4 考察

事業計画書を作成するまでの4つの工程を説明した．組織の方針や規模，事業所数，地域特性などによって，新規事業の種別に多少の違いはあると思われるが，事業計画書を通すうえで大切にしてほしいポイントである．

文献

1) 冨山和彦：IGPI流 経営分析のリアル・ノウハウ．PHPビジネス新書，PHP研究所，2012
2) W・チャン・キム，他（著），有賀裕子（訳）：新版 ブルー・オーシャン戦略—競争のない世界を創造する．ダイヤモンド社，2015

（金城正太）

会計管理

1 はじめに

組織をつくるためには目的に賛同する人を集めることが重要である．そして組織活動のためには資金を集めて運用することも重要である．さらに組織が継続し発展していくためには人材管理，そして会計管理が必要となる．適切に会計管理ができているかは組織理念と同じくらい重要であり，組織の品格と継続性にかかわってくる．

作業療法士の養成課程では経営学や経済学は必須科目ではないため，組織運営時の会計管理に悩む作業療法士が少なくない．筆者はこれまで任意団体や学術団体など複数の団体の会計を管理してきた．その経験を踏まえ，作業を大切にする組織を運営する際の会計マネジメントについて説明したい．

2 会計管理の基本：「収益」「費用」「利益」

会計管理を考えるには「収益」「費用」「利益」の3つのバランスについて考える必要がある．

1) 収益

収益（収入）とはその団体に入ってくるお金のことである．具体的には団体の入会費，年会費，研修会・学会の参加費，繰越金，寄付金，預金利息，また学術誌への投稿料や協賛金などが挙げられる．全ての収益を足し合わせた金額を総収益という．

2) 費用

費用（支出）とは団体から出ていくお金のことであり，運営費と事業費に分けられる．運営費には組織を管理していくための費用で総会や理事会の運営費，会員管理や書類の発送にかかる費用などがある．事業費には研修会・学術大会の運営にかかる費用がある．たとえば講師への謝礼金や交通費と宿泊費，会場費，印刷費，運営部員の経費や消耗品や物品の購入費が含まれる．全ての費用を足し合わせた金額を総費用という．

3) 利益

総収益から総費用を引いた差額が利益となる．利益がプラスなら組織運営は黒字であり，マイナスなら赤字となる．継続可能な組織を目指すのであればマイナスが発生しないよう計画的に運営していかなければならない．運営時には総費用額がいくらになるのかを確認してから収益面となる参加費を検討するとよい．

3 会計管理の確認方法

総収益の額が総費用と利益を加えた金額に一致していれば適切な管理が行えたこととなる．会計報告，会計監査時にはこの点を確認することで会計の妥当性を確認する．また任意団体など年間で組織の会計管理が適切かどうかを見るためには，収支計算書を作成し年間の総収益から総支出を引いた金額が利益と一致しているか確認する．一致していれば適切に会計管理ができたということになり，組織運営のマネジメントにもつながる．

4 会計マネジメントの具体例

例1 限定した参加者での会計管理

有志の限定したメンバーで講師を呼び，研修会を開催するとしよう．まず総費用から考えていくので講師料1万円，講師の往復の交通費1万円と一泊の宿泊費1万円，会場費5,000円や消耗品など5,000円と仮定すると総費用額は4万円となる．仮に参加者が10人であれば1人4,000円の参加費にすると総費用と総収益が一致した運営が可能となる．

例2 参加希望者を募る研修会の会計管理

参加希望者を募り1日の研修会を開催する場合，例1と同じ設定で総支出額が4万円として考えてみよう．総支出額は4万円なので40人の参加が見込まれるなら1,000円，100人の参加が見込まれるなら400円が収支差額のないバランスのとれた参加費となる．しかし参加者の予測は困難であるので収支がマイナスにならないよう参加費を設定する必要がある．

例3 年会費を募る組織の会計管理

次に年会費がある組織の運営を考えてみよう．例2と同様に総支出額が4万円の研修会や学術大会を年間合計3回行うとすると年間12万円の事業費がかかる．また組織の運営費として理事会費や会員管理に8万円かかるとすると年間の総費用額は20万円となる．仮に100人の組織会員がいれば年会費は2,000円が妥当となる．しかし，会員であっても全ての研修会に参加できなかったり，非会員の参加があったりと予測が難しい．また組織として広報誌や学会誌の発行，会員特典としての研修会参加費の減免や免除など非会員との差別化についても検討が必要である．

組織運営をする際には年間の予算計画書を作成し，年間の総費用額を検討してから収益面となる年会費や研修会の参加費を検討すると運営が行いやすくなる．また利益が発生した場合には団体を拡大するための資金として運営できるよう繰越金とするのかどうかも含め使用目的をあらかじめ明確にしておくとよい．

5 ▶ 具体例のまとめ

組織をつくる地域，研修会開催地域の情勢や特性，研修会の内容に合わせて参加者数を予測し参加費を設定する必要があるのであらかじめ参加者の見通しを立てておくとよい．また参加者を増やすため繰越金を運用し参加費を無料とする方法もある．しかし，参加費の金額設定によって参加者の学習姿勢が変化する[1]という報告もあるので研修会目的も含めて参加費を設定するとよい．

6 ▶ 会計マネジメントのコツ

1) 領収書の保管

領収書は保管しファイリングする．また金額と内訳をExcel®などのデータに記録しナンバリングして一致させて保管する．謝礼や交通費など団体から支払ったときの領収書は宛名を団体名として受け取り者から住所氏名を記載して管理する．

2) 団体口座の開設

金銭管理のために組織団体の預金通帳があると管理がしやすくなる．銀行によって団体口座の開設手続きが異なるので会計管理者がアクセスしやすい銀行に確認してから口座を開設するとよい．

3) 通帳の記帳

団体口座は毎月末に通帳記帳を行う．記帳した箇所には使用目的がわかるよう記入して管理すると入金，払戻，送金の目的が確認しやすくなる．

4) 複数人で管理する

適正な会計管理のため会計は2人で管理するとよい．任意団体であれば会計監査を設け団体の会計管理の適切性を管理してもらうとよい．

5) 講師謝礼額について

作業療法士への報酬は日本作業療法士協会の規定にある報酬額を参考にするとよい．また，著名な講師の場合には所属事務所が講師料を決めている場合があるので確認が必要である．

6) 所得税とマイナンバーについて

組織の大小に関係なく，年額5万円以上の報酬を支払う場合には所得税を支払う義務が発生する．2015年より始まったマイナンバーとの関係もあり，個人に報酬を支払う場合にはその人のマイナンバーを団体で管理する必要がある．納税の具体的な方法について団体本部の近くにある国税局に確認するのがよい．団体の規模によっては会計士や労務士に相談し運営するとよいだろう．

7 ▶ まとめ

継続可能な組織マネジメントに会計マネジメントは欠かせない．会計マネジメント次第でその組織の姿勢や品格が問われる．

文献
1) ダン・アリエリー(著)，熊谷淳子(訳)：予想どおりに不合理―行動経済学が明かす「あなたがそれを選ぶわけ」．早川書房，2013

(鈴木達也)

人材マネジメント

1 人材マネジメント

　人材マネジメントとは，企業の戦略を効率的に推進する人をどのように確保し，育てていくかということであると考える．それは，人員の確保のための企業ブランディングから始まり，求人と採用，評価，教育，退職に至るまで，人が働いている限り際限のない取り組みが必要とされる．終身雇用や年功序列システムが崩壊した現在，医療組織でも人事考課制度が積極的に導入され貢献度に応じて報酬も変化するようになっているが，そのことにより評価のばらつきなど，評価者の資質が問われることも多い．評価システムの導入には，人材マネジメントが要となる．いかに一人一人の目に見える生産量が低くても「私はあなたの頑張りを見ていますよ．あなたは大切な社員なんですよ」というメッセージを送り，この場にいることを保障する視点と姿勢が必要となる．自分の存在が認められ，必要とされていることを感じると，そこから内的動機づけが生まれ，結果として技術の習得に結びつき，自己効力感の向上へつながることでプラスのサイクルが生じる．障がい者雇用の現場における人材マネジメントの基礎は，障がいがあろうがなかろうが関係なく「人を大切にする」という単純なことではないだろうか．

2 人を大切にすることとは何か

　人材マネジメントとは企業の戦力になる人材の育成であり，その中核は個々のモチベーションの向上である．そしてモチベーションは「自分はここにいていいんだ，必要とされているんだ」という，自分が大切にされていることの認識がまずは必要となる．それでは，「自分が大切にされている」とはどのようなことなのか以下のワークを通して考えてみたい．

☆読者の方々は，自分が大切にしている人に接するときに気をつけていることがあるだろうか．大切にしている人を想い出して考えてほしい（家族，パートナー，友人，上司，同僚，後輩など）．
　ちなみに筆者は，
・正しい名前で呼ぶ
・敬語もしくは丁寧な言葉で話す
・誕生日を覚える
・体調を気遣う
・負担がかかっていないかを気にする
・できる仕事は自分も分担できると伝える
といった点に気をつけている．皆さんはどうであろうか．

　次に，どのような状況において，人は「ああ，今自分は大切にされているのだ」と思うだろうか．ちなみに筆者は，
・数回しか会っていないのに顔を覚えていてくれたとき
・数回しか会っていないのに名前を覚えていてくれたとき
・名前で呼んでくれたとき
・飲み会に誘ってくれたとき
・顔色を見て体調を気づかってくれたとき

などである．皆さんはいくつ挙げられただろうか．このワークを行う際には大体，自分がしていることの項目は挙げにくく，反対に，してもらっている項目は挙げやすいという傾向が見られる．つまり，私たちはいかに人を大切にするということを意識して行っていないかがわかる．逆に，普段あまり意識しないが，人にしてもらえたら嬉しいこと，大切にされていると思えることが実は多

いというのもわかる．単純なことであるが，してもらったときに大切にされていると思えることを意識的に職場で行うことで，モチベーションの基礎となる「自分がここにいてもいい感覚」を感じてもらいやすい．

職場の部下にしても，クライアントにしても，朝は目を合わせてゆっくりと名前を呼んで挨拶をして先言後礼でお辞儀をする．その際に今日の体調や，困っていることはなさそうかなどを顔色や声のトーンから積極的に感じ，心の距離を測るように世間話を振り，言葉のキャッチボールを行いながら「今日も会えてよかった」「ここにいてくれてありがとう」という気持ちを込めたメッセージを送り続けることが大切である．

3 モチベーションを上げる

いかにスタッフのモチベーションを向上させることができるかという点も重要である．

一般的にモチベーション理論では，内的動機づけと外的動機づけという言葉が用いられる．内的動機づけとは，好奇心や関心による動機づけをいい，「こうしたらうまくいくかもしれない」とか「こうしたらどうなるのかな」といったように，内から湧き出るエネルギーに突き動かされるような行動に結びつく．一方，外的動機づけとは義務，報酬や罰，強制などによってもたらされることをいい，何かをもらえるからやる，やらないと怒られるからやるといった行動に結びつく．そしてこの2つを比べた場合，内的動機づけのほうが持続性が高いと言われている．ただし，両方が同時に与えられた場合には，内的動機づけは，外的動機づけに負けてしまい抑制される．たとえば，興味のある科目を自主的に予習復習している行為は内的動機づけに基づいているが，「今日の講義の内容を来週の試験で出します」と言われると，たちまちテストで良い点を取るための勉強という外的動機づけに基づく行動へと変わってしまい，興味関心で勉強していた内的動機づけは抑制される．したがって，仕事においても成果に応じた金銭報酬によりモチベーションを高めようとすると，そのときに限りやる気は上がるが長続きせず，さらに長い目で見ると内的動機づけを抑制していくことにつながるので本人のパフォーマンスは下がっていく可能性が高い．

4 「利益を出す」ということをどのように共有するか

組織を運営するためには，利益を共有することが重要である．一般的なイメージでは，損益分岐点を算出し，それを超える売り上げをノルマとして考え，一人一人がいくらくらいの売り上げを出さないといけないのかという方向で利益を生む方法が共有されているのではないだろうか．このような方法の場合，はっきりとした数値目標が設定されていてわかりやすいという反面，モチベーションが保ちにくい面もある．このようなノルマ方式は外的動機づけに分類され，一時的なエネルギーは生むが継続はしない．

5 まとめ

「人を大切にする」人材マネジメントの実践は科学的な根拠はない．つまり，根底にある「人を大切にする，そして誠実に相手のことを思い，それを伝える」ということに尽きるのではないだろうか．そのためにはどんなにきつい仕事であっても「認められている」という信頼感と所属感を与えることが効果的であると考える．

人を大切にする実践は，組織運営だけでなく，全ての対人関係においても基礎になることと確信している．単純で物足りないかもしれないが実践してみると意外と効果を感じるはずであるのでぜひ試してほしい．

（仲地宗幸）

起業の方法論

1 起業する意義

　作業療法士にとって起業は稀な職業選択であり，これまでの50年の歴史を振り返ってもここ数年の話である．ニーズの多様化，グローバル化した社会だからこそ起きてきた変化であり，作業療法士として社会にどう貢献できるのか暗中模索のなか，様々な形で作業療法士の起業家が生まれてきている．しかしながら誰でも起業できるわけではなく，起業には金銭面を含め多大なリスクと準備を必要とする．

　起業にとって大切なのは理念である．これは創業者のみならず運営側，実務側を含めた会社全体での認識の統一が必要である．理念なき会社は舵なき船であり社会での役割を見失ってしまうだろう．作業療法を主軸に置いて起業するにあたり「誰に，何を，何のために」サービスを提供し，その結果どうなるのかという具体的なビジョンとして描きだせるかが第一歩であろう．そしてこれが理念となり目指すべきものは何かという一貫性をもった事業展開が進められる．

　また経営学の観点からは3C分析が重要となる（図1）．3Cとは，Company（自社の強み），Customer（顧客のニーズ），Competitor（競合との違い）であり，作業療法士の顧客は誰で，ニーズは何で，作業療法の強みは何かを明確にすることが重要となる．そして，改めて作業療法の専門性を意識し戦略を立てていくこととなろう．

2 法人格をもつこと

　起業には個人事業主もあれば，株式会社，一般社団法人，公益法人，特定非営利活動法人など様々な形態がある．医療制度，介護保険制度，児童福祉法，障害者総合支援法など医療や福祉サービスを利用した収入を見込みたいのであれば法人化は必須となる．法人化するに理念が書かれている定款が必要であり会社が法に基づき人格をもつこととなる．

3 理念があれば起業できるか

　起業するにあたって理念は必要であるが，理念に基づいた事業計画を実施していくには資金が必要となる．綺麗事だけでは組織は動かない．人を動かすための当面の資金が必要となる．当面の運転資金として一般的に事業開始から半年分の資金の準備は必要であろう．資金の調達は決して簡単なものではない．いくら理念や思いがあっても起業できない壁の1つである．収支を考え損益分岐点はどこなのかのシミュレーションを繰り返し，事業規模を検討する必要がある．また，金融機関等からの融資を受けたいのであれば詳細な事業計画案を作成し提出しなければならない．

　経営について語ろうとすると「人・モノ・金・情報・技術・知識・技」ということをよく耳にする．病院で働いていると診療報酬に見合ったサービス提供は，自分の知識と技が見合っているのか，自分自身の報酬はどのような仕組みで成り立っているのかなどについては関心が薄いかもしれない．何人のクライエントにどのくらいの時間，どのようなサービス提供できれば私たちが希

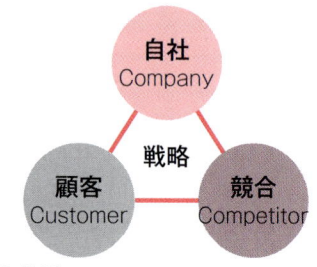

図1 3C分析

望する報酬が出されるのか考えてみる価値はある．資本主義社会においては，対価交換が存在し，モノやサービスに対して適切な報酬が支払われ経済が成り立っている．作業療法のサービス受給者は作業療法に対していくらの対価を支払うのであろうか．私たちはいかに社会貢献できるか，質の確保を貪欲に考えるべきである．

4 社会で成功するために

『中小企業白書2011』によれば，新規企業の5年生存率は82％，10年生存率は70％であり創業後の生存競争は非常に厳しい状況である[1]．企業を飛躍させるためには複雑な社会構造の現代における多くのニーズの中での社会の隙間を探す必要がある．社会や経済の動向をいち早く読み，ニッチ（隙間）なところで事業の強みを見出し利益を生むといった，競合との差別化が大切である．そのために起業家は，変化を恐れずに課題に対して挑み，決断力と継続力と新しい挑戦のための柔軟性をもち合わせなくてはならない．商品ありきではなく，ニーズを出発点にして考えるのがマーケティングであると言われているように，作業療法においても作業療法の手段ありきではなく，クライエントのニーズを考えることにより職域を広げていくことが必要である．

5 作業療法士が起業し経営する意味とクライエントのニーズ

一般的に作業療法士が働く場の多くは病院や施設など医療機関や介護保険関連施設である．日本作業療法士協会発行の『作業療法白書2010』によれば，地域で働く作業療法士は会員全体の20％未満にすぎない[2]．独自のスタイルの事業運営を始める作業療法士の多くが，医療ではなく福祉分野，福祉を介した異業種で起業しているのもこの確立されていない領域が可能性を秘めているからこそであろう．地域に暮らすクライエントのニーズは非常にシンプルでわかりやすい．「生きるためにこれが必要だ」「将来のためにこれがしたい」それに尽きる．医療機関での「手を治してほしい」「歩けるようになりたい」といったニーズと異なり，クライエントが地域で生活するようになると，目の前の不自由さや困りごとといった自身の生活レベルでの訴えとなる．たとえば「仕事に戻りたい」「お金を使いすぎないようにしたい」「ひとり暮らしがしたい」など，ニーズは人それぞれであり，その背景も様々であるが，どれもクライエント自身の思いであり，その時々のクライエントの気持ちの変化を想定したうえで，定期的にニーズの確認をしていれば作業療法士が協業していくことにずれは生じにくい．クライエントのリアルな生活においてニーズを叶えるための条件として，医療・福祉間の連携や，地域生活でかかわってくるあらゆる地域のネットワークをもつことが大切であり，クライエントが自己責任で自らの人生を歩むことを支援するためにはネットワークは欠かせない．地域でのつながり，支援を紡いでいくことがいかに重要かを作業療法士は認識しなくてはならず，地域社会の人，作業，環境の複雑さ，そして作業療法士がかかわることで変化をもたらせるかもしれない未開拓な課題に関心をもち，参入していく勇気と好奇心，セラピストとしての純粋な思いを大事にしたい．

組織をつくっていくうえで，理念に対する職員へのコンセンサスは重要である．作業療法士が起業したケースをみてみると，理念をはじめ法人名，事業所名などにも「作業が持つ可能性」を通して豊かな生活の再構築をしていくといった意図が盛り込まれているのを感じるものも少なくない．また，作業療法士をはじめ他職種とともに働くことになるが，実生活に則した作業を行っていくことが主であるため，たとえ同業種でなくとも支援にかかわる者同士として違和感なく協業しやすいように感じる．作業療法士が作業の意味にこだわることは大切であり，クライエント自身の役割や価値，自分の人生の経験から自信につながっていくプロセスにはやりがいを感じる．「あたりまえの生活ができる」「自分の人生を豊かにしていくためにこれがしたい」などクライエントの真のニーズに対してクライエント自身がチャレンジできるように後押しできる組織でありたい．

文献
1) 中小企業庁：中小企業白書(2011年版)．2012
2) 日本作業療法士協会企画調整委員会（編）：作業療法白書2010．日本作業療法士協会，2012

（建木　健）

6章 社会保障制度

私たちの業界の大多数は社会保障制度における報酬体系の恩恵を受けている．したがって，セルフマネジメント，チームマネジメントを問わず，作業を大切にする実践のためには社会報酬制度を理解することが必須といえる．本章では報酬制度の理解の重要性を確認するとともに，各診療報酬制度について概観していく．

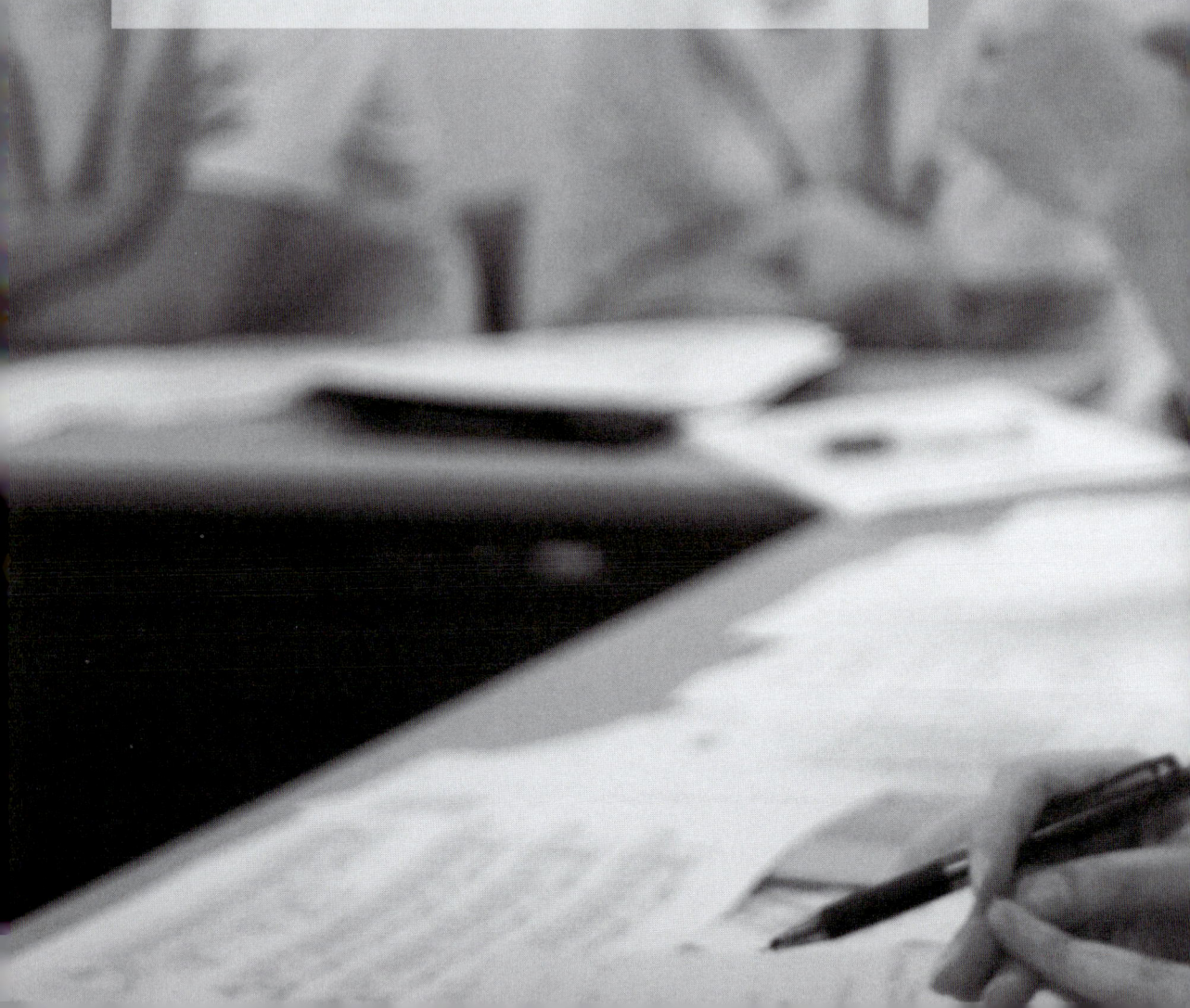

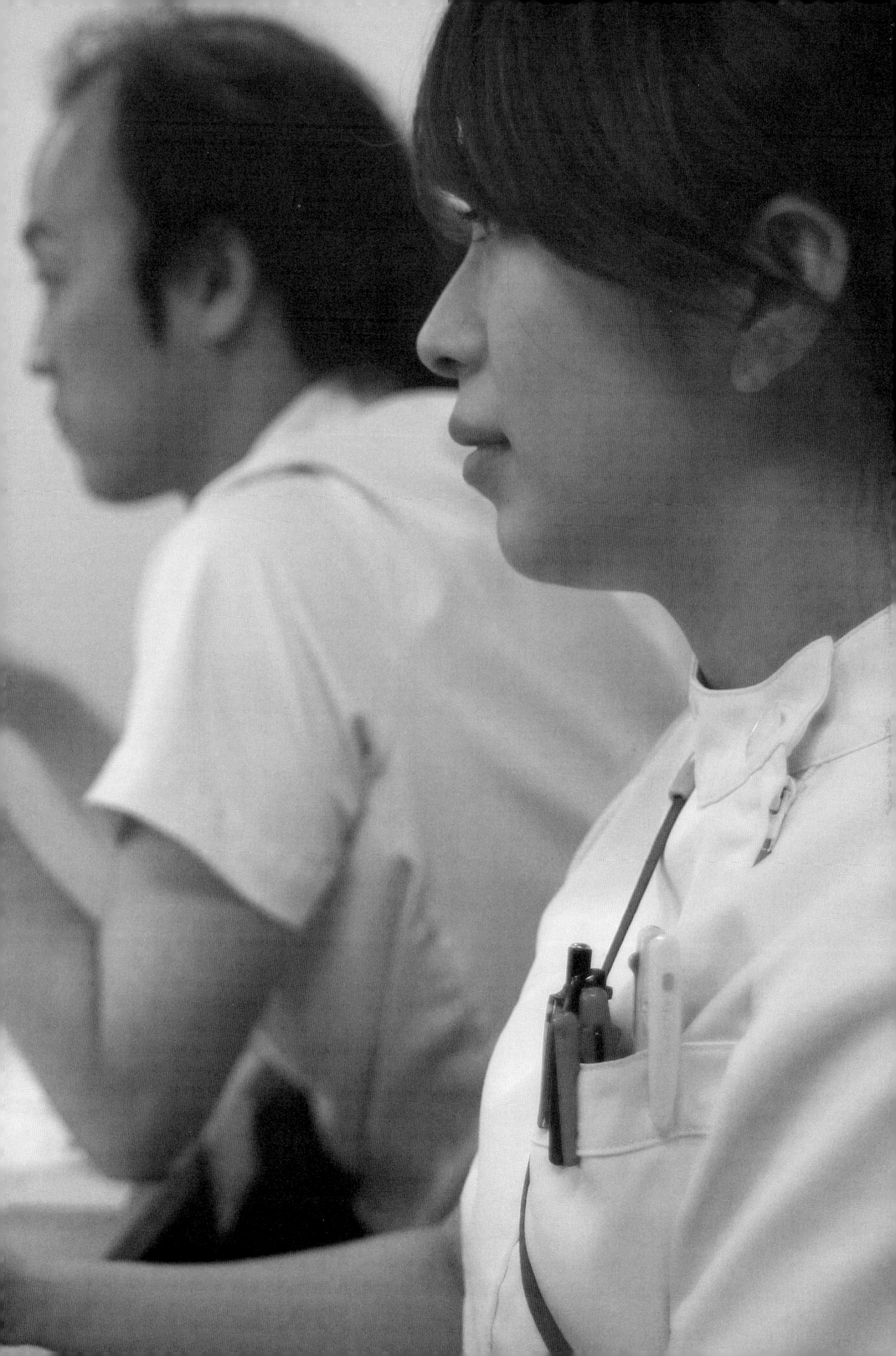

報酬制度を理解する重要性

1 報酬制度を理解する必要性

・あなたは今，作業療法士としていくら収益をあげていますか？
・医療保険でいう1点はいくらですか？
・介護保険でいう1単位はいくらですか？

この質問にどれくらいの作業療法士が答えられるだろうか？

ほぼ全ての作業療法士がクライエントに作業療法を提供した対価として診療報酬や介護報酬，総合支援法の報酬を手に入れている．そして，それは組織の収益となっている．病院や施設が勝手に収益を得て，経営を成り立たせているわけではない．作業療法士が収益の面でどのように貢献しているのかを明確にすることは，自身や部門の立ち位置や交渉など様々な戦略を立てるうえで必須である．

筆者が考える報酬制度を理解する意味は以下の3点である．
①組織の経営の仕組みを知る
②作業療法サービスの対価を知る
　（自身の貢献度を知る）
③時代の動向を読み，自身や組織の戦略を練る

それぞれの報酬体系によって解釈が複雑なうえ，定期的に改正されるため，多くの作業療法士が敬遠したくなるのもわからなくはない．しかし，上記の3点を考えると報酬制度を理解することは自身の作業療法サービスの質を上げ，さらに作業を大切にする職場をつくるためには避けられない．

2 組織の経営の仕組みを知る

収益を得る仕組みは病院であれば診療報酬，老人保健施設であれば介護報酬，小児・成人の福祉施設であれば総合支援法の報酬であろう．しかし，それのみではない．病院の個室などの室料差額も収入源の1つであり，様々な収益がある．これらをまとめた施設全般の収益のうち，作業療法部門が係わっているのは何％だろうか？　たとえば，急性期病院では手術などの急性期診療は作業療法部門の収益よりも格段に上であろう．また，地域包括ケア病棟や老人保健施設，デイサービスなどは包括的な報酬のため，作業療法独自の報酬体系はない．

一方で，回復期リハビリテーション病棟の収益の多くが作業療法を含むリハビリテーションによるものである．これらの例からも収益体制が大きく異なることがわかる．したがって，体制によって交渉も変わる．たとえば，クラフト材料の購入申請や作業療法部門の人員を3人追加補充するという案を上申するのであれば，デイサービスよりも回復期のほうが通りやすいであろう．しかしデイサービスだからといって諦める必要はない．作業療法士がいることによりデイサービスにどのような効果（たとえば集客）があり，介護保険上のメリットを得るのかを明確に出したうえで上申すればよい．ゆえに，自部門が組織の収益にどのように貢献できるかを考えるためには，自施設がどのような体制にあるのかを理解することが必須といえる．

一方で経営上，作業療法の報酬の仕組みを理解する際に注意しなくてはならないのはその営利に関するものである．経営陣へ貢献する思いが強いがあまり，営利目的に過度に報酬を得ようとすることは医療・福祉における作業療法の質を落とすことにつながる．また，このような営利目的に走ることは，本来必要でないリハビリテーションの実施を増やすことになり，医療費をはじめとした

社会保障費用の増大を招くことになる．残念ながら，効果的でない医療や福祉を保障するほど現在の日本の財政は潤っていない．したがって，このような事態が起きれば国は作業療法やリハビリテーションにかかわる報酬を引き下げる．

これらのことから，管理に携わるものは診療報酬を十分に理解しながら，枯渇しつつあるわが国の財的資源を有効活用できるように作業療法運営をしていかなくてはならない．

3 ▶ 作業療法サービスの対価を知る

作業療法サービスの価格はいくらなのか？　倫理観をもった者であれば，これを知るだけでも作業療法サービスの質は上がる．たとえば，病院であればリハビリテーション総合実施計画書というものがある．多職種でリハビリテーションの計画を立て，それを丁寧にクライエントや家族に説明することで診療報酬が発生する．現在，これだけでも300点，つまり3,000円の金銭が発生する（以前は4,800円の高額であった）．

医療保険の大きな身障系施設で脳血管疾患のクライエントに3単位の作業療法を実施すれば，7,350円の報酬が入る．回復期では1か月入院することにより，1人当たり通常純粋な診療報酬のみで100万円以上の収益が出ることもある．

保険診療上のクライエントの自己負担は通常1～3割である．逆に言えば7～9割が保険によりカバーされているということである．超高齢社会を迎えたわが国の社会保障費が増大していることがよくわかる．作業療法士の大部分が診療報酬制度上の施設に属していることから考えると，私たちの報酬がいかに診療報酬に依存しているかがわかる．自己負担額も決して安くなく，高額療養費の制度があったとしても最低でも6～8万円/月の負担がかかる．生活保護者の場合は自己負担がかかることはないが，彼らの増加は労働人口の減少を招き，最終的な結果として国家の財政を危険にさらすことになる．適切に就労などが可能なように作業療法で援助できれば，社会に対する貢献につながるのは自明の理である．私たちは，この事実を真摯に受け止め，作業療法という専門職として得ている報酬に見合う知識と技術を常に磨き続けなくてはならない．ゆえに作業療法士一人一人が診療報酬を理解することは必須といえる．

4 ▶ 時代の動向を読み，自身や組織の戦略を練る

先に述べたように，わが国の財政は逼迫している．実際，20年前は作業療法をエンドレスに行っても報酬が得られていた．しかし，現在は純粋に診療報酬が減額になっているだけでなく，急性期や回復期における入院日数制限や報酬の減額に始まり，リハビリテーション部門では基本半年を過ぎた後は，主要な疾患は1か月の単位数が13単位に制限される．13単位とは1か月のリハビリテーションが理学療法，作業療法，言語療法を合わせて260分という短い時間になることを示す．これは今まで作業療法をはじめとしたリハビリテーション職種が行ってきた介入への評価といえる．つまり，漫然とした長期間のリハビリテーションには効果がないと突きつけられたといえるだろう．さらに，介護保険領域でさえも長期にわたるリハビリテーションには減額がなされるなど成果が求められるようになり，作業療法を含んだリハビリテーションにかかわる報酬への圧力は増している．

筆者が推察するわが国の時代の潮流は本項のみで書ききれないため，コラム（⮕p.114）に譲るが，今後，私たちを取り巻く状況はますます厳しくなるだろう．この状況の影響を受けるのは，臨床現場のみにとどまらず養成校にも及ぶと思われる．この状況を打破するためには，それぞれが適切で効果的な作業療法を実施するのはもちろんのこと，これからの競争社会で生き残れる施設，生き残れる作業療法士になるためには時代の動向を読み，適切にマネジメントしていくことが求められるだろう．

（澤田辰徳）

医療保険

1 はじめに

2013(平成25)年の社会保障制度改革国民会議報告書[1]では，医療・介護提供体制の改革として，これまでの「病院完結型」の医療から住み慣れた地域や自宅での生活を地域全体で支える「地域完結型」の医療への転換を打ち出している．また，病床機能を分化させ，入院期間を減らして，早期の家庭復帰・社会復帰を実現するために地域の病床や在宅医療・在宅介護の充実を求めている．

急性期から地域の居場所(地域の医療施設，介護施設，在宅)への移動を伴いながら Quality of Life(生活の質)を維持し家族の不安を緩和していくためには，地域ごとの医療・介護・予防・生活支援・住まいの継続的で包括的なネットワーク，すなわち地域包括ケアシステムの構築が重要であると考える．

診療報酬・介護診療は，地域ごとの様々な実情に応じた医療・介護サービスの提供体制を再構築するために体系的な見直しがあり，診療報酬は2年に1度，介護報酬は3年に1度，改定するようになっている．

2014(平成26)年に診療報酬の改定が行われたが，この診療報酬改定の基本認識は，前述した内容が盛り込まれ「入院医療・外来医療を含めた医療機関の機能分化・強化と連携，在宅医療の充実等に取り組み，医療提供体制の再構築，地域包括ケアシステムの構築を図る」であった．

2 身体障害領域

身体障害領域の作業療法では，主に発症日を起算日とし，算定上限が設けられた疾患別(心大血管，脳血管，運動器，呼吸器)リハビリテーション料を算定することが多い(維持期のリハビリテーションについては廃止の議論があったが，平成26年度の診療報酬改定までに限り延長となった)．その他にもがんや障害児(小児)のリハビリテーション料が算定できる．

一般的な作業療法の流れは，急性期病院からそのまま地域へ転帰する例と，回復期リハビリテーション病棟や地域包括ケア病棟のある病院へ転院する例とがある．

回復期リハビリテーション病棟では，一定の基準に応じて回復期リハビリテーション病棟入院料(1・2・3)が算定でき，疾患に応じた入院日数期限の中で作業療法を実施(算定)することができる．一方，地域包括ケア病棟は，平成26年度の診療報酬改定にて，亜急性期病棟(亜急性期入院医療管理料)の廃止に伴い新設されたもので，積極的なリハビリテーションを必要としない患者が在宅復帰を目指す機能をもっている．この両病棟の違いは，回復期リハビリテーション病棟での作業療法は「出来高払い」，地域包括ケア病棟での作業療法は「包括払い」という点である．今後，リハビリテーションの実施量，在宅復帰率，診療報酬との関連性が精査され，両者の棲み分けが議論になると考えられている．

その他，平成26年度の診療報酬改定にて，心大血管疾患リハビリテーション料に作業療法士の職名が追記され，2006年から続いていたかかわりの制限が解消された．また，廃用症候群に対するリハビリテーションの評価の適正化や，ADL維持向上等体制加算が新設された．

3 精神障害領域

2009(平成21)年に今後の精神保健医療福祉のあり方等に関する検討委員会報告書[2]が提示された．「地域を拠点とする共生社会の実現」に向け

て，「入院医療中心から地域生活中心へ」という基本理念に基づく施策の立案・実施をさらに加速させることが基本的な考えかたとして示された．また，2013（平成25）年に精神保健福祉法が改正され，①精神障害者の医療の提供を確保するための指針の策定，②保護者制度の廃止，③医療保護入院の見直し，④精神医療審査会に関する見直しなどが行われた．

これらを受け平成26年度の診療報酬改定では，精神科重症患者早期集中支援管理料が新設された．これはいわゆる包括的地域生活支援プログラム（Assertive Community Treatment；ACT）やアウトリーチ（多職種チームによる訪問支援）事業として取り組まれてきたものが診療点数化されたものである．また医療保護入院の見直しに伴い，退院後生活環境相談員の選定も開始となった（作業療法士も資格要件に該当）．

精神障害領域の作業療法では，精神科作業療法料を算定することが多い．この基準は，2時間の実施時間を標準とし，1人の作業療法士が1日2単位50人以内の患者を治療することができる（本制度は昭和50年に点数化されたのち，ほとんど改正されないまま現在に至っている）．そのため，個別訓練よりもグループ訓練の頻度が多くなっているが，一方で，急性期患者や高齢患者への集中力・体力面などへの配慮が必要になっている．

今後の動向としては，指針に挙がっている「入院医療・外来医療を含めた医療機関の機能分化・強化と連携，在宅医療の充実等に取り組み，医療提供体制の再構築，地域包括ケアシステムの構築を図る」ことが推進されると見込まれる．

4 認知症領域

認知症有病者数は約439万人，軽度認知障害者約380万人と推計されており[3]，現在，社会問題となっている認知症対策として2015（平成27）年に新オレンジプランが発表された．新オレンジプランは，認知症やその予備軍といわれている軽度認知障害（MCI）の人の地域生活支援の推進が基本的な考えかたとなっている．具体的には，早期発見・早期対応や家族介護者の支援，若年性認知症施策の強化などの7つの柱が示されている．

こうした背景から医療保険における認知症領域の作業療法では，入院期間の短縮化を図り自宅復帰に向けた退院支援の強化が求められている．平成26年度の診療報酬改定では，入院後1か月の入院料が手厚くなったもののそれ以降は順次漸減されている．これは，入院治療については約1か月間集中的に行い，その後認知症の行動・心理症状（BPSD）などの改善後は速やかに地域（自宅）へ移行することを推奨しているものと考えられる．また，認知症治療病棟入院料（リハビリテーションは，包括払いにて生活機能回復訓練を実施）を算定する患者または認知症の専門医療機関に入院している重度の認知症患者に対し，認知症患者リハビリテーション料が新設された．これは作業療法士に加え，理学療法士，言語聴覚士でも算定が可能であり，集中的な個別療法による早期退院が期待された算定内容であると推察する．

5 おわりに

ここまで医療保険と作業療法の関連について解説した．紙面の関係上触れていない部分が多いこと，医療保険は2年に1回の改定があるため情報が更新されることをご容赦いただきたい．また，医療保険の最新情報は，厚生労働省等のホームページで，常に更新されている．そのため，読者自らが定期的に閲覧し情報を取得することが求められる．

文献

1) 社会保障制度改革国民会議：社会保障制度改革国民会議報告書―確かな社会保障を将来世代に伝えるための道筋．平成25年8月6日（https://www.kantei.go.jp/jp/singi/kokuminkaigi/pdf/houkokusyo.pdf）
2) 今後の精神保健医療福祉のあり方等に関する検討会：精神保健医療福祉の更なる改革に向けて．平成21年9月24日（http://www.mhlw.go.jp/shingi/2009/09/dl/s0924-2a.pdf）
3) 厚生労働省：認知症高齢者の現状（平成22年）（http://www.mhlw.go.jp/stf/houdou_kouhou/kaiken_shiryou/2013/dl/130607-01.pdf）

（上城憲司）

介護保険

1 はじめに

1997(平成9)年に介護保険法が成立し，2000(平成12)年，介護負担を保障することを目的とした公的な社会保険として介護保険が施行された．

保険者は市区町村(厳密には国や都道府県も保険料の負担を行う)であり，介護保険制度を管理・運営する．被保険者は2つに区分されており，65歳以上で日常生活を1人で行うのが困難と判断された要介護認定，要支援認定を受けている人のことを第1号被保険者，40～65歳未満で介護保険法に規定されている特定疾病(主に原因が年齢によると思われる病気)を要因とした要介護認定，要支援認定を受けている人を第2号被保険者としている．介護給付は要介護認定された場合に，介護施設や介護訪問サービス等の利用額負担という形で給付される．

2 介護保険におけるリハビリテーション

介護保険制度における理学療法(PT)・作業療法(OT)・言語聴覚療法(ST)は，リハビリテーションという大枠の中で報酬上包括されている．それぞれの職種に役割や専門性があるにもかかわらず，制度として言及されていない点は，大きな課題であると考える．

一方，2014(平成26)年，「高齢者の地域におけるリハビリテーションの新たな在り方検討会」が設置された．この検討会では，生活期リハビリテーションにおける通所系や訪問系のサービスにおいて，身体機能を改善することを目的とした機能回復訓練が目立ち，自立支援が徹底されていないことが議論となった．また，団塊の世代が75歳以上となる2025(平成37)年に向けた地域包括ケアシステムの構築を目指し，生活期リハビリテーションが果たすべき役割を示した報告書が提出された[1]．この検討委員会での議論がベースとなり，平成27年度の介護報酬改定では，リハビリテーションの理念を踏まえた「心身機能」，「活動」，「参加」の要素にバランスよく働きかける効果的なサービス提供を推進するための理念の明確化と「活動」，「参加」に焦点を当てた新たな報酬体系の導入が盛り込まれた．

3 平成27年度介護報酬改定と作業療法

1．通所・訪問系サービス
1)通所リハビリテーション

通所リハビリテーションの利用者に対するリハビリテーションでは，PT，OT，STのリハビリテーション専門職(リハ専門職)が主に行う．

平成27年度の介護報酬改定では，活動と参加に焦点を当てた新たな評価体系として「生活行為向上リハビリテーション実施加算」が新設された．生活行為向上リハビリテーションは，ADL・IADL，社会参加などの生活行為の向上に焦点を当て，居宅などの実際の生活場面における具体的な指導を行い，生活機能の維持・向上を図るものである．補足であるが，生活行為向上リハビリテーションは，日本作業療法士協会が平成20年度からの老人保健健康増進等事業の調査研究で始めた「生活行為向上マネジメント」がベースとなっている．そのため加算要件では，「生活行為の内容の充実を図るための専門的な知識若しくは経験を有するOT又は生活行為の内容の充実を図るための研修を終了したPT若しくはSTが配置されていること」が盛り込まれた(OTにおいても一定

の研修は受けなければならない).

次に認知症短期集中リハビリテーションの充実が図られた.従来型を認知症短期集中リハビリテーション実施加算(Ⅰ)(2日/週を限度)とし,認知症短期集中リハビリテーション実施加算(Ⅱ)(4回/月以上)が新設された.こうして,認知症の状態に合わせた効果的な方法や介入頻度・時間を選択できるようになった.さらにリハビリテーションマネジメントが強化された.従来型に訪問指導加算を統合したものをリハビリテーションマネジメント加算(Ⅰ)とし,リハビリテーションマネジメント加算(Ⅱ)を新設した.これにより,リハビリテーション計画の策定や活用等のプロセス管理の充実,介護支援専門員や他のサービス事業所を交えた「リハビリテーション会議」の実施と情報共有の仕組みの充実が評価されたことになる(リハビリテーションマネジメントは,医師から家族へ生活上の予後も含め,計画についての説明・同意を得ることが強調されている).

2)通所介護

通所介護では機能訓練という名称で,利用者に対するリハビリテーションが実施されている.1人以上の機能訓練指導員(PT,OT,ST,看護師,准看護師,柔道整復師,あん摩マッサージ指圧師)の人員配置が必要であり,機能訓練指導員を配置することで個別機能訓練加算(Ⅰ・Ⅱ)を算定することができる.近年,リハ専門職が起業するケースが多く,通所介護において通所リハビリテーションと同等のリハビリテーションが提供されている.これにより通所介護と通所リハビリテーションの違いが不明瞭であるとの指摘もある.

3)認知症対応型通所介護

認知症対応型通所介護においても機能訓練という名称にて利用者に対するリハビリテーションが実施されている.1人以上の機能訓練指導員の人員配置が必要であり,機能訓練指導員を配置することで個別機能訓練加算を算定することができる.

4)訪問リハビリテーション

訪問リハビリテーションは病院や老人保健施設からと訪問看護ステーションに分かれる.訪問リハビリテーション費という名称は前者のみである.ともに20分一区切りであるが,前者には短期集中リハビリテーション・リハビリテーションマネジメント・社会参加支援などの加算がある.

訪問リハビリテーションは,訪問看護と連携し,中重度の要介護者や認知症高齢者在宅生活を支援するためのサービスの充実を図る必要がある.また,今後は,認知症初期集中支援チーム(平成30年までに各自治体に配置予定)の推進により,軽度認知症や軽度認知障害(MCI)の人の対応が増えてくることが予想される.ここでは,要介護状態のクライエントばかりでなく,家族介護者への介入も求められることになる.

2. 施設系サービス

1)介護老人保健施設

介護老人保健施設の入所者に対するリハビリテーションでは,入所者100人に対して1人以上のリハ専門職の人員配置が必要である.リハビリテーション関連の加算としては,短期集中リハビリテーション実施加算,認知症短期集中リハビリテーション実施加算,入所前後訪問指導加算,退所前訪問指導加算,退所後訪問指導加算などが算定できる.介護老人保健施設は,本来の中間施設の役割を全うすること,つまり自宅復帰を目指すように方向づけられている.

2)介護老人福祉施設

介護老人福祉施設では,機能訓練という名称で,利用者に対するリハビリテーションが実施される.また,生活期リハビリテーションを中心に,他職種とともに訓練や環境設定,活動などを実施していく.入所者100人に対して1人以上の機能訓練指導員の人員配置が必要である.機能訓練指導員を配置することで個別機能訓練加算を算定できる.

文献

1) 厚生労働省:高齢者の地域における新たなリハビリテーションの在り方検討会報告書,平成27年3月(http://www.mhlw.go.jp/file/05-Shingikai-12301000-Roukenkyoku-Soumuka/0000081900.pdf)

〔上城憲司〕

障害者総合支援法

1 ▶ 障害者総合支援法とは

1)経緯

　2003年，わが国の障害福祉は措置制度から支援費制度へ移行が図られたものの，財源不足，障害種別間のサービス格差，地域格差などの課題があった．2006年に障害者自立支援法が施行されるも，財源不足，対象となる障害の範囲，障害者の負担増加などの課題が残り，これらを解消すべく，障害者総合支援法が2013年に施行された．

2)基本理念

　全ての国民が，障害の有無によって分け隔てられることなく，相互に人格と個性を尊重し合いながら共生する社会を実現することを目的に，可能な限りその身近な場所において必要な(中略)支援を受けられること，社会参加の機会の確保，どこで誰と生活するかについての選択の機会が確保され，地域社会において他の人々と共生することを妨げられないこと，社会的障壁の除去，などが掲げられている．

3)対象

　障害者の範囲は，身体障害者，知的障害者，精神障害者(発達障害者を含む)に加え，制度の狭間になっていた難病が追加された(2015年現在で322疾患)．18歳以下では，児童福祉法によるサービス利用が可能である．また介護保険の適用が可能になった場合，サービスが介護保険で相当するものがあれば原則介護保険が優先されるが，基本的には市町村の判断に任されている．

4)サービス

　障害者に対するサービスは，利用者に個別に給付される自立支援給付と，対象となる人に利用してもらうために自治体が行う地域生活支援事業に大別される(図1)．自立支援給付は，介護給付，訓練等給付，自立支援医療，補装具などの給付がある．地域生活支援事業は，相談支援事業や移動支援などの必須事業と，日常生活支援や社会参加支援などの任意事業がある．自立支援給付，地域生活支援事業は，基本的に地域特性に応じて実施されるため，事業市町村によってサービスが異なる．さらに，地域生活支援事業には，都道府県が行う事業として，専門性の高い相談支援事業や指導者研修事業などがある．障害児に対するサービスは，児童福祉法に基づき，市町村によって行われる障害児通所支援(児童発達支援・医療型児童発達支援・放課後等デイサービス・保育所等訪問支援)と，都道府県によって行われる障害児入所支援(福祉型障害児入所施設，医療型障害児入所施設)がある．

5)利用方法(図2)

　サービス利用を希望するものは，①市町村の窓口に申請し，障害支援区分の認定を受ける．②申請者は，指定特定相談支援事業者が作成した「サービス等利用計画案」を市町村に提出する．③市町村は提出された計画案や勘案すべき事項を踏まえて支給決定を行う．④支給決定後，指定特定相談支援事業者はサービス担当者会議を開催し，⑤サービス事業者などと連絡調整を行いながら，本案である「サービス等利用計画」を作成する．障害児通所サービスの場合は「障害児支援利用計画案」となる．⑥サービス利用が開始される．⑦サービスの利用状況の検証や計画見直しのため，一定期間モニタリングが行われる．

　なお障害支援区分判定は，認定調査項目(80項目)，医師意見書(24項目)をコンピューターで一次判定し，それを原案として，特記事項や医師意見書を，市町村審査会が総合的に勘案して審査判定を行う．

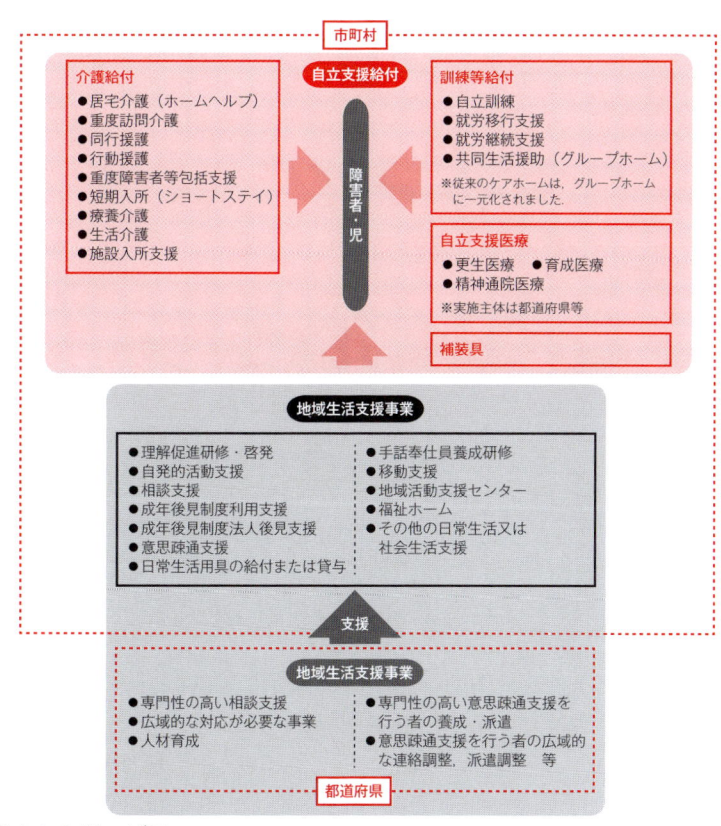

図1 障害者を対象としたサービス
(全国社会福祉協議会：障害福祉サービスの利用について．平成27年4月版より)

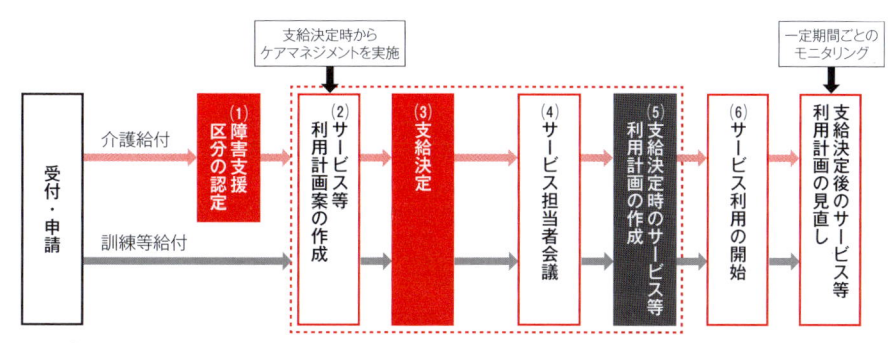

図2 支給決定プロセス
(全国社会福祉協議会：障害福祉サービスの利用について．平成27年4月版より)

2 利用負担

障害福祉サービスの定率負担は，所得に応じて4区分の負担上限月額が設定されており，利用したサービスの量にかかわらずそれ以上の負担はない．所得を判断する世帯の範囲は，18歳以上の障害者は本人とその配偶者であり，18歳未満は保護者の属する住民基本台帳での世帯とされている．入所施設を利用する場合は，医療費と食費の減免がある．

文献

1) 全国社会福祉協議会：障害福祉サービスの利用について．平成27年4月版.
(http://www.mhlw.go.jp/file/06-Seisakujouhou-12200000-Shakaiengokyokushougaihokenfukushibu/0000059663.pdf)

(建木 健)

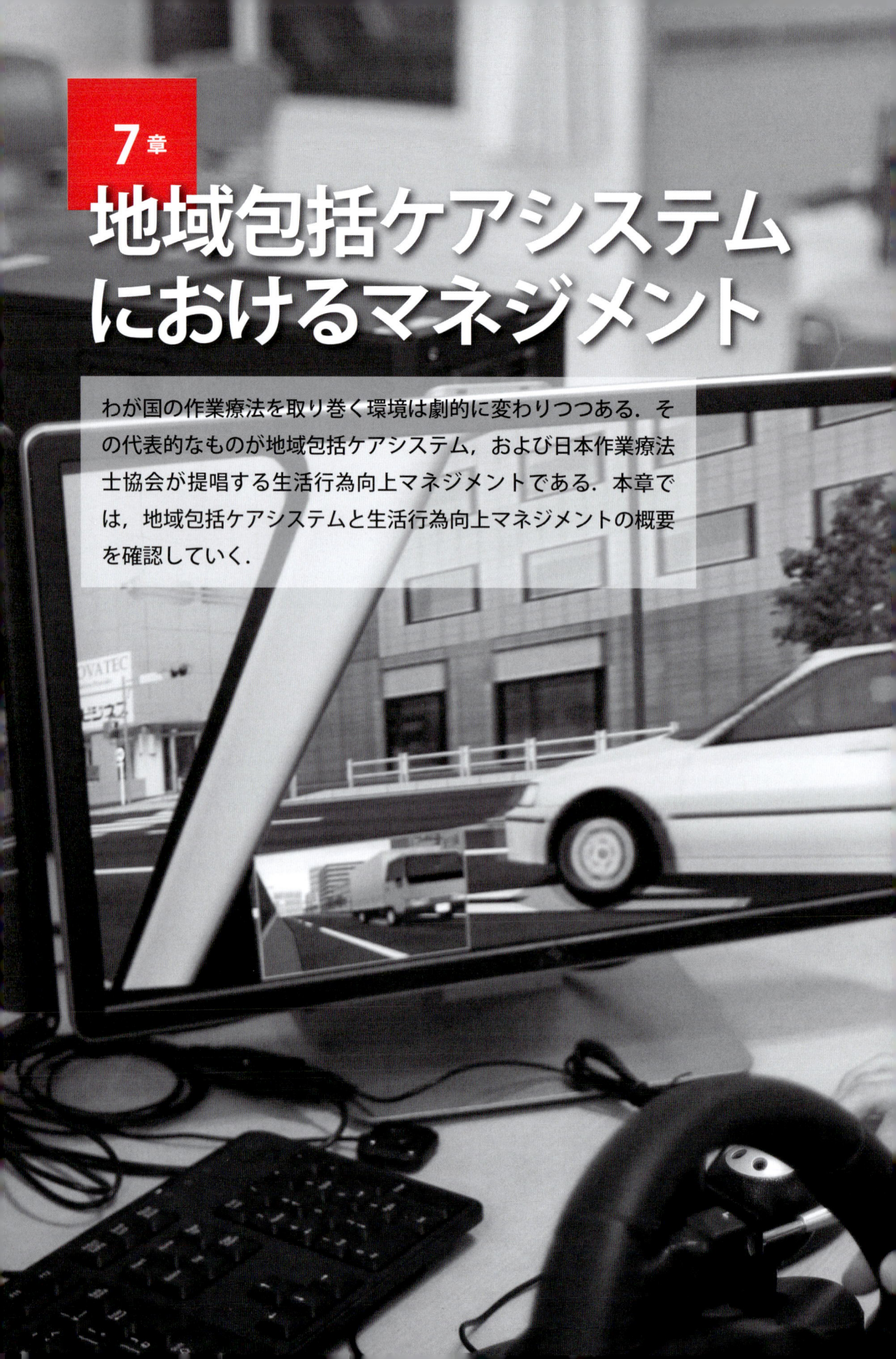

7章 地域包括ケアシステムにおけるマネジメント

わが国の作業療法を取り巻く環境は劇的に変わりつつある．その代表的なものが地域包括ケアシステム，および日本作業療法士協会が提唱する生活行為向上マネジメントである．本章では，地域包括ケアシステムと生活行為向上マネジメントの概要を確認していく．

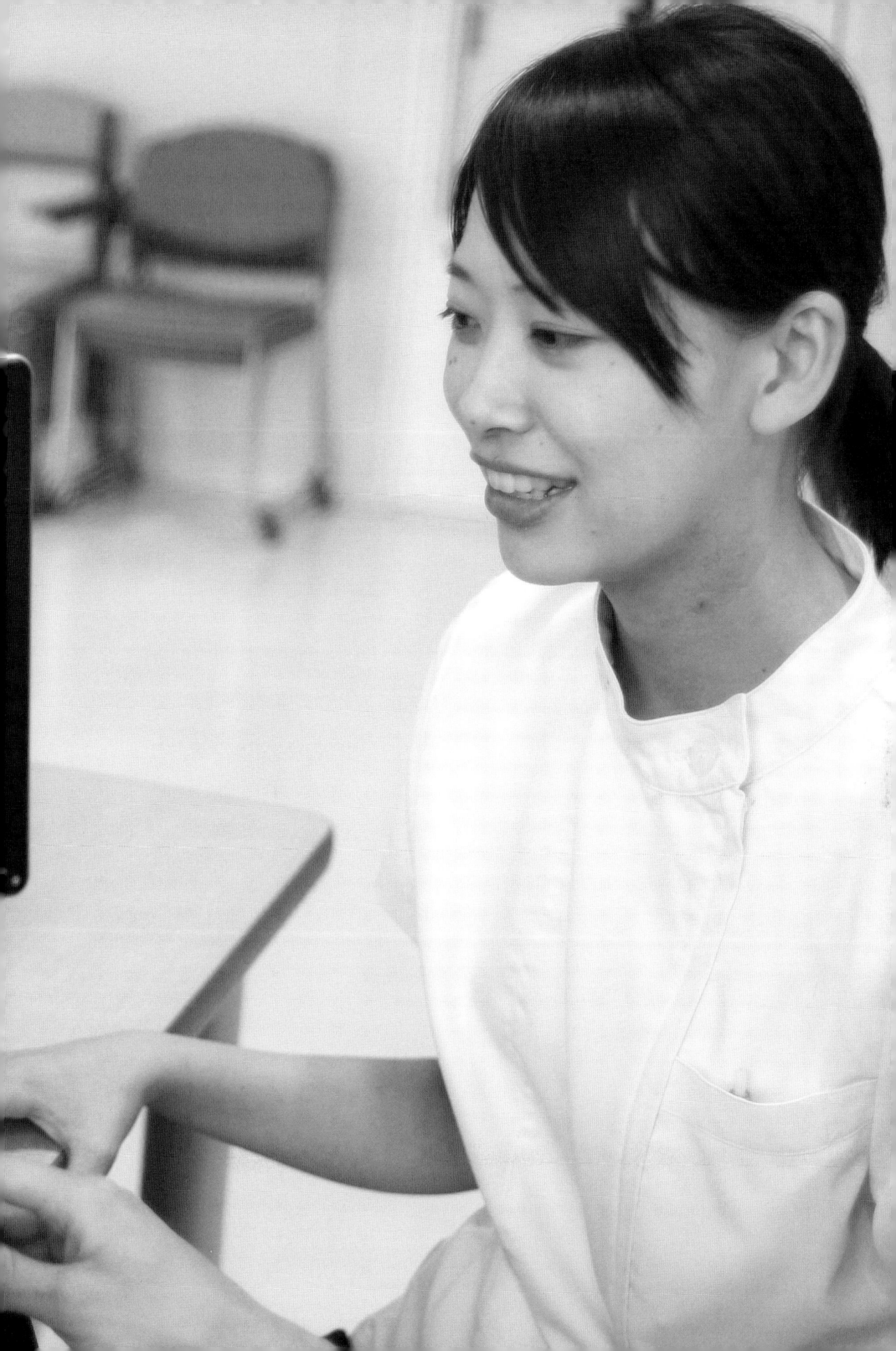

地域包括ケアシステムとは

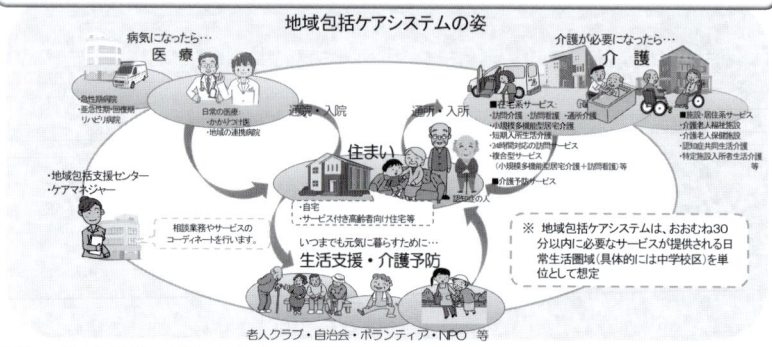

1 地域包括ケアシステムが求められる背景

2014年10月現在，65歳以上の高齢者人口は3,300万人で，総人口に占める割合（高齢化率）は26.0％である．高齢社会白書[1]によれば，高齢者人口は今後も増え続け，「団塊の世代」が75歳以上となる2025年には3,657万人に達すると見込まれている．また，総人口が減少するなかで高齢者人口が増加することから，高齢化率は急上昇を続け，2025年には30％を超えると推計されている．そして，65歳以上人口を15～64歳の現役世代で支えると考えると，1950年には1人の高齢者に対して，12.1人の現役世代がいたのに対して，2025年には1人の高齢者に対して1.9人の現役世代という比率になるという．

このような高齢者人口の増大は，要介護高齢者の増大を意味するが，家族による介護がそれを引き受けることは今以上に困難になってくる．というのは，単独または高齢夫婦のみの世帯数が，2005年の851万世帯から，2025年には1.5倍の1,267万世帯（世帯主が65歳以上高齢者世帯の）へと増加すると推計されているからである[2]．

上記のような背景に伴い，社会保障給付費（年金・医療・福祉等の費用）は増大し続けると予想されている．厚生労働省は，社会保障給付費が，2012年の109.5兆円から，今後，医療で1.5倍，介護は2.4倍と急激に増え，2025年には148.9兆円になると推計している[3]．近年，社会保険料収入が横ばいで推移していることも考慮すると，わが国の社会保障制度を持続可能とするために，待ったなしの大改革が求められている．

2 地域包括ケアシステムとは

高齢者の尊厳の保持と自立生活の支援の目的の

○ 団塊の世代が75歳以上となる2025年を目途に，重度な要介護状態となっても住み慣れた地域で自分らしい暮らしを人生の最後まで続けることができるよう，住まい・医療・介護・予防・生活支援が一体的に提供される地域包括ケアシステムの構築を実現していきます．
○ 今後，認知症高齢者の増加が見込まれることから，認知症高齢者の地域での生活を支えるためにも，地域包括ケアシステムの構築が重要です．
○ 人口が横ばいで75歳以上人口が急増する大都市部，75歳以上人口の増加は緩やかだが人口は減少する町村部等，高齢化の進展状況には大きな地域差が生じています．
地域包括ケアシステムは，保険者である市町村や都道府県が，地域の自主性や主体性に基づき，地域の特性に応じてつくり上げていくことが必要です．

図1 地域包括ケアシステム

（厚生労働省：地域包括ケアシステムより）

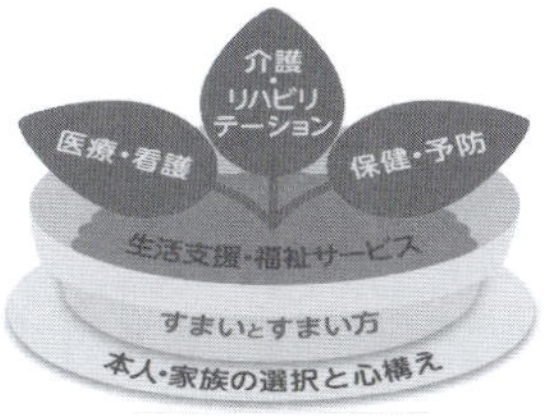

図2 地域包括ケアシステムの捉えかた
(三菱UFJリサーチ＆コンサルティング：〈地域包括ケア研究会〉地域包括ケアシステムの構築における今後の検討のための論点．平成25年3月より)

もとで，可能な限り住み慣れた地域で自分らしい生活を人生の最後まで継続することができるように，住まい・医療・介護・予防・生活支援が一体的に提供される包括的な支援・サービス提供体制を地域包括ケアシステムという．厚生労働省[4]は，団塊の世代が75歳以上となる2025年を目途に，地域包括ケアシステムの構築を実現するとしている(図1)．

さらに，地域包括ケア研究会[2]が，図1の地域包括ケアの5つの構成要素(住まい・医療・介護・予防・生活支援)をより詳しく，またこれらの要素が互いに連携しながら有機的な関係を担っていることを示したのが図2である．地域における生活の基盤となる「住まい」「生活支援」をそれぞれ，植木鉢，土と捉え，専門的なサービスである「医療」「介護」「予防」を植物と捉えている．植木鉢・土のないところに植物を植えても育たないのと同様に，地域包括ケアシステムでは，高齢者のプライバシーと尊厳が十分に守られた「住まい」が提供され，その住まいにおいて安定した日常生活を送るための「生活支援・福祉サービス」があることが基本的な要素となる．そして，そのような養分を含んだ土があればこそ初めて，専門職による「医療・看護」「介護・リハビリテーション」「保健・予防」が効果的な役目を果たすものと考えられる．

上記5つの構成要素のうち，作業療法士の参入が今後求められる領域は，予防と生活支援であろう．この領域は施策上，地域支援事業と呼ばれ，介護予防・日常生活支援総合事業や地域ケア会議などの包括的支援事業等が含まれる(➡p.112)．

3 費用負担からみた地域包括ケアシステム

地域包括研究会[2]は，地域包括ケアシステムの支えかたを「自助」「互助」「共助」「公助」の概念から整理した．それによると，「公助」は税による公の負担，「共助」は介護保険などリスクを共有する仲間(被保険者)の負担であり，「自助」には「自分のことを自分でする」ことに加え，市場サービスの購入も含まれる．これに対し，「互助」は相互に支え合っているという意味で「共助」と共通点があるが，費用負担が制度的に裏づけられていない自発的なものである．

2025年までは，高齢者のひとり暮らしや高齢者のみ世帯がより一層増加し，「自助」「互助」の概念や求められる範囲，役割は変化すると考えられる．たとえば，都市部では，強い「互助」を期待することが難しい一方，民間サービス市場が大きく「自助」によるサービス購入が可能であろう．都市部以外の地域は，民間市場が限定的だが「互助」の役割が大きくなるだろう．財政状況から，「共助」「公助」の大幅な拡充を期待することは難しく，地域包括ケアシステムにおいて，「自助」「互助」の強化を目指したアプローチが作業療法士に求められている．

文献

1) 内閣府：平成27年版高齢社会白書．(http://www8.cao.go.jp/kourei/whitepaper/w-2015/zenbun/27pdf_index.html)
2) 三菱UFJリサーチ＆コンサルティング：〈地域包括ケア研究会〉地域包括ケアシステムの構築における今後の検討のための論点．平成25年3月(http://www.murc.jp/thinktank/rc/public_report/public_report_detail/koukai_130423)
3) 厚生労働省：社会保障に係る費用の将来推計の改定について(平成24年3月)．(http://www.mhlw.go.jp/seisakunitsuite/bunya/hokabunya/shakaihoshou/dl/shouraisuikei.pdf)
4) 厚生労働省：地域包括ケアシステム．(http://www.mhlw.go.jp/stf/seisakunitsuite/bunya/hukushi_kaigo/kaigo_koureisha/chiiki-houkatsu/)

(小林隆司)

地域包括ケアシステムにおける多職種連携と作業療法士の役割

1 地域包括ケアにおける多職種連携

　地域包括ケア研究会[1]は，複合的な支援で生活を支える地域包括ケアシステムには様々な主体間・職種間の連携が欠かせないとしている．そのうえで現状では，退院調整時に病院の看護師らが地域包括支援センターに電話連絡するといった「リンケージ」のレベルの連携が多いが，サービス提供の機能的な連携を推進するためには，医療・介護にわたるサービス提供主体が適切かつ定期的に情報共有を図る「コーディネーション」のレベル，そして最終的には，情報が一元化される「インテグレーション（統合）」のレベルに引き上げていくことを目標とすべきであると述べている．

　上記のような連携をうまく機能させていくには，藤田[2]の主張する以下のような視点が作業療法士にも求められるだろう．
①チーム意識をもって患者中心の思考をする
②全人的観点から共通の目標を設定する
③職種による手法の違いや短所は柔軟に受けとめ，他職種の役割を理解・尊重し，互いに補い合う
④コミュニケーションをよくとり，情報を共有する
⑤専門職間でトラブルが生じた場合，患者とその家族の利益を最優先して調整を行う問題解決能力をもつ
⑥各職種が高度の専門的技能をもつ

2 医療→介護連携における作業療法の役割

　医療の作業療法から介護に継承されるべき情報のうち最も重要なものは何だろうか？　筆者は，作業療法士によってデザインされたクライエントが地域で営むことのできる具体的な生活の将来像ではないかと考える．生活をデザインするために，作業療法士は，クライエントの望む生活行為（作業ニーズ）を聞き取り，客観的な評価から導出された予後予測とそれを突き合わせ，家族や他職種の意向と併せて調整を図り，最終的には協業の目標としてクライエントに合意を得ていく必要がある．急性期の作業療法でも，いや，出発となる急性期だからこそこのプロセスは重要だと考える．生活をデザインする過程で，スティーブ・ジョブズの次の言葉が大いに参考になるだろう．

　Design is not just what it looks like and feels like. Design is how it works.

　（デザインとは，ただ単にそれがどのように見えたり感じられたりするかではない．デザインは，それがどのように機能するかである．）

　こうしてデザインした生活の将来像を，医療機関から退院した後も継承し，切れ目なく支援が受けられるようにとつくられたツールが「生活行為申し送り表」[3]である．これには，これまでの支援の内容やクライエントの希望する生活行為，現在の生活状況（ADL/IADL），アセスメントのまとめと解決すべき課題，継続するとよい支援プログラムなどの情報が含まれている．作業療法士同士のみならず，介護支援専門員との連携にも，ダイレクトな情報提供が想定されており，使用を強く勧めることのできるものである．まずは，生活行為申し送り表を書くことから連携を始めたらどうだろうか？

3 介護・予防領域の連携における作業療法の役割（地域ケア会議を目指して）

　この領域の連携の機会で一番多いのは，サービス担当者会議やリハビリテーション会議，地域ケア会議などの様々な会議の場であろう．図1は

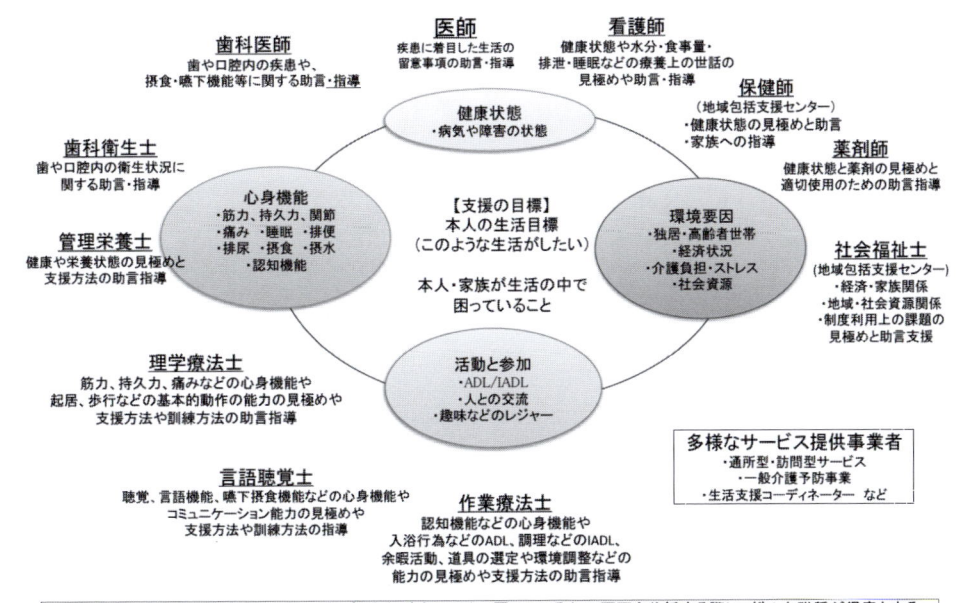

図1 サービス担当者会議で求められるリハビリテーション専門職等の発言内容
(厚生労働省：介護予防・日常生活支援総合事業のガイドラインより)

　厚生労働省の作成したガイドライン[4]から引用したものである．これによると，作業療法士の一丁目一番地は活動と参加であり，活動と参加とそれに付随した環境などの発言が期待されていることがわかる．

　特に地域ケア会議では，医療関係者だけでなく，市町村職員や介護支援専門員，介護サービス事業者，民生委員，住民組織，ケースの当事者や家族なども同席するので，期待された内容について，的確で具体的な助言をわかりやすい言葉で説明する必要がある．その場において他の専門職と重複した発言しかできなければ，あるいは専門用語が多くて説明がわかりにくければ，次からは呼ばれなくなると考えたほうがよいだろう．そこで会議のときには，チームとしての見落としがないか注意深く聞いておいて，必要ならば発言する．また，会議の話題が緊急性がある活動と参加や環境面の課題に入ったときは，自信をもって何らかの発言をすることが重要である．

　また地域ケア会議は，個別のケースの課題だけを議論するわけではなく，地域における課題(たとえば，通所リハビリテーションの終了後の受け皿がないなど)も話し合われる場である．日ごろから担当する地域の行事などに参加し，地域の情勢や抱える課題を把握するように心がけることが適切な助言につながる．地域ケア会議は，地域包括ケアのエンジンとも考えられている仕組みである．多くの作業療法士がこれにかかわることが，国民の幸福につながると筆者は信じている．

文献

1) 三菱UFJリサーチ＆コンサルティング：〈地域包括ケア研究会〉地域包括ケアシステムの構築における今後の検討のための論点．平成25年3月(http://www.murc.jp/thinktank/rc/public_report/public_report_detail/koukai_130423)
2) 藤田郁代：関連職種連携教育の歴史的背景．北島政樹(総編集)：医療福祉をつなぐ関連職種連携―講義と実習にもとづく学習のすべて．pp.13-17，南江堂，2013
3) 日本作業療法士協会：生活行為向上マネジメント概論．生活行為向上マネジメント基礎研修資料，2015
4) 厚生労働省：介護予防・日常生活支援総合事業のガイドライン．(http://www.mhlw.go.jp/file/06-Seisakujouhou-12300000-Roukenkyoku/0000088520.pdf)

(小林隆司)

生活行為向上マネジメントと地域包括ケア

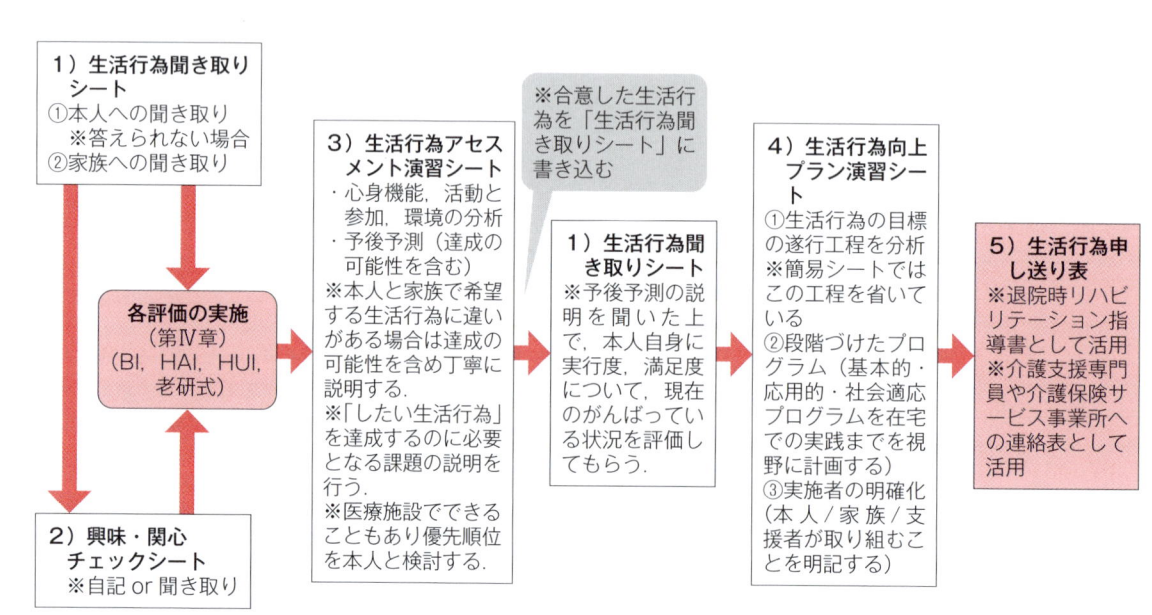

1 生活行為向上マネジメントとは

　生活行為向上マネジメント（MTDLP）は，一般社団法人日本作業療法士協会（以下OT協会）が，2008年からの厚生労働省老人保健健康増進等事業の補助金を基盤に，地域包括ケアに貢献できる作業療法の形を国民にわかりやすく示すために開発を重ねてきた，作業療法のトップダウン的な介入過程を示す1つの概念である[1]．

　MTDLPを実施するうえで特に重視される3つの包括的視点[2]とは，①クライエントを，心身機能の側面から理解するのみでなく，「生活をする人」として，活動から参加までを見据える包括的視点，②クライエントの生活を，過去から現在，そして将来まで「連続している生活」と理解し，支援する包括的視点，③クライエントの「したい」と思う作業から始まり，「できる」「する」作業へ，加えて地域の社会資源の活用まで幅広く捉える「作業の拡がり」という包括的視点である．これらの視点は，MTDLPがクライエントのマネジメントのみならず，クライエントがしたい・する必要がある・することが期待されている生活行為を実現するために，その地域での課題の抽出や課題解決方法の提案といった地域のマネジメントを実践するうえで非常に重要である．

　MTDLPの実践では，クライエントの24時間365日をイメージしつつ，本人のしたい生活行為に行動計画の焦点が当たるように設計された各種シート類（生活行為聞き取りシート，興味・関心チェックシート，生活行為向上マネジメントシート，生活行為申し送り表，など）が利用される〔これらのシート類は，日本作業療法士協会の

図1　生活行為向上マネジメントのプロセス
〔日本作業療法士協会：生活行為向上マネジメント．改訂第2版，作業療法マニュアル57，p.19，一般社団法人日本作業療法士協会，2016より一部改変〕

ホームページからダウンロード可能である（http://www.jaot.or.jp/science/MTDLP.html/）］．また，MTDLPのプロセス（図1）[1]は，①インテーク（クライエントや家族の望む生活行為を聞き取る），②生活行為アセスメント（目標となる生活行為の制限要因を分析する），③生活行為向上プラン（生活行為ができるための支援計画を，多職種での分担関係を明らかにしたうえで立案する），④介入，⑤再評価・見直し，⑥終了・申し送り（今後の生活行為の向上に必要な支援の方法などを申し送る），のようになっている．

2 MTDLPと地域支援事業

本章冒頭の「地域包括ケアシステムとは」の項で，地域包括ケアシステムのなかで今後，作業療法士の地域支援事業への参画が求められていることを述べた．そして，OT協会は，この領域で作業療法士が協力できる内容をホームページで広く公開している[3]．本内容のなかで，(1)通所型介護予防事業と(2)訪問型介護予防事業についてはMTDLPを利用者に適応することで対応可能と考えられる．また，(5)地域ケア会議については，本章の前項で触れた．ここでは，(3)介護予防普及啓発活動での介護予防教室（以下介護予防教室）の一部についてMTDLPの観点から述べる．

上記のOT協会ホームページの介護予防教室では，「生活行為確認表」による住民の生活行為の不自由さのニーズ把握と具体的助言・指導ができると記載されている．生活行為確認表とは，高齢者の生活行為の不自由さを把握するために開発されたものである．高齢者では，生活行為ができなくなったり，しなくなったりする前に，生活行為に不自由さを感じている段階があり，その時点での介入が効果的であるとのアイデアに基づいている[4]．

まず介護予防教室において，生活行為確認表を用いて，参加者の生活行為の不自由さを把握することから始めてみてはどうだろうか．次に，そういった不自由を解消するためにどのような生活の工夫ができるのか助言してもよいし，どのような生活便利グッズがあるのか紹介してもよいだろう．筆者は，ボタンエイドを参加者と一緒に作成したこともある．

生活行為確認表の次に，OT協会ホームページの介護予防教室では，「興味・関心チェックシート」を活用した，趣味などの社会参加ニーズの把握と活動の場づくりへの助言・支援が示されている．興味・関心チェックシート[1]は，MTDLPでクライエントがやってみたいと思う生活行為の聞き取りで使うサブシートである．回答者が，それぞれの生活行為の項目に，「している」「していないがしてみたい」「してみたいほどではないが，興味がある」についてチェックを入れるものである．

介護予防では，このチェックシートを参加者に実施してもらい，種目を決めてもよいだろう．また，希望に応じていくつかの小グループをつくるのにも使えるだろう．興味に応じた，多様な通いの場を紹介したり，創出したりするのにも役立つと思われる．さらに，地域で特定の興味の傾向（たとえば，ある地域に昔ボウリング場があったので，多くの人がボウリングをしたいと望んでいる，など）が把握されるなら，行事などに発展させてもよいかもしれない．

3 おわりに

地域支援事業は，作業療法にとって未開の地といってもよい．今までは素手で開拓しようとして挫折していたが，今や私たちはMTDLPという強力なツールを手にしている．このツールを手に，地域支援事業の領域に乗り込んでいく作業療法士が多く現れることを望んでいる．

文献
1) 日本作業療法士協会：生活行為向上マネジメント．改訂第2版，作業療法マニュアル57，一般社団法人日本作業療法士協会，2016
2) 日本作業療法士協会：事例報告書作成の手引き（生活行為向上マネジメント）「生活行為の自立を目指して」第1.0版．一般社団法人日本作業療法士協会，2015
3) 日本作業療法士協会：介護予防の取り組み─作業療法士が協力できる内容．(http://www.jaot.or.jp/otsystem/kaigoyobou.html)
4) 日本作業療法士協会：「医療から介護保険まで一貫した生活行為の自立支援に向けたリハビリテーションの効果と質に関する評価研究事業」報告書．平成25年度老人保健健康増進等事業(http://www.jaot.or.jp/science/h25rokenjigyo-seikatukoui.html)

（小林隆司）

| Column |

時代を読む

（澤田辰徳）

　経営者や管理者はいつの時代も報酬に関する厚生労働省からの通知に敏感である．なぜなら，私たちの報酬制度は国が決めているからである．本書の様々な項目で私たちの大多数が医療や介護などの報酬制度のもとに成り立っていることを述べてきた．つまり，日本の作業療法士はこの報酬制度の恩恵を受けて生計を成り立たせているといっても過言ではない．ゆえに，診療報酬の行方を知ることはマネジメントのうえで重要となる．

○診療報酬の推移は？

　医療保険における作業療法に関係する診療報酬は2000年頃をピークに減少している．時を同じくして作業療法士の平均年収は2000年頃450万円近くあったものが，2012年では400万円くらいへと減少している．キャリアの少ない若手の作業療法士が増えてきているためという現状もあるが，私たちの報酬体系はどんどん減額傾向にあることがうかがえる．この先に関しても，時代の動向を読むことにより予想は可能である．

○日本の財政の行方は？

　これらの報酬の源はどこにあるのか？　もちろん税金である．ここ数年，消費税の値上げがニュースを賑わしているが，そもそもなぜ消費税を上げるのか？　それは社会保障費に充てるためである．過去は労働人口が多く，社会保障は税金で十分に賄えた．しかし，現在，わが国はどの国も経験したことのない未曾有の超高齢化を迎えている．2025年には団塊の世代が後期高齢者になり（いわゆる2025年問題），社会保障費が切迫することが明確になっている．しかし額面でいえば，財政破綻したギリシャよりも借金が多い世界有数の借金大国である日本には賄いきれる財源がない．ゆえに消費税を上げ，未曾有の高齢化に立ち向かわなくてはならないのである．つまり，国民の負担を増やすことで，財源を確保しようとしているのである．

　過去を振り返れば，1965年の社会保障費用の負担体制は，複数の労働者（9.1人）で65歳以上を1人を支えるという「胴上げ型」と呼ばれ，現在に近い2012年が2.4人で支える「騎馬戦型」，そして筆者もお世話になるかもしれない2050年には1.2人で1人を支える「肩車型」になるといわれており（図1），それだけ財源が切迫していることを示唆している[2]．

○医療・介護における今後

　国の対策は他にもある．家庭の主婦が後に控え

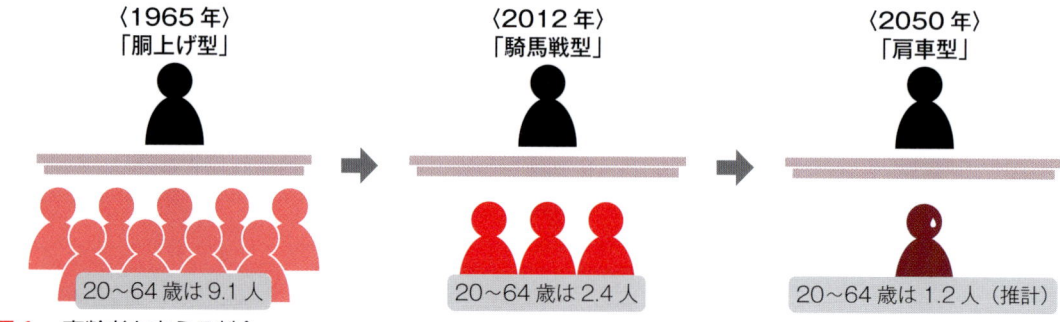

図1　高齢者を支える割合
（財務省：社会保障の維持・充実　より）

〈1965年〉「胴上げ型」20〜64歳は9.1人
〈2012年〉「騎馬戦型」20〜64歳は2.4人
〈2050年〉「肩車型」20〜64歳は1.2人（推計）

る大きな買い物に備えて何をするかといえば，家計をやりくりして支出を抑えるだろう．まさしく医療費や介護保険費の抑制はそれにあたる．厚生労働省はその改革シナリオ（A～B3シナリオ）を既に出している．興味のある方はぜひ見ていただきたい．Aシナリオは現行と同様で，これでは先が成り立たないことは明確になっている．最も厳しいシナリオはB3シナリオである．改革シナリオではそれぞれの病床数を整理し，急性期が異常に多い現在のワイングラス型から砲弾型を目指すことを指針に入れている（図2）[3]．そして，医療保険領域の入院期間を削減しようとしている（B3シナリオにおける一般急性期で9日，回復期で60日）．現在よりも½～⅓の期間で在宅に帰すということになる．そして，地域包括ケアに代表されるように在宅の医療と福祉を充実させることを計画している．これらのことで社会保障費の削減を狙っているのである．

　ここを目指すのであれば，一般急性期病院でも回復期にあるような休日加算が適応されるかもしれない．2016年の診療報酬の改定で入院期間の短縮と成果指標が出された．これに満たない施設は1日6単位の包括になることが決められた．今後はそのような包括に拍車がかかるだろう．介護保険領域でも，平成26年度の改定で，生活行為改善リハビリテーション（生活行為向上マネジメントと類似する）加算などといった，有期で成果のあるリハビリテーションサービスに加算がついている．作業療法も最終的には終了し，しっかり社会参加につなげることを期待され続けるのであろう．

○今後の作業療法業界の変化

　急性期は病院ごとで淘汰され，職場は減少する．一番求人の多い回復期では，包括診療の導入により人員は必要なくなってくるため，セラピスト同士の生き残りをかけた競争が始まる．あふれたセラピストは人気のない領域へ異動するだろう．結果として現在の需要と供給バランスは崩れる．求人数が少なくなれば，ブルーオーシャンである私たちの領域の成り手が少なくなる．養成校は淘汰され，それらの状況にてんやわんやしているうちに団塊の世代は人生を全うし，人口が少なくなる．結果として私たちの顧客は少なくなる．非常に危惧される暗雲はそこまで来ている．

　これらを見据えていき，自身や組織がどこへ向かうのかを決定するのはマネジメントの最重要課題の1つである．現在の領域のセラピストにはマネジメント能力が必須となり，業界として打破するためには，学校など新しい領域の獲得，あるいは病者以外のクライエントや起業による自費診療など，リスクを伴いながらも挑戦することが必須だろう．

文献

1) 日下隆一：理学療法士・作業療法士の給与総額とその規定要因について．佛教大学保健医療技術学部論集 7：51-59, 2013
2) 財務省：社会保障の維持・充実．(http://www.mof.go.jp/comprehensive_reform/gaiyou/02.htm)
3) 厚生労働省：（平成25年度第6回）入院医療等の調査・評価分科会．平成25年7月17日(http://www.mhlw.go.jp/stf/shingi/2r98520000036hdq-att/0000022635.pdf)

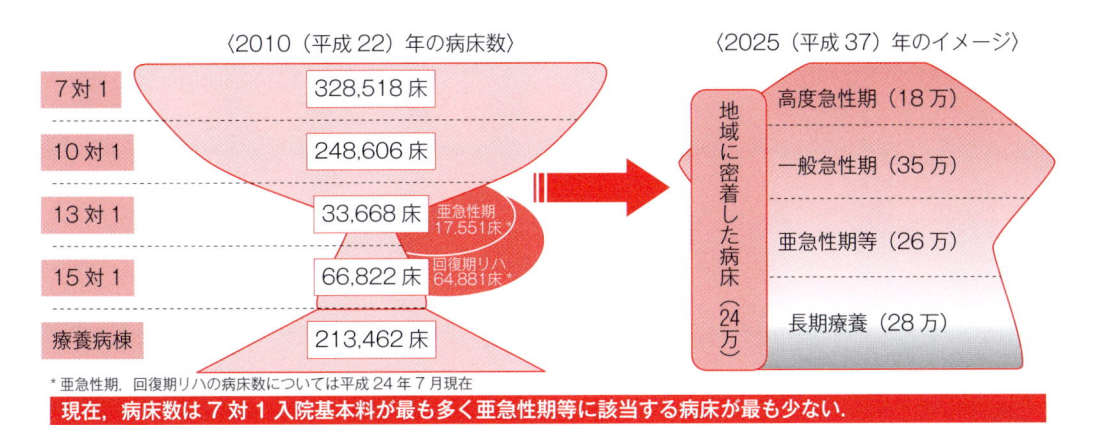

図2　これからの病床の在りかた
〔厚生労働省：（平成25年度第6回）入院医療等の調査・評価分科会．平成25年7月17日　より〕

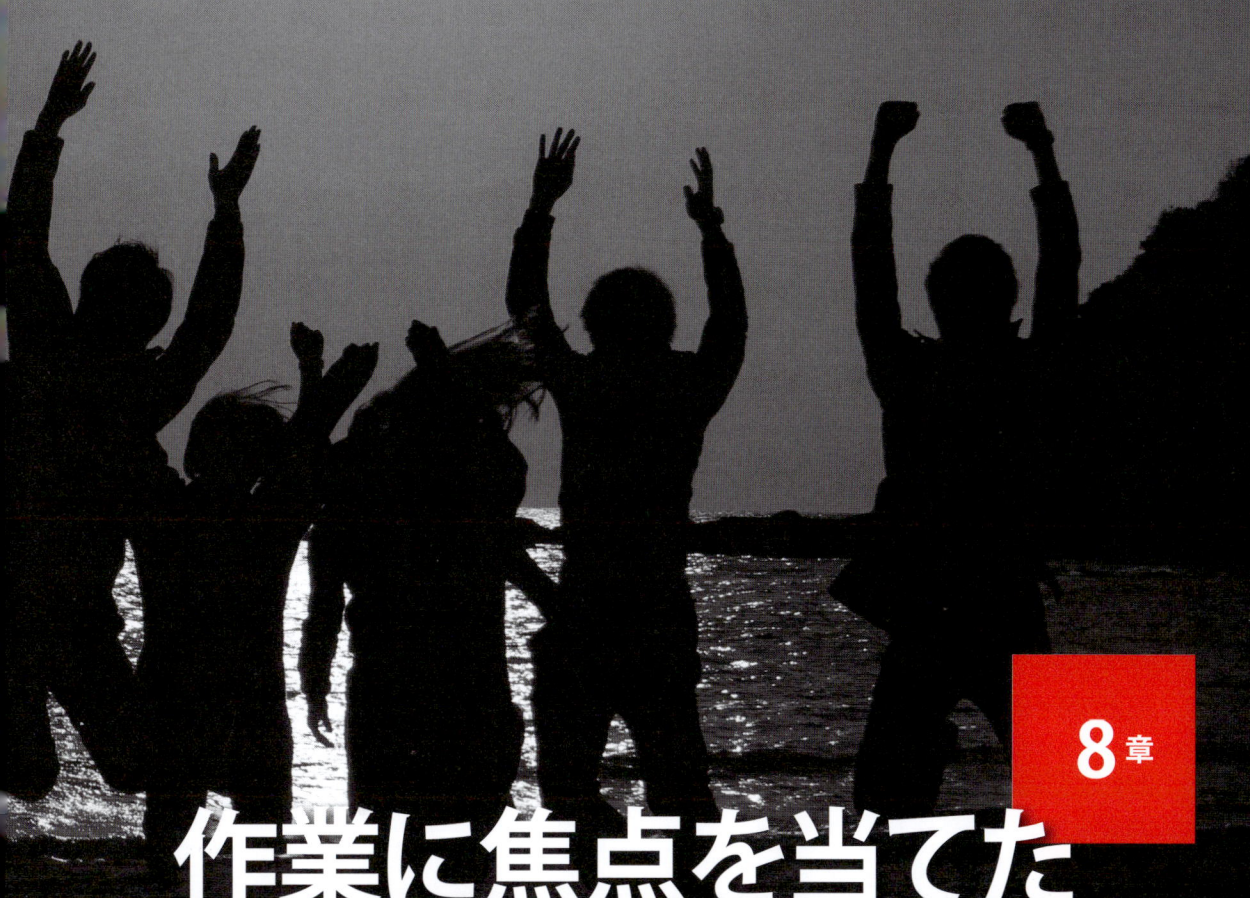

作業に焦点を当てた
マネジメントの実践例

8章

個人や組織の経験はエビデンスでは語れない部分がある．本章では，読者のこれからの行動を支援するために，全国の作業療法士が実践してきた作業で結んだ「経験知」を共有していく．

自分をマネジメントする①
限られた時間を有効に使う

→ p.34

1 はじめに

　皆さんの周りには，臨床・研究・管理など多くの仕事をこなしながらも，定時に帰宅し，オフの趣味も充実しているような人，逆に毎日「忙しい」が口癖で，遅くまで残業している割には普通の仕事しかしていない人もいるだろう．前者をAタイプ，後者をBタイプとする．両者の違いは，もちろん才能も大きく影響するであろうが，少なくともタイムマネジメント，すなわち「習慣」によってもカバーできることも大きい．

2 タイムマネジメントの実際

　筆者がタイムマネジメントの重要性を実感したのが大学教員になってしばらく経った頃である．大学教員というと，日々過密スケジュールで多忙な印象があるが実際はその逆で，授業や会議がなければ基本的にフリーで（もちろん所属する大学によって異なる），何をするのか，どこまでやるのかは自分で決めることになる．研究などどこまでやってもキリがないし，雑用に追われてふと時計を見ると終業時間．遅くまで残っている同僚や上司もいるなか，「今日1日何もしていない…」と思いながら帰れず，疲労感が溜まるまでだらだらと残業して，夜遅くに帰路につくような生活を送っていた．大学でも相変わらずBタイプである．このままではいけないと，ビジネス本を読み漁り，書いてあることを実行してみた．

1）朝活

　筆者がまず始めたことが「早起き」である．もちろんそれまでは夜型の生活だった．多くのビジネス本に書いてある通り，朝は確かに頭がクリアで，日中の数倍仕事がはかどる．夜は何事もネガティブに考えがちだが，一晩寝ると，「できるかもしれない」と前向きな気持ちになるから不思議である．周囲から事あるごとに「よく早起きできますね」と言われるが，この前向きな気持ちになれる「快刺激」の経験ができたことが大きい．今となっては，早起きは全く苦ではなく，むしろ早く起きられなかったときのほうが不快に感じられるほどである．

　筆者は子どもと一緒に21時ごろ就寝，朝4時に起床し，それから7時まで24時間営業のファストフード店で，曜日関係なく朝活をした．そこでは基本インターネットも遮断し，論文執筆やアイデア出しに没頭した．雑用も行った．勤務中は，メールや電話がきたり，学生が訪ねてきたりと予定していない仕事が舞い込み，集中が途切れてしまう．しかし朝活をすると外部からの連絡は一切ない状況をつくることができる．集中しなければいけない仕事のほとんどは出勤前と午前中で行った．早起きの代償として，午後は睡魔に襲われるので，ミーティング，ゼミ，外出，整理整頓など，体を動かすような仕事を入れるようにした．重要な仕事は午前までで一通り終わっているので，会話もリラックスしてできるようになる．そして夕方には明日やるべきことを整理して，定時を待って帰宅するようになっていった．もう1つ朝活にはメリットがある．朝夕と家族と過ごせる時間がつくれることである．

2）目標をもつ

　朝活で強制的に集中できる時間をつくったら，その時間を使って，こうなったら良いなという未来を思い描くことが重要である（→ p.32）．そしてぜひ未来を「見える化」してほしい．筆者もADOCを開発する際には，まず全体像を図解して，それをデスクの前に貼り，これを数年で実現すると決めた．知識もない，研究費もない，時間

ももちろんない（当時は別の研究テーマで博士課程在籍中であった）状態で，である．その段階になって初めて1年後→半年後→毎日と，どういうタスクが必要か具体的に考えられるようになった．

大きな未来から日々の現実のタスクに落とし込んでいく際に重要なことが3つある．筆者はGetting Things Done（GTD）というテクニックを参考にしている[1]．詳細は成書に譲るとして，ここでは，誰でも論文は読みたくないという前提で，論文を読むというタスクを例に考えてみよう．

第一に，タスクを1か所に書き出して頭を空っぽにする．A3ほどの大きな紙を用意して，自分がやるべきことや，やりたいことを，仕事からプライベートや趣味のことまで，じっくりと時間をかけて「全て」書き出す作業から始める．全て書き出したあとは，類似したカテゴリーに整理していくのだが，「全て」という点がポイントである．Bタイプの人は，やらなければいけないことを把握できておらず，目の前のタスクに集中できていない状態である．ましてや文献は基本的に読みたくないので，心理的に「あれもこれもしないといけない」「こんなことしている場合ではない」などと，行動しなくてもよい状況をあらゆる理由をつけてつくり出そうとしてしまう．その間にも，時間はどんどん過ぎていく．しかし自分がやるべきことを全て1か所にまとめ，それが可視化できるようにしておくと，自然と安心感が生まれ，目の前のタスクに集中できる．

次に，動こうと思えるレベルにまでタスクを細分化する．論文を読む場合だと，「文献ファイル，電子辞書，蛍光ペン，ペンをデスクに集める」→「珈琲を淹れる」→「20分間読む」というレベルでタスクをつくったりする．あれこれ考える前に，タスクリストをもとにまず行動に移すことが重要である．日々の行動が積み重なって習慣化されていく．特にやりたくない作業では，タスクリストをつくることが重要になってくる．

最後に，タスクを仕組み化してルーチンワークの時間を短縮することである．たとえば論文検索などは定期的に行う作業であるが，これを毎回検索したり，図書館に調べに行ったりするとかなりの時間と労力がかかってしまう．しかしPubMedには，指定した検索ワードを定期的に自動サーチして，要旨をメールで送ってくれる機能がある．パソコンに詳しくない方にとっては，設定するだけで時間を要するかもしれない．しかし長期的にみた場合には，大幅な時間の節約になる．毎日のルーチンのタスクは極力仕組み化して，空いた時間をどんどん他に当てていくようにすることが，限られた時間の中で生産性を高めるコツである．

3）重要なことから優先してやる

最後に，ADOCでも取り入れた緊急度と重要度のマトリクスを想像してほしい（→p.34）．大切なことは，緊急ではないが重要度の高い領域の仕事に注力することである．緊急かつ重要な仕事に追われているのは，緊急ではない状態のときに重要な仕事にとりかかっていなかったためである．その結果，重要な仕事の質が落ちてしまう．また，緊急度は高くても実はそれほど重要ではない仕事も意外に多い．その仕事に取り組むことも，決して遊んでいるわけではない．本人は至って真面目に仕事をしている．しかし重要度の低い仕事をたくさんこなしても生産性は低いままであり，多くの場合，仕事の大きな成果は望めない．知的生産は，時間や労力の分だけ成果が上がるわけではないことをよく理解しておく必要がある．

一方，Aタイプの人は重要な仕事に注力しているので，緊急でないときからとりかかり，締め切り前にはその仕事を終えている．また，自己研鑽も緊急ではないが重要な仕事に当てはまり，Aタイプの人はそれに時間を使うので，タスクの処理能力も高まり，結果的にさらに時間がつくれるようになったり，重要な仕事をこなしていると周囲からも評価され，さらに重要な仕事を任されたりと，良循環のサイクルになっていく．緊急ではないが重要な領域の仕事に日頃から取り組むことこそ重要である．

文献
1) デビッド・アレン（著），田口　元（監訳）：はじめてのGTD―ストレスフリーの整理術．二見書房，2008

（友利幸之介）

自分をマネジメントする②
修士課程に専念して気づいたこと

→ p.48

1 はじめに

　科学的根拠に基づいた臨床(evidence-based practice；EBP)が重視されるようになった昨今，リハビリテーションの分野における臨床的意思決定は，かつては経験則中心に展開されていたものの，いまや科学的裏づけに基づいた判断が求められるようになった．

　このような世界的風潮を受け，EBPの追究のために，大学院進学に関心をもつ臨床家も増加傾向にあるのではないだろうか．また，国内の大学院教育体制の発展に伴い，作業療法士の大学院進学は以前に比べると身近なものになった．しかし，p.48でも述べているように，一口に大学院進学と言っても，臨床家としての自己研鑽を目指すか，教育研究職を目標とするかによって，そのキャリアデザインは大きく異なる．

　本項では，筆者の大学院進学前後の経験をもとに，進学に関するキャリアデザインについて述べることとする．確固たるエビデンスの構築が課題とも言える作業療法の発展のためにも，進学に関心をもつ方の一助になれば幸いだが，あくまで一個人の実践例として参照されたい．

2 教育研究職としての進学を目指すまで

　筆者は，作業療法士養成校を卒業後，急性期の総合病院に就職した．学生時代の臨床実習の経験から，「急性期における作業に基づいた実践を体現したい」という臨床実践に関する漠然とした目標はあったものの，就職当時は，大学院進学に関する具体的な計画は考えていなかった．しかし，卒業後も大学の恩師に師事しながら，学部生時代に取り組んでいた電気生理の研究を継続して行っていた．そのため，臨床家としての実践経験を重ねつつも，研究成果や臨床経験を学会発表や学術論文として公表することができた．また，これらの学術活動を通して，多様な領域で活躍する全国各地の作業療法士との交流機会ももつことができた．多くの出会いのなかで刺激をもらい，自身の作業療法観について視座を高めることができたことも学術活動に携わってきたことの収穫であると実感している．

　このような経験を重ねるなかで，徐々に自身の作業療法士としてのキャリアデザインを考えるようになった．これまでは，臨床家としてクライエント個人に対して，自身の知識や技術の還元に尽力することにやりがいを強く感じていたが，学術的な側面から作業療法の発展に寄与することの可能性に魅力を感じ，教育研究職を目的とした大学院への進学を決意した．

　大学院進学については，当時の生活環境から通学が可能なことを考慮して，学部生として卒業した母校の修士課程への進学を志望することとした．母校への進学は，受験前より指導教員と綿密にコミュニケーションをとることができるメリットが大きかった．そのため，入学前より修士課程での研究計画を練ることができただけでなく，指導教員の研究に共同研究者として参加させていただくなど，進学に向けて有意義な時間を過ごすことができた．

3 短期集中的な大学院生活

　進学に際して常勤職員として勤務していた職場を退職し，週3日間勤務の非常勤職員として大学近隣の病院へと転職をすることとした．筆者の大学院は標準修業年限が2年間であり，一見すると十分に時間があるように感じられるが，実際

には研究計画を立案し，倫理審査を通過し，調査や実験を実行し，修士論文を執筆するという多くの課題が必要であり，目まぐるしく時間が流れていく．日常の臨床業務に追われながらの研究活動は多忙を極めることが予測されたため，将来の自己投資の意味も含めて修学中の2年間は大学院生活を主軸に据えるように時間管理をすることを意識した．

筆者の場合，職場の方々の理解もあり，学会や研修会，専攻内での研究報告会に参加するなど，必要に応じて勤務調整を行うことができた．また，勤務調整が比較的行いやすかったことで，学会や研修会などで交流をもった作業療法士の臨床現場を見学に行く時間をつくることもできたため，これまで人づてや文献などでしか知り得なかった領域の取り組みや課題について，直接肌で感じることができた．これらのつながりは，修士の研究自体にも大きな効果をもたらした．筆者は，アプリケーションツールの開発研究を実施したため，ツールの妥当性の検証のために，アンケート調査を実施する必要があった．進学前の筆者の交流範囲だけでは決して調査を依頼できないような，全国各地の数多くの専門家に対して研究協力を依頼することができた．

さらに，大学院生活を中心に据えたことは，自身の研究以外にも教育研究職を目標とした場合に求められることとなる多方面の活動に携わる機会を得ることができた．具体的には，①ティーチングアシスタント（学部生に対する関節可動域測定や徒手筋力検査の実技指導や，卒業研究の研究指南），②学会・講演会の運営補助，③研究費の申請（申請書類や報告書の作成），④協会活動の協力（神奈川県作業療法士会および日本作業療法士協会の学術部員），⑤講演（外部実習指導者会議での講演）などがある．いずれの活動も臨床家に求められるものとは違ったスキルが必要とされるものばかりであり，試行錯誤を繰り返しながらの実践ではあったが，実際の経験を通して幅広い視野をもつことにつながったと感じている．

4 キャリアデザインに応じた進学計画

筆者は，修学中の2年間を大学院生活に専念することで，短期集中的に多様な形での自己研鑽を行うことができたと自負している．しかし，大学院生活を主軸に据えた生活を送る場合，非常勤職員となることで，修学期間は職場内での昇進などの臨床上でのキャリアは諦めざるを得ないことや，収入の減少など代償が生じることも覚悟しなければならない．実際に，大学院の同級生は，筆者以外は常勤職員として勤務しながら修学しており，標準修業年限を超えて教育課程を修了する長期履修制度を利用する者もいた．また，奨学金による支援や，通信制の大学院のシステムも普及しつつあり，修学体系については自身の生活様式を踏まえて決定する必要がある．

進学を検討するにあたって最も重要なことは，自分のキャリアデザインを考えたときに，大学院進学がどのような意味と目的があるかを熟慮することである．筆者の場合も，進学以前より研究活動を支援してくれる恩師や，学会参加を快諾してくれる職場など周囲の環境に恵まれていたため，臨床家としての自己研鑽を追究するだけであれば，進学は必須のことではなかった．もし，大学院進学を検討している場合，果敢に門戸を叩いてもよいかもしれないが，養成校の教員や学会や講習会を通じて交流をもった作業療法士との共同研究を依頼するなど，まずは研究活動に触れてみて自分の作業療法士としての方向性を吟味する機会を設けることも一手であろう．

〔大野勘太〕

自分をマネジメントする③

10年後の自分を見つめる

→ p.32, 48

1 ▶ はじめに

　古典的な作業療法士の役割としては，「臨床」「教育」「研究」の3分野が考えられていた．しかしながら，回復期リハビリテーション病院に代表されるように，各病院の「収益モデル」の歯車に作業療法が含まれ，病院収益増加のための組織の巨大化に伴い，セラピストの職務環境および「管理」という役割も加わった．さらに近年の傾向としては，作業療法の知識を活かし，作業療法士としては働かず一般企業へ入職するという「開発や営業」，行政に入り今後の作業療法の枠組みに携わる「政治」，作業療法士自身が収支モデル自体を企画・運営する「経営」，といった役割も増えつつある．

　多岐にわたる作業療法士の役割のなかで，将来的に自分が作業療法士としての力をどのように使うのか，比較的経験年数が浅いうちから長期的な展望をもちつつ行動を選択する必要がある．

　本項では，筆者がどのような経緯で現在の職業に就き，今後どのような役割を担うつもりであるかといった，キャリアデザインに関する一考察を述べたい．

2 ▶ 動機

　筆者が作業療法士免許を取得したのは2003年4月であり，作業療法学科をもつ4年制の学部および大学院を備える養成校も，今に比べれば少ない時代であった．そのような状況で，4年間の学部生活を送るなかで，病院や地域における勤務は肉体労働であり，最終的には教育分野で後進を育てるための職に就くことが最も自然な流れだと考えていた．

　また，学部生活を送っていた間にも，リハビリテーション関連職種の人的資源の不足は盛んに報道され，養成校を増やす必要性が声高らかに叫ばれていた．当時の筆者は，「（頻繁に必要性を報道されるぐらい）求められている国家資格のある職業」に就くことができる喜びや希望よりも，「人に説明することが非常に困難で社会的な認知度が低い作業療法のあやふやさに対する疑念」と，「養成校が増えることによる需要と供給のバランスが崩れる不安」のほうが勝っていたことを覚えている．

　この不安を打開する策を筆者に提示してくれたのが，社会的な地位を既に獲得し，同業種に「指導」や「講演」を求められる立場にあった医師や言語聴覚士からの助言であった．彼らは，「臨床で生まれた疑問を解決するために仮説を立てなさい．仮説を立てるために勉強しなさい．仮説が立ったなら事例を通してその是非を検証しなさい．検証するために勉強しなさい．そして，その手続きを論文にしなさい」といった言葉を筆者に投げかけた．

　現在の筆者にとって，臨床と研究は表裏一体のものである．研究とは臨床の疑問や仮説・検証の手続きがなければ成り立たない．また，研究において「論文を書くこと」には2つの役割がある．1つは，筆者が仮に臨床で意味のある現象を起こすことができた場合，その現象を他のセラピストが再現するためのツールとして役立ててもらうための役割である．つまり，再現性をもたせることで，あやふやな概念を明確にすることができるツールといえる．もう1つの役割は，筆者のセラピストとしてのスキルを証明することができるツールである．いわば作業療法士してどのようなことができるのかを示す「身分証明書」である．この再現性を導くツールを用いて，作業療法のあやふやさを解消し，かつ自分自身のスキルを明確に

証明する媒体をつくることが，筆者のキャリアデザインの発端となった．

3 ▶ 実践方法と結果

筆者の前職場は大学病院であり，比較的少数の難病や先進治療を導入するなど，新たな作業療法の知見を得るには非常に恵まれた環境であった．1事例に対して作業療法を実施する際に，疾患を学び，その仕組みを知り，その仕組みに影響を与える可能性がある要素を学び，方法論に関する仮説を立てていった．筆者は基本的に「どの疾患にどのような手続きが効果的である」と言ったメソドロギーに関する学習は行わない．その障害を構成する因子と，それを変容できる可能性がある因子を調べることにより，クライエントの疾患や社会的背景に影響を与え得る手法を構築することが重要であると考えている．そして，その仮説を基盤とした介入を実施し，客観的な結果とその因果関係を説明できる知見を調べ，事例報告を完成させる．ここに筆者の想いや感情は必要ない．さらには，「論理の誤った飛躍」を導く主観的な先行研究の検索および抄読も必要ない．得られた結果から，事実を客観的に説明することが必要となる．

事例報告が完成すれば，そこに記載した事実が対象となった事例独自のものではないことを確認する必要がある．そのために，他事例で扱っているケースや条件が異なる介入条件を用意した比較研究などを追試し，この結果も論文化する．この手続きを繰り返すことで，臨床で生じる疑問を解決するための知見が生まれるので，それを社会にとって有益となる形で発信することが重要である．発信した知見の価値は，世間が評価してくれる．そのことで，セミナーや学術学会におけるシンポジスト，指定講演の依頼が舞い込み，より発信の機会を与えてもらえることとなる．

さらに，教育の場に立つためには，研究業績の他に，教育業績および学位が必要となる．「教育業績」とは上記のセミナー講師とは異なり，教育機関における学部生および大学院生への教育歴であり，非常勤講師としての活動によって得られる業績を指す．そのためには，他の作業療法士教員の方々と良好な関係を築き，機会を与えてもらうことが重要となる．「学位」については，近年では「修士」だけでなく「博士」をもっていることが，教員になるための条件となっている．その条件をクリアするために，筆者も博士前期・後期課程に通った．

4 ▶ 考察

長期的展望に立ち，早期から準備を進めた結果，現在の職位に就くことができた．筆者の場合は，教育職に就くという明確な目標があったため，学位を取得するために大学院への進学を決意した．古典的なキャリアデザインの1つに大学院進学への進学が挙げられる．しかしながら，学位とは「足の裏の米粒」と形容され，「取っても食えないもの」と言われている．教育領域への参画の意思がある場合には，なくてはならないものであり，比較的早期に取得する必要がある．一方，その他の領域へのキャリアデザインを掲げる者には，キャリアアップの対象にはならないものだろう．臨床に根ざした活動を続けるのであれば，各学会が用意する資格（3学会合同呼吸療法認定士，心臓リハビリテーション指導士など）の取得がキャリアアップにつながるかもしれない．また，マネジメントや経営を目指すのであれば，経営学修士・博士の取得も有用かもしれない．作業療法士の役割が多彩になっている昨今では，大学院への進学が，必ずしもキャリアアップの既定路線とはならないように思われる．

ただ，全ての領域において，研究業績による世の中への社会貢献と，自らのスキルに対する身分証明は活きるはずである．筆者も作業療法士としてのオンリーワンのスキルを「論文」という形に残すことで，社会に対してどのように利益をもたらすことができる人材か証明しているが，現在のところ筆者自身のキャリアデザインも道半ばであり，先にはさらに多くの目標がある．そして，その目標を自分の中で定めた期間で実現するために，日々課題をこなしている．その長期展望に対する1日1日の過ごしかたこそが，10年後の自分のありかたを決めるものだと筆者は信じている．

（竹林　崇）

自分をマネジメントする④
教育研究職に就く

→ p.32

1 はじめに

　作業療法士であれば，クライエントの作業を大切にできるようなキャリアデザインを実現することは理想だろう．キャリアデザインとは，日本語に訳せば「人生設計」となるが，キャリアそのものの意味は，「職業生活を柱とし，家庭生活や社会活動を含めた生活全体のパターンであり，積み上げてきた生活のプロセスであり実績である」と定義される[1]．旧来の日本には，最初に就職した会社や職場で一生涯勤めあげるという価値観が存在していたが，終身雇用が保障されない現在，キャリアは自ら設計していくべきものという考えかたが一般的になりつつある．本項では，作業を大切にするキャリアデザインとして，教育研究職に就くまでの実践例を紹介する．

2 開始の動機

　本来，キャリア(career)には，「仕事上の成功や出世」という意味がある．国家公務員の高級官僚やその候補生を「キャリア」と呼称するのは，まさにそのことを意味している．しかし，作業療法士をはじめとした保健医療福祉専門職は，自身の業績だけを追求したり，同僚と出世を争ったりするような職業とは，やや性格を異にすることから，作業療法士のキャリアデザインは，職業生活の質的向上が主な目的になるものと考えられる．

　そのように考えると，作業療法士のキャリアデザインは，どのような作業療法士でありたいのかという職業的アイデンティティに準拠するものと捉えることができる．職業的アイデンティティとは，「職業人として自分が独自で一貫しているという感覚，すなわち職業領域における自分らしさの感覚」と定義される[2]が，関連職種の中でも作業療法士は，作業療法らしさ，自分らしさという「らしさ」を感じることが難しい職業の1つである．したがって，「作業療法ってなんだろう？」とか「自分はどんな作業療法士になりたいのか？」と悩んでいる作業療法士は，キャリアデザインをうまく進めることが難しくなる．

　筆者の場合，作業療法の概念的実践モデルである人間作業モデルを中心とした養成教育を受けたことから，就職後の職業的アイデンティティの揺らぎは小さかった．それゆえに，当時(1990年代)，今以上に作業療法の存在を知る者が少ない状況で，作業療法士としてどのような道を歩んでいくべきなのかという，キャリアデザインの重要性を強く実感していた．

3 実践方法と結果

　作業を大切にするキャリアデザインの実践にあたっては，作業療法の核が「作業」にあること，そして，人は「作業的存在」であることを認識している必要がある．これらの認識が，作業療法士としての職業的アイデンティティを構築するための前提となる．そのうえで，キャリアデザインを考えていくためには，養成校を卒業する前に，作業療法士の国家資格を得て，どのような経験を積み重ね，人生を歩んでいくのかという「見通し」を立てることが重要である．一般的な最終年次の学生は，多くの求人票を精査し，ここぞと思う病院・施設を見学して，自分の理想や希望に合う就職先を見つけることに力を注ぐ．もちろん必要な行動ではあるが，キャリアデザインの方法としては不十分である．重要なのは，「どこに就職するのか」ではなく，「そこに就職して何をするのか」なのである．

　学生時代，筆者は恩師に「卒業後は大学院で作

業療法の勉強をしたい」と伝えたことがある．その際に恩師は「大学院に行くなら，10年先の将来まで考えて行動しなさい」と助言された．今思うと，恩師は大学院に行くのであれば，しっかりキャリアデザインをしなさいということを伝えたかったのであろう．ただ，当時の筆者には，10年先の将来なんて想像もつかなかったというのが事実である．そこで筆者が考えたことは，その時点で現実的にイメージできる「目標」を具体的に設定することであった．その目標とは，①就職してから3年間は介護老人保健施設で臨床経験を積み重ね，大学院で取り組む意義のある研究疑問を見つけ出す，②同時期に科目等履修生として大学に通い，学位授与機構にて学士を取得する，③大学院に進学して作業中心の実践(occupation-centered practice)に関連する研究に取り組み，5年間で博士課程を修了するということであった．通算8年間のキャリアデザインであったが，大学院に在籍して研究に取り組みながら，その先のキャリアを決めていこうと考えていた．

見通しとは，「将来を予測すること，物事のなりゆきを察知すること」であるが，実際に自分の人生を見通すためには，到達可能な中期目標を定め，その目標に向かうまでのマイルストーンとなる課題を達成していくことが必要となる．また，キャリアデザインにはいくつかのプロセスがあり，キャリアの発達段階に応じた課題を意識することが大切である．Schein[3]によると，16～25歳は仕事の世界へのエントリーおよび基本訓練の時期とされるが，筆者はこの時期に作業療法士としてのキャリアをスタートさせ，臨床経験を積み重ねた．17～30歳は初期キャリアと呼ばれ，能力形成と自分の進路を検討する時期とされるが，筆者はこの時期に研究能力を高め，作業療法士として進むべき道を考えようとした．

しかし，筆者のキャリアデザインは，実際には変更を余儀なくされた．博士課程前期修了時点（免許取得後5年）で，恩師の誘いにより公立大学の助手として赴任することになったのである．その時点で，初期キャリアからアイデンティティの確立や仕事上の大きな責任が求められる中期キャリア(25～45歳)に移行したと考えられる．大学教員として自らのキャリアを積み重ねていくことは予想していなかったが，教育研究職を選択したことで，クライエントの作業を大切にできる作業療法士を養成し，学術的な側面からクライエントと作業療法士を支援するというキャリアデザインの見通しが明確になったのである．

4 考察

筆者のキャリアデザインを振り返ってみると，クライエントの作業を大切にするために，そこに就職して何をするのかという「見通し」を立てたこと，現実的にイメージできる「目標」を具体的に設定したこと，適切な助言を与えてくれる「メンター(mentor)」がいたことが非常に有益であった．キャリアデザインを実践するうえで，現実的，かつ具体的な目標を立て，将来を見通すことの重要性は明白であるが，作業を大切にするためのキャリアとして，適切な時期に妥当な目標を立てることは容易ではない．その際に，仕事や人生について，指導者として相談にのってくれるメンターの存在は必要不可欠である．筆者の場合は養成校の恩師がメンターであったが，日頃からメンターとなり得る人物との関係構築を意識しておくことが望ましい．

また，自らが見通したキャリアは，実際には課題の未達成や予期せぬ環境の変化などにより変更を迫られることがある．その際はメンターに相談しながら，より現実的で環境に即した目標を再設定しなければならない．到達困難な目標に長期間取り組むことは，バーンアウトや信念対立(→p.24)の引き金になりかねないので注意が必要である．

文献

1) 大宮 登：現代社会とキャリアデザイン．大宮 登(監修)：理論と実践で自己決定力を伸ばす キャリアデザイン講座．第2版，pp.7-16，日経BP社，2014
2) 児玉真樹子，他：起業就業者用職業的アイデンティティ尺度の作成．産業ストレス研究 12：145-155，2005
3) Schein EH：Career Dynamics：Matching Individual and Organizational Needs, pp.36-48, Addison-Wesley, 1978

(籔脇健司)

作業を大切にする教育システム①
ラダー・GIO・SBO

→ p.86

1 はじめに

大人数の組織において作業を大切にする後輩を育むにはその教育システムの構築が必須となる．本項では未だ発展途上中であるが，筆者の所属する病院のリハビリテーション科（以下，リハ科）内も含めた教育システムについて概説する．

2 開始の動機

当院は開設時には約30名の作業療法士が所属していたが，その約8割が経験年数3年目以下（うち7割が経験年数1年以下）であり，臨床で作業を大切にする教育を受けたことがなかった．当院では科内理念や基本方針はあるものの，具体的な教育プランは存在しなかった．したがって，ゼロベースから教育システムを作成する必要があった．

3 実践方法と結果

1) クリニカルラダー（ラダー）

当院の看護部がラダーを利用していたため，リハ科でも理念と基本方針を基にしたラダーを作成し，目指すべきセラピスト像を提示することを試みた．看護におけるラダーは看護技術について5段階で構成されているが，当院は既定の人事評価項目が存在したため，それに合致させ4領域6段階のラダーを作成した（図1）．ラダーは毎年ブラッシュアップし，変更が少なくなった数年後に職員にデルファイ法により調査を行った．結果，全ての項目において80％以上の評価が得られたため，現在は年に1回微調整のみ行っている．リハ科のラダーとは別に各部門（作業療法など）の作成も試みたが，ラダーは大まかなレベルを示すものであり，職種ごとのものは教育目標で示した

ほうがよいという結論になり，部門別のラダーは廃止した．現在，ラダーは賞与査定の評価項目の1つとなっており，ラダーが上がれば職場としての評価（賞与など）が上がる仕組みとなっている．

一方で専門技術的ラダーの作成も試みている．そのなかに自動車運転支援作業療法士を育成するためのクリニカルラダーがある．これは，座学やon the job trainingによる教育システムが確立され，ラダー向上の際には職員の自己効力も考え，院長名での認定証が配布される（図2）．その他にもCIMT（constraint-induced movement therapy）や就労支援，臨床指導者の専門ラダーを検討中である．

2) 教育システム

ラダーに示されたものを達成するために 教育目標を決め，教育システムを作成した．教育目標は全職種共通の一般教育目標（GIO）が12項目，行動目標（SBO）が約120，理学療法・作業療法共通でGIOが5，SBOが約20，作業療法専門で

	新人	若手	中堅	リーダー	役職	管理者
リハ実践能力						
管理能力						
教育研究能力						
科内方針と職業倫理						

□適切な評価を選択し，正確な憶測ができる
□助言を受けながら，退院後の生活を見据えた目標が設定できる
□助言を受けながら適切なリハ計画の立案と介入ができる
□患者様や御家族と適切な関係を築き，クレームなくリハが施行できる
□助言を受けながら事故なく適切にリスクを管理してリハができる
□多職種と積極的に情報交換ができる
□感染予防に努めて，リハ介入ができる
□回復期リハ病院の役割を説明できる

図1 当院リハビリテーション科のクリニカルラダー
矢印は新人のリハ実践能力を示す．このように1つ1つに対して複数項目の能力が必要とされる．記述していないが，各段階ではラダーとしてその能力の定義がなされている．

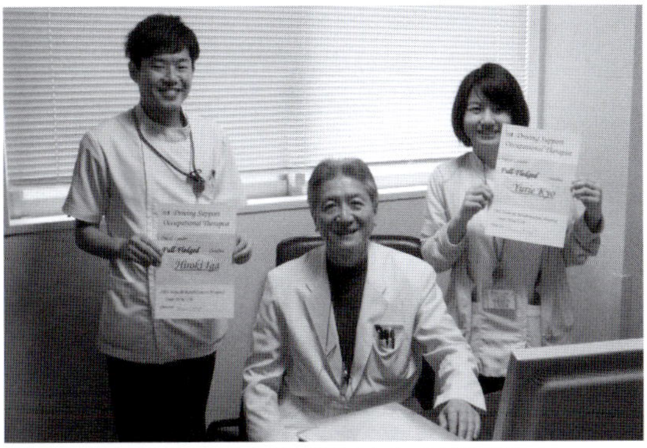

図2 自動車運転支援作業療法士の認定証

GIO が 7, SBO が約 40 あり，それに対応した教育を on・off the job training で年間を通して行われる．

教育は新人教育，中堅教育，キャリア教育に分けられる．新人にはプリセプターが 1 年間マンツーマン教育をする．それとは別に入職後，数か月にわたって座学と実技の集中研修を受ける．研修は社会人のマナーから作業療法に関することまで多岐にわたる．この期間に PBL(問題基盤型学習)のグループをつくることで同期のつながりを促進し，主体参加型学習スタイルを学ぶ．また先輩セラピストを模擬クライエントとした面接や作業遂行分析などの OSCE(客観的臨床能力試験)が行われる．OSCE の取り組みは毎年新人からの評価が高い．実際のクライエントではなく模擬的な体験を通してリアルなフィードバックをもらえるからであろう．

新人から若手は基礎研修として約 3 年間トップダウンアプローチの流れや作業療法の基本的な技術(評価～介入)について学ぶ．各論では面接，ADL，認知症など多方面からの研修が行われる．中堅教育は現在まだ開発段階であるが，作業療法士として必要とされる基本的技能の習得をクリニカルクラークシップ的要素でチェック項目を設け，on the job training を中心に教育される．キャリア教育では，マネジメント研修および研究法の教育がなされている．マネジメント研修では基本事項のほか，実際のクレーム対応のロールプレイなど現場でよく起こりうる事案を取り扱っている．

3) SIG

院内の自主的な勉強会として SIG(special interest group)がある．特定分野に興味をもつ者が集まって学習しており，職場として管理はしていない．現在，面接，作業科学，人間作業モデル，カナダ作業遂行モデル，認知症，CIMT，メタアナリシスなど 10 以上の SIG が存在し，職員の探究心をフォローしている．部門として特別な理論のみを推奨することはなく，包括的な作業療法理論や技術であろうが最終的に作業に結びつく結果があれば何を実践しても否定はされない．

4) そのほか

チーム制による代行制度をもとにした指導や毎月の評価表のチェック，カンファレンスなどにより作業療法の実践についての教育を行っている．また学会発表では，事前申請により研究に長けた内外の指導者をつけている．

組織の成果の例として，開設当初 AMPS 認定評価者が 5 名だったのに対して，7 年後の現在は職員の約 8 割の 40 名が認定評価者であり，学会発表は開設年で 2 件だったのに対して，今年度は約 25 件に増えている(これらはともに義務化していない)．そして現在は在籍する約 50 名全ての作業療法士が作業を大切にする実践を志している．

4 考察

職員が作業を大切にするためには，そのための教育が必須となる．少人数であれば非構成的な教育システムも可能であろう．しかし，数十人を超える大規模部門になれば，構成的な教育システムは必須といえる．作業療法臨床教育において明確な教育システムは未だ発展途上である．ゆえに，職場の作業療法をしっかりと定義し，それに基づいたラダーや GIO などの構成的な考えを浸透させることで，大規模職場でも組織的に作業を大切にする作業療法を実践できると考える．

文献
1) パトリシア・ベナー(著)，井部俊子(監訳)：ベナー看護論 新訳版―初心者から達人へ. 医学書院, 2005

(澤田辰徳)

作業を大切にする教育システム②
クリニカル・クラークシップを活用した卒後教育

→p.28

1 はじめに

　クリニカル・クラークシップ（clinical clerkship；CCS）は必ずしも卒前教育に特化した教育方法ではない．社会保障制度の変化に伴い，作業療法士が必要とする知識，技術は増加の一途をたどる．よって，卒後も継続的な学習が必須である．当院の作業療法部門では卒後新人教育の臨床教育方法としてもCCSを用いている．ここではその実践について述べる．

2 開始の動機

　筆者の経験上，CCSによってOBPに必要なスキルを学習してきた新入職者（以下新人）は極めて少ない．

　この状態からいかにして能動的かつ継続的にOBPを学習できるように成長させるかが新人教育の目的となる．それには，一作業療法士としてクライエントを数人担当させ，定期的に事例報告としてまとめ・発表を行わせ，そこで指導する，という従来から行われているoff the job training中心の指導方法では無理がある．

　そこで当院では，正統的周辺参加，経験学習理論，認知的徒弟制を理論的基盤とするCCSを導入し，on the job trainingに重きを置く新人教育を行うこととした．

3 実践方法と成果

1）学習範囲

　まずは入職した職場で作業療法士として働くうえで必要なスキルが何かを明確にする必要がある．当院では筆者が必要な臨床スキルを一覧にしまとめ，それを叩き台として他の作業療法スタッフと「当院で作業療法士として働くためには何が必要か？」を話し合った．そこで挙げられた臨床スキルをまとめ，チェックシートとして作成した．このチェックシートを「当院で学習可能な範囲」とし，臨床実習でも使用している．

2）目標

　当院で習得すべき臨床技術を大きく分類すると，作業療法士としてのプロフェッション，面接技法，SOAPによる診療記録法，臨床推論能力，作業療法実施計画立案，基本的な評価，治療技術，手技，である．

　これらについて「入職後6か月で臨床教育者（以下CE）に相談しながら，実施できる」ことを短期目標としている．さらに，当院は病棟担当制としているため，「2年間で病棟運営に関わる業務も含め，疾患に関わらず入棟している全てのクライエントに対して作業を基盤とした実践ができる」を長期目標としている．当然成長のスピードには個人差があるため，臨床教育監督者（以下CD）と相談しながら目標設定の期間は適宜変更している．

3）CEの要件

　当院でのCEの要件は，経験年数が5年以上，「やりたい」という意欲がある．としている．

　また学習者は養成校を卒業した成人であるため，CEはCCSの基盤となる成人教育学を理解している必要がある．すなわち，診療に参加させることで問題を探求させる，問題を解決する方法をアドバイスする，新人が怒られたり辱められたりしない，リラックスして学習できる雰囲気をつくり出す，新人の学習促進のためにコーチとしてかかわることが必要となる[1]．

4）バディ・システム

　ダイビングなどでよく使われる，2人一組になってお互いの安全を確認しながら作業を行うこ

とである．当院では新人とCEがペアになり，半年間CEの担当クライエントを一緒に受けもつ．このとき新人は多くのクライエントの作業療法を日々慌ただしく見て過ごすことになるため「自分は今何をしているのか？」わからない状況に陥りやすい．そこで当院ではOTIPMをベースにした作業療法プロセスを図式化したもので，作業療法の流れを説明するようにしている．作業療法がどう展開しているのか答えられるように新人が情報収集するように仕向ける．

5) 正統的周辺参加

CEの診療業務や他の運営業務も可能な部分から新人には任せる．業務を任せることでチームの一員であることを自覚させ，仕事に対する責任感を養う．任せる業務の範囲は，仮に新人がミスをしたとしても業務上大きな問題にならないことから任せる．任せる業務を増やし，半年後には全てを任せるようにしている．ここで臨床実習と大きく異なるのは，学習者は資格をもっていることである．成人教育学の観点からも，CEは同じ有資格者として新人と対等に接することが必要である．

6) 経験学習理論

CEから業務を任され，それを新人のみで行い（経験），その経験がどうだったのか振り返り（省察），その経験を成功させるにはどうしたらいいのか考え（概念化），次に同じ場面で再度経験させる（試行）．これを経験学習理論という．例として，面接で意味ある作業を聞き出すという経験を新人にさせる（経験）．そのときうまくできたこと，できなかったことを考えさせる（省察）．そしてその省察を踏まえ，「意味ある作業を聞き出す面接方法」を自分の言葉で説明できるようにする（概念化）．このときにその概念を成書などの概念と比較してみることを促すと，さらに能動的学習態度が身につく．そして次回面接でそれを実行させる（試行）．このようにして面接の技法を習得していく．

7) 認知的徒弟制

経験学習を積み，それでも実技レベルでうまくできないことが生じるときは，認知的徒弟制[2]の理論を用いる．端座位が保持できない重度片麻痺者の移乗を行うとき，CEは1人介助で可能だが，新人は2人介助になってしまう場合を例にする．まずは「CEは1人でできるのに自分はできない」ということが問題であることを経験することで認識させる．次にCEと同様に1人で移乗できるようになることを新人の目標として設定する．まずCEが実際にポイントを説明しながらやって見せる（モデリング）．次にCEが端座位保持を介助しながら新人が移乗を介助する際の自身の身体の使いかた，持つ位置などを手取り教える（コーチング）．そこでCEもクライエントの安全に最大限配慮しつつ，最小限の介助をしながら新人に移乗を行わせる（スキャフォールディング）．そしてCEの介助を徐々に減らしていく（フェーディング）．この過程により新人は技術を身につけていく．しかしこれだけではモデリングを待つ受け身となることが多い．ここで重要なのは，なぜできないのか，その問題点を新人の言葉で明確化させること（アーティキュレーション）と，実際に行った後，CEの方法や教科書に記載されている方法と何が違うのか考えさせること（リフレクション）である．

4　考察

新人教育は先輩が後輩へ知識・技術を経験論的に伝達するのではなく，新人が能動的に教育資源を使って問題解決をする方法を学べるように学習理論に基づいて行われるべきである．特に作業を基盤とした実践はクライエントの個別性を重視するため，教科書に書いてあることが通用しない場合が多い．よって，問題解決するうえで最も必要度の高い教育資源はやはり先輩（所属関係なく）である．その先輩へのアクセスの仕かた，使いかたを教えることが新人教育におけるCCSの目的であると言っても過言ではない．

文献

1) 日本医学教育学会卒前臨床教育委員会（編）：診療参加型臨床実習ガイド―クリニカル・クラークシップ指導者のために．pp.1-9，篠原出版新社，2005
2) Brown JS, et al : Situated cognition and the culture of learning. Educational Researcher 18：32-42, 1989

（三﨑一彦）

作業を大切にする教育システム③
ともに成長するシステムづくり

→ p.56, 58

1 はじめに

本項では，若いセラピストがOBPを実践できるように，筆者が所属していた現場(以下，職場)で採用していた取り組みについて紹介する．

2 開始の動機

卒後教育の重要度が高い私たちの職域は，就職してから最初の数年間の環境や経験が非常に重要となる．特に卒後間もないセラピストは，医学モデルを基盤とした思考に偏向している場合が多いため，OBPを実践するための知識を得ることもさることながら，OBP自体に関心をもつことも含め，入職初期からシステマティックに指導・援助を行うことが望ましい．このような背景のなか，様々な試行錯誤を経て，現在の指導・援助体制が確立してきた．

なお以下に紹介する複数の取り組みは，全て同時に開始したものではなく，年月をかけて少しずつ構築したものである．

3 取り組み・結果

1) 1年目のセラピストに対する指導・援助

毎年新人作業療法士1名に対しプリセプター1名が配置される．また，学生時代の臨床実習がそうであったように，日々の見学やクライエントとのかかわりはデイリーノートにまとめられ，毎日フィードバックが実施される．

この時間の中で新人作業療法士は，OBPを実践できるようになることを長期目標に掲げながら，日々の臨床をプリセプターとともに振り返り，クライエントの意味のある作業の捉えかた(面接評価)や，その作業の遂行の質を捉える方法(観察評価)，意味のある作業の実現という観点のもと行われる検査測定，プログラムの立案や具体的な支援方法などについて深めていくことになる．

このプロセスのなかでプリセプターは，最初は指導的な立場を取りながら，少しずつ助言・支援的な立場へと変化させていくことで，新人に必要な援助は十分に行いながらも主体性や問題解決技能を賦活することを重視していく(図1)．

基本的にこの指導・援助形態は6か月間継続されるが，個人の成長度合いや新人セラピストの希望を併せながら終了時期は柔軟に決定される．

この取り組みにはプリセプターを担当するスタッフの教育という目的も含まれている．プリセプターは，主に2～3年目のスタッフが担当することが多く，つまりそれは，初めて「成長を支える」立場になることを意味している．当然自分のもっている知識だけで新人の疑問や抱えている課題に全て応えることは困難であり，ベテランスタッフのフォローが必要となる．この，新人をプリセプターが支え，プリセプターをベテランが支えるという形態を採用することによって，職場全体が成長していくことが可能となり，また，スタッフが現在抱えている悩みや課題についても把握が容易になることで，個別のフォローのみならず，職場全体で取り組む課題や目標設定などもより効果的なものとなる．

2) 定例で開催している事例検討会

筆者が所属していた回復期リハビリテーション病棟では，毎週1回，昼休みを利用してランチョンスタイルで事例検討会を開催している．毎回持ち回りで1事例を挙げ，事例報告とディスカッションを行うのだが，ここで大切にしていることが2つある．

1つめは，担当者が自分のクライエントに対

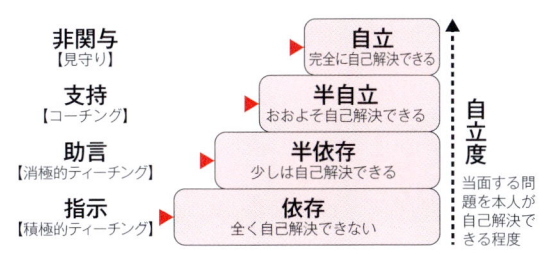

図1 ティーチングとコーチングの使い分けによる自立支援
(諏訪茂樹：看護にいかすリーダーシップ—状況対応とコーチングの体験学習. p.36, 2002より)

する介入の経過を過剰に否定・肯定せず，中立的に報告するということである．私たちは事例検討を行う際，どうしても「悩み相談」のような自己否定色の強い報告になってしまったり，反対に「情緒的で物語的」な自己肯定に終始してしまうこともある．前者は主に若いスタッフが先輩に対してプレゼンする際によく見られるが，そもそも提示された問いの妥当性に問題があるかもしれないし，「事例検討会のために問題点を探す」といった，事例検討会本来の目的を見失った思考にもつながりかねない．また，後者については，OBPに対する興味関心をもち，積極的な取り組みを始めたビギナーに多い印象がある．クライエントに対する思いが強ければ強いほど情緒的になり，キレイな物語を報告したい気持ちは理解できるが，客観性を欠いた報告になりがちであり，プレゼンテーションを行ったスタッフの認識と事実とのズレを第三者が判断することが難しく，結果として建設的なディスカッションを行うことが困難となってしまう．

2つめは，参加者全員が可能な限り事前情報を収取して事例検討会に臨むということである．検討会で事例を挙げるセラピストは，数日前に誰を事例として取り上げるのかを他の参加者に報告することになっている．参加者は検討会当日まで，普段以上に事例に関心を寄せ，それぞれに情報を収集した状態で検討会に参加する．このような形態を採用することで，検討会当日のプレゼンテーション内容のみを検討材料にするのではなく，様々な視点でディスカッションをすることが可能になる．

冒頭で述べたように，若いセラピストは医学モデルに偏向した思考から脱却することに苦労した

り，また，OBPに関心をもちながらも，具体的にどのような視点でクライエントを評価すればよいか自信がもてないことが多い．そこで他のセラピストが様々な意見をもち寄ることで，若いセラピストの思考パターンに新しい切り口を付与していくのである．

4 考察

ここまで新人指導や事例検討会について紹介してきたが，筆者は，後輩を指導していくプロセスは，クライエントとともに協働していく作業療法のプロセスに類似していると考えている．つまり，一緒に長期目標を共有し，その目標を達成するために必要なショートステップを設定し，常に内的動機に働きかけながら具体的な課題を共有し，解決しながら当事者の主体性や自己解決能力の向上に働き変えていくということである．

しかしながら，このプロセスを円滑に進めていくためには，個別指導体制を充実するだけでは不十分であると考える．筆者が所属していた職場がそうであったように，まずは組織としてのビジョンを明確にもっていることが重要である．p.59で紹介したように，筆者の職場では，毎年組織としての目標(年間テーマ)を立案し，その達成に向けた行動計画が立案される．その年間テーマは，面接技能の充実など，OBPに不可欠であるものが多かった．組織全体として方向性を明確にしたうえで，人事考課制度などにも反映される個別の目標を設定する．この中には当然，OBPの視点からのみ立案された目標だけでなく，組織人としての目標も含まれる．

このように，職場全体として目標を共有し，先輩たちも同じ長期目標に向かって個々の目標に向けた自己研鑽を重ねるなかで，上述した個別に行われる新人指導体制を構築することで，新人セラピストも指導するプリセプターも周囲に目標となる存在がいる状態で日々の目標達成に向けた研鑽を重ねることが可能になるのである．

文献
1) 諏訪茂樹：看護にいかすリーダーシップ—状況対応とコーチングの体験学習. p.36, 医学書院, 2002

(齋藤佑樹)

職場に作業を導入する①
作業を大切にする職場をつくる

○ p.8, 46

1 はじめに

　筆者が所属している病院は2008（平成20）年の回復期リハビリテーション病棟開設に伴い，作業療法部門も開設された．しかし作業療法室は30平米程度の狭い地下室であり，備品も必要最小限しかなかった．必然的に実施される作業療法は病棟でのADL練習，上肢の可動域訓練となり，看護師，理学療法士の助手的扱いであった．
　そのような出発点からいかにしてOBPをできる状況に変えてきたかを紹介する．

2 開始の動機

　2013（平成25）年の当院の新築移転に伴い，それまでの実績が評価され，様々な作業が提供できるように作業療法室が整備拡充された．しかしハード面では整備されたものの，OBPができる人材は皆無に近かった．地域の中核病院として，「住み慣れた地域でその人らしく安全・安心に生活できるよう支援する」ことを作業療法部門の理念とし，筆者だけではなく，部門としてOBPを行うチームをつくり上げる必要があった．

3 実践方法と成果

　OBPの障壁を克服するための課題として指摘されている作業療法士，作業療法プロセス，環境，地域，政治の5つの側面[1]のうち先述した4つとOBP実践者とのつながりの側面を加えて，これらについて作業を導入する前，作業を導入する方法，作業を導入した後にまとめて比較した（**表1**）．

1）作業療法士

　当院は，ボトムアップアプローチ，機能訓練中心の実習を行ってきた作業療法士が大多数を占め，セラピストが中心となり指示的に作業療法を展開している現状であった．そこで作業療法部門の勉強会で筆者が「OBP宣言」をし，自分たちの目指すべき方向を示し，共有を図った．また，OBP関連書籍を週1回30分，始業前の時間に輪読する自由参加型の抄読会を行ったり，週1回業務終了後30分程度の事例検討会を開催している．主に1～3年目の作業療法士が事例を通して困っていることを発表してもらい，それを共有し，一緒に解決策を考える場を設けている．自ら事例をまとめて報告し，省みることで文脈の不十

表1 作業を導入する前，導入する方法，導入した後の比較

	作業を導入する前	作業を導入する方法	作業を導入した後
1. 作業療法士	セラピストが中心，指示的	OT部門の方針と目標共有 OBP関連本の抄読会 事例検討会	クライエントの話を聞く，支持的
2. 作業療法プロセス	ボトムアップ 説明/面接なし	ADOCの活用 OBPに関連する評価の提示	トップダウン 説明/面接あり
3. 環境	作業療法＝ADL	OT部門以外への発信	作業の意味や価値の理解
4. 地域	OBP関連の講習会なし 事例を共有する場なし	小樽臨床作業療法研究会の設立によるセミナー，事例検討会	OBP実践者の知識を学ぶ 事例を共有する場がある
5. OBP実践者とのつながり	なし	日本臨床作業療法学会への参加，セミナー講師依頼	継続したつながりがある

分さに気づき，抄読会で学んだ知識を臨床で実践しようと試みる行動変容がみられつつある．

2）作業療法プロセス

まずOTIPMを参考にし，トップダウンアプローチのプロセスを図で示し，当院の作業療法プロセスとして共有することに努めた．意思決定支援アプリケーションであるADOCを導入し，その使いかた，面接の重要性を理解してもらうため，ADOC projectが作製した動画「10年おでん」を鑑賞する場を設けた．ADOCは実践的なツールとして活用しやすく，作業療法の説明と面接を意識してクライエントの話を聞く場面が多くみられるようになった．以前よりクライエントと作業療法士の笑い声が増えたように感じている．また，クライエントが主体的に作業療法室へ訪室するようになったのも大きな変化である．

3）環境

他職種からは「作業療法＝ADL」のイメージが強く，クライエントにとって意味や価値のある作業を理解してもらうために院内勉強会にてOBPについて説明した．その後，カンファレンスなどでクライエントがどのような生活を送ってきたのか，価値を見出しているのは何か，退院後の生活における役割や環境についての共有を図るように少しずつではあるが変化してきた印象を受ける．

4）地域

住み慣れた地域で再び暮らせるようにするためには，クライエントがどこの病院にかかっても，そこを退院しても，どこの施設に行ってもOBPを受けられる地域でなければならない．そのため小樽を拠点として道内の作業療法士が連携し，OBPに関する知識・技術を深める手段として小樽臨床作業療法研究会を設立した．OBP実践者の講義や実技を学ぶセミナー，臨床経験や情報交換など事例検討会を通して共有し，同じ地域の作業療法士仲間で連携を深めている．

5）OBP実践者とのつながり

いくら院内でOBPを推進しても，院外に目を向ければまだまだ機能訓練中心の作業療法が主流である．外に出れば「自分たちの実践は間違っているのか？」と特に若い作業療法士は疑念を抱くことも少なくない．そうなるとOBPから離れてしまう可能性がある．それを防ぐには，自分たちとは違う場所でOBPを行っている人たちとつながりをもつことが大切である．そのつながりをつくるため，筆者が先導役となり日本臨床作業療法学会学術大会に若い作業療法士たちと一緒に参加，発表したり，研究会を通して，幅広いネットワークの構築を目指している．

4 考察

梅崎らは，「実践の転機は，作業療法士自身のアイデンティティの振り返りから始まり，実践方法は，作業療法の専門分野である作業の知識を深め，その作業を実践で生かす方法を習得すること，環境が与える影響に作業療法士自身が気づくことであった」と述べている[2]．振り返ってみると，まさに職場に作業を導入するうえでこれまで述べてきた実践例の過程そのものである．

病院という組織の中で，自分たちが望む環境にしてもらうためには，信頼関係構築がまず大切である．作業療法部門だけの部分最適化ではなく，病院の全体最適化を常に念頭に置く．そして直接業務に関係のない仕事でも与えられた仕事は組織の一員として責任をもって完遂することが重要である．「してくれない」という他責ではなく，自ら行動を起こすこと，それをしなければ何も変わらないことは肝に銘じておきたい．どんなに小さな行動でも目的さえ忘れなければ必ず変化が起こると希望や信念をもち続けるためにも共創する仲間づくりこそ重要な手段であり，今後も大きな課題として取り組まなければならないと感じている．これからも，日本中に仲間とつながりながらクライエントとともに作業で笑顔になれる職場，街，社会に環境をマネジメントしていきたい．

文献

1) Gayle R, et al：A framework of strategies for client-centered practice. Can J Occup Ther 70：103-112, 2003
2) 梅崎敦子，他：作業に焦点を当てた実践への動機および条件と障壁．作業療法27：380-393, 2008

（三﨑一彦）

職場に作業を導入する②
生活行為向上マネジメントを導入する

→ p.112

1 はじめに

　生活行為向上マネジメント（MTDLP）は，あらかじめ準備されたシートを活用して進める作業療法実践の手法（ツール）である．使用されるシートは，熟練作業療法士の思考過程と作業療法実践のプロセスを定式化したもので，心身機能の回復を促す練習（訓練）に終始せず，クライエントの「活動と参加」を促進する作業療法の実践，さらに，本人・家族・支援者との連携を促進するツールとしても使用される[1]ものである．本項では，回復期のリハビリテーション病院である当院の作業療法科におけるMTDLP導入の経過について紹介する．

2 導入の経緯

　一般社団法人日本作業療法士協会（以下，OT協会）は，2008（平成20）年から厚生労働省老人保健健康増進等事業における研究事業に取り組み，MTDLPはそこから生み出された．

　筆者がMTDLPとかかわることになったきっかけは，2013（平成25）年の老人保健健康増進等事業「医療から介護保険まで一貫した生活行為の自立支援に向けたリハビリテーションの効果と質に関する評価研究事業」の中の1つである，「生活行為向上マネジメントの質の評価方法の開発と質の向上の在り方検討事業」[2]の研究に協力し，事例をまとめるためであった．

3 実践の経過と結果

　事例報告は，現在，OT協会が実施している生涯教育制度に関連する事例報告制度と同システムであり，事例報告登録で作成する資料は以下の6つで構成された．①本文，②一般情報シート（生活行為向上マネジメント基本情報シート），③生活行為向上マネジメントシート，④生活行為課題分析シート（課題分析モニタリングシート），⑤社会資源情報シート（地域移行・連携・社会資源情報シート），その他研究事業ではアウトカムシートを加えて用いた．〔※（ ）内は，研究事業でのシートの名称である〕

　このMTDLPのツールを用いて作業療法を実施し，事例をまとめる経験は，自分の頭の中が整理され，介入の流れやその根拠が明確となり，いつも行っている作業療法を改めて見直す場となった．まず，「生活行為向上マネジメントシート」の生活行為アセスメントでは，心身機能・構造，活動と参加，環境因子の分類で生活行為を妨げている要因・現状能力（強み）・予後予測を整理すること，そして，生活行為向上プランで，目標達成のために，本人・家族・支援者が，基本的・応用的・社会適応プログラムで何をするのか，また，その結果を端的に的確に明記することの難しさに突き当たった．また，「生活行為課題分析シート（研究事業では，課題分析モニタリングシート）」では課題に優先順位をつけ，課題個々の要因分析を文章化するための自分の表出力のなさを振り返る機会になった．

　今までの実践において細部まで整理することや，的確に表現することなく行ってきたことを反省した．さらに，本文では，①報告の目的で，伝えたい内容がまとめられているか，②事例紹介で，クライエントがどのような人で，なぜ介入するに至ったのか，③作業療法評価で，通常の評価・検査結果やICFの視点で生活行為アセスメントをバランスよく，クライエントや家族と作業療法士の合意形成までの経緯が的確に伝えられているか，④介入の基本方針は，目標達成のための方

針が明確か，⑤作業療法実施計画では，生活行為向上プランに則って，基本的・応用的・社会適応プログラムのプランが要点を押さえて記載できているか，⑥介入経過では，作業療法介入での変化や経過が適切に伝わるか，⑦結果は，初期の評価や実行度満足度の変化，クライエントの意向が表現できているか，⑧考察は，結果で表現したクライエントの変化をどのように考えたのかなど，限られた文字数で伝えたいことを表現するのに難渋した．

特に，MTDLPはクライエントのこれまでの生活・人生を聞き取り，クライエントと共有した目標をもってプログラム立案し介入すること，さらに，作業療法士だけの介入ではなく，作業療法から見たマネジメントという視点で，多職種連携しながら介入を行うことを明確にするために有用であった．

さらに，事例審査会にも参加し，様々な事例を詳細に読み解きながら審査することにより，作業療法介入の流れを文章で他者に伝えることの難しさも改めて感じることとなった．

当病院は2015(平成27)年に電子カルテ化することになり，同事業団施設の兵庫県立リハビリテーション西播磨病院とともに，MTDLPのシート類を電子カルテに組み込むこととした．内容は，①興味・関心チェックリスト，②生活行為アセスメント演習シート，③生活行為課題分析シート，④生活行為プラン演習シート，⑤生活行為向上マネジメントシート，⑥生活行為申し送り表，⑦生活行為聞き取りシート，の7シートである．MTDLP以外にも作業療法科として，様々な評価表やツールを電子カルテに組み込んでいる．MTDLPは作業療法実践の手法(ツール)での1つであり，全てのクライエントの全ての時期に対応するものではないと考える．そのため，クライエントの状況や時期に応じ適宜選択して使用している．

OT協会が推奨しているMTDLP基礎研修は，兵庫県立総合リハビリテーションセンター内の訪問看護ステーション・重度更生援護施設・特別養護老人ホーム・研修業務の作業療法士を含めても約9割が受講しており，さらに，事例検討会の参加や発表などを含め，精力的に実践者研修に取り組んでいる．

職場における職員の変化として，まず，①ICFの「心身機能・構造」「活動」「参加」また，「個人因子」「環境因子」に配慮し，バランスのとれた作業療法の評価・介入に対しての意識が向上したこと，また，②クライエントや家族はもちろんのこと，病棟の看護師や介護スタッフ・医師・リハビリテーション職種・ケースワーカー・介護支援専門員・申し送りを行う訪問リハスタッフなど，多職種(他部署)連携の動きが活発化してきたこと，そして，③住宅訪問や退院後訪問など，具体的な地域生活をイメージするために行動を起こすことが定着化し，入院中から地域生活への展望をもった介入を行えるようになってきたことが挙げられる．

4 考察

研究事業での事例登録報告のために，MTDLPというツールを使用し作業療法を実践したことから，自分が行っている作業療法を整理しまとめる機会となった．それは，「作業療法士の当たり前」や，「作業療法士の頭の中」を表出し，自分の作業療法と向き合う手段・手法であると感じた．

また，若い作業療法士が多い当職場において，実際にMTDLPが細部まで実践できているとは言い難い．しかし，電子カルテなどのハード面の整備と研修などのソフト面の整備を行うことで，クライエントに対していつでも実施できるという体制を整えることが大切であると考える．

文献

1) 日本作業療法士協会：生活行為向上マネジメント．改訂第2版，作業療法マニュアル57，一般社団法人日本作業療法士協会，2016
2) 日本作業療法士協会：医療から介護保険まで一貫した生活行為の自立支援に向けたリハビリテーションの効果と質に関する評価研究事業．平成25年度老人保健健康増進等事業(http://www.jaot.or.jp/science/h25rokenjigyo-seikatukoui.html)

(柴田八衣子)

職場に作業を導入する③
回復期作業療法パスの作成・導入

→ p.8, 46

1 はじめに

当院の作業療法部門では，作業療法介入プロセスモデル(OTIPM)[1]をベースに，回復期作業療法パス(以下，パス)を作成した(図1)．

これは，クライエント(以下，CL)の入院〜退院までの流れを全9期に分け，各期において作業療法士が行うべき支援内容を明確にするものである．

パスを作成・導入し，時期別に作業療法士が果たすべき役割の明確化を図ったことで，これまで個人の自己研鑽に委ねていたOBPを，職場全体で推進することが可能となった．以下にパスの概要を紹介する．

2 実践方法(各期の概要)

1) 病院環境適応期・初期集中期(1・2期)

入院直後のこの二期は，面接評価や自宅訪問を通してCL中心の遂行文脈[1]の確立に努めるとともに，まず病棟での安心安全に主眼を置き，転倒予防や心理面のケア，物理的な環境設定などについて，他職種を含めた職員全員で必要な情報を共有することを優先する．また，CLの興味関心のある作業を導入し，運動・プロセス・交流技能の向上に働きかけるとともに，主体性の賦活を図っていく．この時期に，能力や興味を引き出し，日常生活リズムを整え活動度を安定させていく．

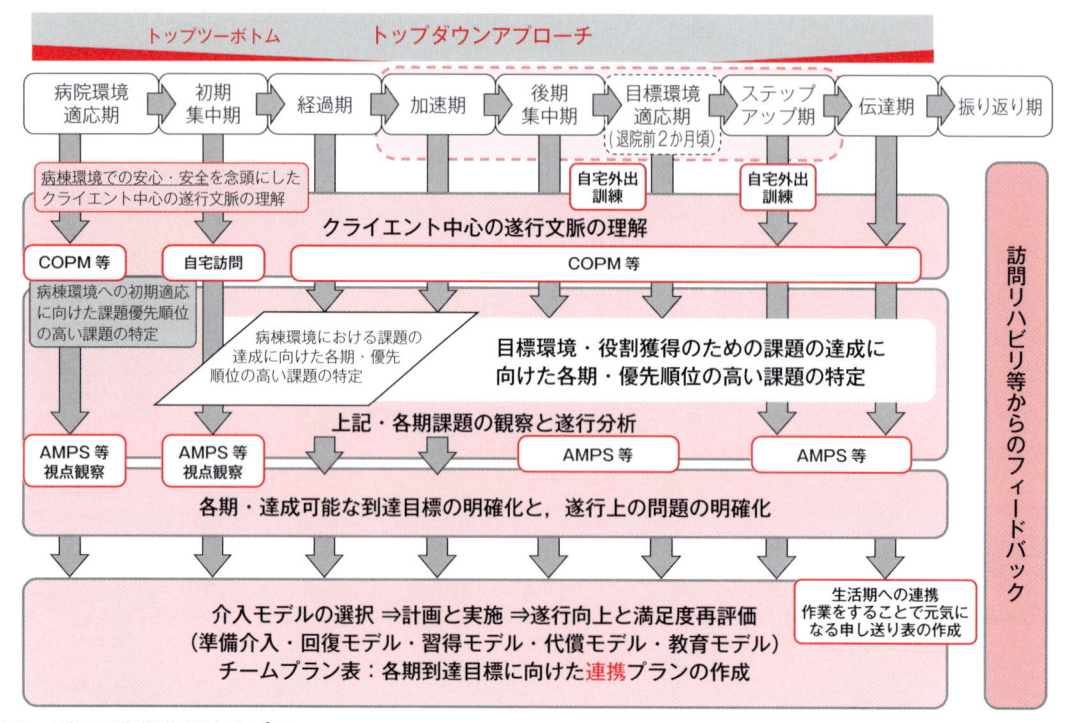

図1 近江回復期作業療法パス

2）経過期（3期）

　食事や排泄などのセルフケアがある程度安定してくる時期である．この時期には，面接評価を通して，退院後の生活を見据えたより個別性の高い作業を共有し，観察評価を通して解決すべき課題の明確化を図っていく．また，歩行能力や作業遂行能力に関する予後を予測し，必要な入院期間と退院までの介入プランを明確にしていく．

3）加速期（4期）

　退院後の生活を見据えたトップダウンアプローチが加速する時期である．面接（再評価）の内容や入院初期に実施した自宅訪問の情報を統合しながら，自宅への外出訓練に向けた課題の特定を行い，習得モデル主体の介入を実施する．AMPSを最も活用するのもこの時期である．

　主体的な作業遂行場面が増えてきたら，退院に向けた目標を再度共有する．この頃には，退院後の生活を想定した介入が，本人主体で加速していく．

4）後期集中期（5期）

　自宅退院に向けた優先順位の高い課題を達成するために，トップダウンアプローチが実施される時期である．本人，家族と他職種との協働がより重要な時期でもあり，外泊時の課題に対する双方の遂行度・満足度認識の違いを確認し，退院までに一致に向け協働を進めていく．この時期はCLの中で意味のある作業がより強く意識され，本人から語られる時期でもある．

5）目標環境適応期（6期）

　在宅への適応を図るため，退院後の具体的な生活イメージを構築し介入を図る時期である．外出訓練で抽出された課題に対し，ケアプランを踏まえた介入を実施する．また家族・介護者へ各種指導を行い不安軽減を図るのもこの時期となる．自宅のみでなく職場や畑など，退院後にかかわる環境へ外出訓練を行い，課題を明確化するとともに，解決に向けた協働を進める．退院後，通所サービスを利用するCLに対しては，集団の場を活用したプログラムも導入していく．さらにカンファレンスでは家族から具体的な不安を聞き取り，その軽減に向けた指導も実施する．

6）ステップアップ期（7期）

　在宅への適応に目途をつけ，「息子に弁当を作ってあげたい」「畑仕事を続けたい」「妻をスーパーまで車で送ってあげたい」「家族で旅行に行きたい」など役割の獲得へ向けた介入を行う時期である．また作業遂行における麻痺側上肢の使用頻度を上げる介入も積極的に進めていく．

7）伝達期（8期）

　「生活期へつなぐ」を念頭に連携を進める時期である．作業を念頭に置いた申し送り表を全症例に作成しサービス担当者会議へ参加する．必要に応じ退院時同行訪問も実施する．この時期は生活行為申し送り表[2]を作成し，ケアプランをはじめ，生活期を支える方々に働きかける．

　また訪問リハビリテーションを活用し，自宅での役割定着のため，通所介護との連携の提案等も行っていく．

8）振り返り期（9期）

　作業療法士が自身の介入を振り返る時期である．どんなに在宅をイメージできる仕組みを取り入れ介入を行っても限界がある．作業療法士自身が介入後のCLの状況に関心を向けることは，再び同様の課題やバリアンスをもったCLを担当した際，どうすべきかを考える機会となる．

3　おわりに

　パスの9期を意識した介入を心がけることは，CLに対する計画的な支援を可能にしただけでなく，職場全体で作業療法士のあるべき姿を共有することにもつながった．

　個人レベルでOBPを推進する場合，スタッフ間での価値観の相違などがOBPの障壁になることがしばしばある．したがって，個々人の研鑽に加えて，職場全体でOBPを推進するためのシステムづくりを進めることが，CL・職場双方にとって有益な結果をもたらすと考える．

文献

1) Fisher AG（著），齋藤さわ子，他（監訳）：作業療法介入プロセスモデル―トップダウンのクライアント中心の作業を基盤とした介入計画の実行のためのモデル．日本AMPS研究会，2014
2) 日本作業療法士協会（監修）："作業"の捉え方と評価・支援技術―生活行為の自律に向けたマネジメント．医歯薬出版，2011

（石黒　望）

職場に作業を導入する④

面接評価ができる環境をつくる

→ p.58

1 ▶ はじめに

筆者が臨床家時代，面接環境を整えるために行ってきた取り組みや，その取り組みのなかで生じた変化について紹介する．

2 ▶ 開始の動機

筆者が以前所属していた職場では，作業に焦点を当てた実践を推進し，様々な取り組みを行ってきた．取り組みを継続するなかで，クライエントの意味のある作業を捉えようとする職員の意識は向上してきたが，面接評価に対しては，「作業について質問しても何もしていなかったと言われてしまう」「話をするだけになってしまう」などの意見が多く，職員の苦手意識を払拭することはなかなか難しかった．

そこで，職員の面接スキルの向上を図り，皆が自然に面接評価を行うことができる環境をつくるために以下の取り組みを実施した．

3 ▶ 実践方法と結果

1) 職場全体で面接スキルの向上を図る

筆者が以前所属していた職場では，毎年テーマを1つ決め，1年間そのテーマに職場全体で取り組むことを常としており，以前「面接評価の技術を向上する」をテーマに取り組みを行った年があった．具体的には，年間を通してADOCやカナダ作業遂行測定（COPM）[1]，作業に関する自己評価改訂第2版（OSA-Ⅱ）[2]，作業遂行歴面接第2版（OPHI-Ⅱ）[2]などの評価法を積極的に使用し，その感想を踏まえて毎週ディスカッションを行う機会をつくり，面接場面の動画教材の作成も行った．また，作業科学など基礎学問の勉強会も毎週並行して開催し，作業自体や作業遂行の概念形成を図る機会も積極的に設けることを心がけた．

2) 面接結果を可視化できる評価表の作成

面接評価の内容は，作業療法士のみならず，チームで共有することでよりクライエントに寄与する情報となる．そこで筆者は評価表の改訂を行った．

それまで使用していた評価表は，①心身機能，②ADL，③環境，④目標，⑤プログラムの順に構成されており，クライエント個人の大切な作業を広く網羅し，その遂行文脈に触れる箇所が確保されていなかった．それを改訂し，①大切な作業とその遂行文脈，観察結果を記載する欄，②ADL，③機能評価，④目標，⑤プログラムの順に改め，①の欄を大きく確保した．ADLに関しては，本来は①に含まれるべき項目であるが，回復期リハビリテーション病棟の特性上，別に項目を設けた．

評価表を改訂することで，他職種が面接評価の内容に触れる機会を増やすとともに，作業療法士も，自分がクライエントと共有しなければならない項目を意識することにつながった．また，面接評価の内容が，主目標やプログラムを立案するうえで不可欠であることを可視化することができた．

上記の取り組みを継続していくと，セラピストのなかに少しずつ変化が生じてくる．それは，「無自覚な父権的自己の気づき」である．

本来サービス業は，クライエントが必要性を感じてサービスを選択し，その資源を活用しながら必要性の理由を解決するという図式をとる．しかしながら作業療法は，多くの場合，クライエントの希望の有無にかかわらず処方が出され，サービス提供者側の関心のもとに評価が行われ，目標やプログラムが設定されていくことが多い．もちろん専門的な知識をもった人間の父権的介入は多くの意義があると思う．しかし外部から観察するこ

とのできない当事者だけの意味や価値をまとった作業を扱い，全人的な復権を作業の視点から支援する作業療法において，その過程の多くを父権的に実行するには無理がある．面接評価を学ぶ過程のなかで，人の作業遂行という唯一無二の媒体に触れ，クライエントの声を聴くことを繰り返すことで，セラピストは父権的自己への気づきを得ることができるようになるのである．

また，父権的自己への気づきを得ることは，他にも様々な波及効果をもたらす．クライエントに作業療法という資源を主体的に活用してもらうためには，クライエントが作業療法について知ることや，目標設定に参加することが重要であることに気づく．その気づきは，クライエントに自身の専門性を説明することや，意思決定を共有すること（shared decision-making；SDM）[3]をセラピストが主体的に学ぼうとする契機へとつながっていくのである．

どんな取り組みであっても，最初は少数派から始めることになり，慣習となった既存の業務形態に変化を生じさせるには大きなエネルギーを必要とする．筆者が面接環境を整備する際も同様であった．しかしながら，少しずつ面接によってセラピストと共有した大切な作業に従事するクライエントが増えてくると，病棟をはじめ，クライエントの生活空間の様子も変化してくる．つまり，多くのクライエントが機能訓練や要素的動作練習に終始するような環境の中で，ごく少数のクライエントが大切な作業に従事しているのではなく，自分の周囲のクライエントも，それぞれが大切な作業に従事する環境がつくられることで，結果としてクライエントの間でも，「作業療法とは個々の大切な作業に焦点を当てる仕事である」という認識が定着し，面接評価を行うことや作業に焦点を当てることが当たり前の環境になってくるのである．

4 ▶考察

面接環境を整えるためには，単に面接評価に関する勉強や練習を行えばよいのではなく，作業療法士が大切にしていることを可視化することによってもたらされる他職種の理解や，クライエントの個々の取り組みの内容や病棟などの生活環境の変化，そして面接や作業に焦点を当てた実践の継続によって生じる作業療法士自身の気づきや成長など，様々な要素が促進的に影響し合うことが必要であると考える．

現在，面接環境を整備することに難渋しているというセラピストも，面接評価を行う環境を整備することのみを考えるのではなく，前述したように職場全体で勉強する環境づくりをすること，面接内容を目標やプログラムにしっかりと反映させ，それを評価表などで可視化すること，学びのなかで得た気づきや動機を次の学びにつなげることなどを大切にしながら少しずつ環境を変化させていってほしい．

しかし筆者がこれらの取り組みを実施することができたのは，まず大前提として，セラピストが興味・関心をもった理論や手技などに関して常に寛容な態度で学びを応援してくれた所属長の人柄が大きく影響していた．加えて，所属施設もまた，職員の自己研鑽に対して，出張扱いで研修会に参加することに寛容であった．このような体制を確立できているのもまた，所属長の努力によるところが大きいだろう．面接環境のみならず，若いセラピストが自身の専門性を見つめ，そのなかで発動した興味・関心をクライエントに還元する技術に昇華させることができる職場環境をつくるためには，セルフマネジメント（3章）やチームマネジメント（4章），管理運営（5章）など，様々な階層におけるマネジメントを並行して環境整備を行うことが必要であろう．

文献

1) カナダ作業療法士協会（著），吉川ひろみ（訳）：COPM カナダ作業遂行測定．原著第4版，大学教育出版，2007
2) ギャーリー・キールホフナー（著），山田 孝（監訳），石井良和，他（訳）：作業療法実践の理論 原書第4版．医学書院，2014
3) 中山和弘，他（編）：患者中心の意思決定支援―納得して決めるためのケア．中央法規出版，2012

（齋藤佑樹）

職場に作業を導入する⑤
子どもと家族の作業的公正への挑戦

→ p.44, 94

1 はじめに

　筆者は9年前に地方自治体病院に就職し，作業療法室を開設した．外来作業療法で発達領域の子どもたちの受け入れ，子どもや家族，子どもにかかわる人々の多様なニーズに応えてきた．医療に加え，「子どもたちが世界を変える」という使命感をもった「幸福追求型包括的支援事業所はびりす（以下はびりす）」を2015（平成27）年に併設した．多機能型福祉事業所（放課後等デイサービス，保育所等訪問支援，相談支援），地域交流Café，地域事業（コンサルテーション，研修，講演活動）など医療や福祉の垣根を越えた様々な事業を展開し運営している．1人の子どもに対して，外来作業療法から作業的公正にまで拡大していく包括的な取り組みについて報告する．

2 開始の動機

　筆者は幼少期より多動傾向があり，学校では着席が困難で問題児として扱われ，辛い毎日を過ごしてきた．筆者にとって，作業療法室に通ってくる子どもたちは自分の分身のようでもあり，多様な個性をもつ子どもたちが，地域の中で自己の存在意義を感じながら暮らしてゆける社会をつくりたいという思いは，筆者がこの職業を選択した大きな理由の1つであった．

　しかし，現在の医療リハビリテーション（以下リハ）の枠組みでは，子どもと家族の幸福を創造することは難しく，セラピストが子どもの問題や家族の主訴を解決する一方で，家族の主体的な子育てを奪い医療への依存を生み出していると感じる経験をした．

　子どもと家族が主体的に幸福を創造していくために，OBPを取り入れ，子どもと家族の意思決定に基づくリハの流れを試みたが，実際の生活は作業療法室には存在せず，子どもと家族をとりまく作業的不公正の壁は大きかった．作業療法が地域社会を巻き込んで社会をより良くしていくムーブメントを起こし，発展させていく必要性を強く感じている．また，筆者が所属している地域は過疎地でもあり，地域の子どもと家族は作業遂行上の様々な制約を受けている．たとえば，「子どもが作業療法に通いソーシャルスキルを身につけたが，その後交友関係を拡げていけるような地域のクラブ活動の場が少ない」，あるいは，「脳性麻痺をもつ高校生が外来CI療法に通い上肢機能が大幅に改善されたが，その能力を楽しく発揮する就労先がない」などである．そのような状況を変革する思考モデルを紹介したい．

3 実践方法と結果

1）思考モデル（ゴールデンサークル）

　ゴールデンサークルとはサイモン・シネックが分析した，キング牧師やスティーブ・ジョブズ，マハトマ・ガンジーなど，世界を奮起させ，変革した人たちに共通する思考モデルである[1]．このモデルはWHY-HOW-WHATの3つの円で構成され，人は「何を（WHAT）」ではなく，「なぜ（WHY）」に動かされるというものである．「なぜ」とは，自分の動機やビジョン・理念を意味し，この「なぜ」を中心に共感が生まれれば，人々を惹きつけることができるという考えかたである．筆者の所属するリハ科の信念は「年齢，性別，障がいの有無や程度に関わらず，HAPPYな暮らしを誰もが主体的に創造する」ことである．医療・福祉・教育・行政・子どもと家族・地域住民といった枠を超えて，「どうしたらできるか」を考え，「無いなら新しく創る」をモットーにしている．リハ科は，若

い職員により構成されているが，常に何かを生み出し情熱を失うことなく成長を続けている．

2）実践方法

筆者は，子どもと家族から表出される様々なニーズに対して，「私たち専門職は無力なので期待に応えるほどの力はないが，あなたと一緒なら期待に叶う環境を創っていくことにチャレンジすることができる」と伝えている．そのことで様々な取り組みが途切れることなく生まれ続けてきた（図1）．

はびりすは，ある母親の「障がいのある子がいても自分らしく働きたい」という思いがきっかけとなり設立された．社会福祉士の資格をもつ行政経験豊富な彼女が職員として加わり，みんなの思いが詰まった事業計画を文章化し，認可に必要な書類を整え，行政的な手続きを整えるなどセラピストの苦手とする役割を担い，2015年の春にはびりすはその産声をあげた．また，はびりすを利用する母親たちが幾人もパート職員として勤務しており，事業所全体をより良くしていくための工夫を重ねている．専門家だけではなし得ない，家族との協働がはびりすを誕生させ，日々の運営を支えている．

はびりすのもう1つの顔として，「地域交流Café」がある．そば打ち教室や草木染めワークショップなどのイベントを企画し，地域住民にも参加を募る．はびりすの中に地域交流Caféがあることで，子どもと家族が社会から離れた場所で福祉サービスの提供を受けるのではなく，地域交流Caféに参加してくる地域住民に紛れ込み，はびりすに居ながら社会参加を実現していくのである．

3）結果

はびりすが始動し，子どもたちが通ってくる毎日が始まった．フロア中には賑やかな声，はち切れんばかりの笑顔であふれ，子どもと家族にたくさんのストーリーが生まれ始めている．

はびりすで行われている音楽療法から派生したサンバの活動から，地域のパレードへの参加という新しい目標が生まれ，チームが結成された．子どもと家族が一緒に月曜marchéという市場へ出店する機会を得て，自分たちで作った商品を自分たちで店頭販売し，回を重ねるごとにいつしか月曜marchéの顔となり，今では地域になくてはならない存在になりつつある．はびりすを利用していただけの子どもと家族が，はびりすを飛び出して地域を巻き込み，そして巻き込まれながらつながりを深めている．

4 考察

作業療法士は，「作業療法士をできるだけ必要としない地域社会の構築」を理想として追求すべきであると筆者は考える．子どもと家族が自ら作業的公正を実現できる力を身に付け，より良い地域を創造する役割を果たせるような作業的存在になることが真の成果ではないだろうか．

文献
1) サイモン・シネック（著），栗木さつき（訳）：WHYから始めよ！―インスパイア型リーダーはここが違う．pp.44-61，日本経済新聞出版社，2012

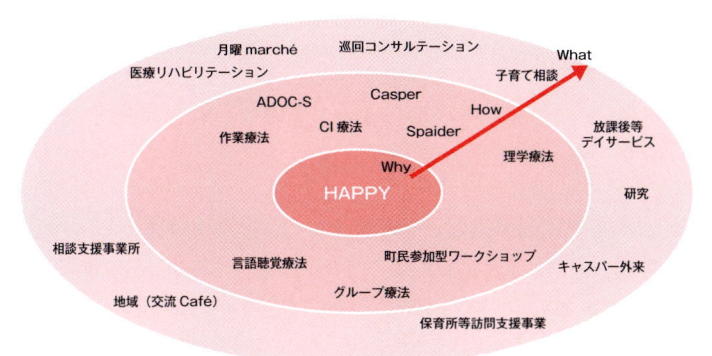

（山口清明）

図1 子どもと家族のHAPPYから始めるゴールデンサークル

職場内で作業を大切にする仲間をつくる①
人−環境−作業の整備

→ p.62, 66

1 はじめに

 回復期リハビリテーション(以下リハ)病棟に勤務して3年が経った頃,筆者はOBPについての知識や技術をもたず,自身の実践する作業療法(以下,OT)の目的がクライエントの心身機能とADLの改善で留まっていることに気づいた.OBPを学び,それを職場のOT部門で共有し実践につなげたいと考え,職場内での仲間づくりに取り組み始めた.

2 実践方法と結果

 当院OT部門は15名(リハ科全体では47名)で,半数以上は経験5年目未満と若かった.OBPを仲間とともに行うためには「仲間が実践に意義と価値を感じられること」と「実践しやすい周囲の環境を作ること」が大切だと考えた.戦略として,当院OT部門内の「人」や「物理的環境」,またOT部門外の「リハ科や他職種,および院外の人」や「職場のシステム」などに働きかけ,3年ほどが経過し一定の成果を得た.以下に実践内容とその過程,結果を示す.

1) OT部門主任への働きかけと作業療法士が集まる機会づくり

 まず,主任や先輩など部門全体に影響を及ぼす人たちに対して,筆者自身がOBPを学び実践しながらその意義や手法,効果について研修会の伝達や事例を通して伝え続けた.当時作業療法士同士でOTの専門性や個々の悩み,将来の夢や希望を語る機会は日常業務では少なく,OT部門への所属意識や共同体感覚は乏しかった.そこで,定期的に相互に交流する場が必要と考え,主任や先輩と話し合い勉強会と交流会をセットにした企画を年に3〜4回程度行うこととした.

2) ともに学べる場の提供

 OBPを学ぶ研修会に部門内の作業療法士と一緒に参加し,部門内でもその都度伝達を行い,評価法は一緒に実践し成果を話し合った.また,近隣地域で毎年1〜2回,著名な講師を招いた研修会を開催し続け,職場からも常に多くの作業療法士が参加しOBPが身近なものになり始めた.また,OBPにかかわる研究などにも複数名で参加し学びを深めた.これらの取り組みを通して,OT部門にとってOBPは身近なものとなり学びを共有できる仲間が増えはじめた.さらに,院外他施設にもOBPに関心をもつ仲間が多数存在することがわかり,それらの人たちと連絡をとり始め,10数名でOBPを学ぶ勉強会を立ち上げ,定期的にOBPについて語り合う機会をつくった.

3) 物理的環境の整備

①作業を行う環境整備

 当時,OT室には治療用ベッドと机,机上で行う手工芸の道具と材料程度しかなかった.そこで,OBPを行うために必要な備品(キッチン,園芸用プランター,畑,インターネット,パソコンなど)を整備した.

② OTを説明するためのツール

 クライエントにOTについて説明し作業療法士とクライエントの役割を伝え,クライエントの作業的な語りに耳を傾け,目標設定を共有するための面接について学び,実践することとした.その際,新人でも面接を一定の技術で行えるよう専用のバインダー(図1)を作成した.すると「OTについて説明しやすくなった」「クライエントとの協業姿勢を示しやすくなった」との声が聞かれるようになった.こうして,OT室に置かれたバインダーの存在がクライエントと協業するための面接の重要性や作業を扱う専門職であることを訴え,

臨床場面だけでなく学生や後輩指導にも活用された．

取り組み開始から1年後，OBPの存在や意義がOT部門内に徐々に浸透しはじめ，実践も変化し始めた．理学療法士など他職種からは関心や賛同が得られる一方で，「作業療法士が身体を見なくなった」「作業療法士が趣味に走り始めた」などの声も聞かれはじめた．

4) 院外施設への発信

近隣で定期的に開催されていたリハスタッフ交流会でOBPについて事例報告を行ったところ，来賓の医師が強い関心を示し，多くの他施設職員から好評価を得た．当院の技師長やリハ科長（ともに理学療法士）も参加しており，この日をきっかけに院内の他職種からも実践への承認が得られ始めるようになった．

5) 院外へのOTの展開と手続き作成

OT実践では院内でできることが限られるため積極的にOT室外へ出て行った．院外（クライエントの自宅や店舗，公共施設など）で積極的にOTを行えるよう主治医や師長の許可を得るための外出訓練計画表を作成して許可を得る手続きを簡略化した．院外でのOTから笑顔で帰ってくるクライエントを他職種は目の当たりにし，他職種も訓練室外で練習を行い始めた．

6) 事例発表や成功体験の積み重ね

OBPにより成果が得られる事例が出始めたため，実践を振り返り成功体験を強化し次につなげることを目的に，事例発表を行えるよう協力した．3年間で6名が36事例の報告を行った．院内外の学術集会や学会で賞賛される報告もありOBPが強化された．また，リハ科内でもOBPを報告する機会を定期的につくり，他職種に対してOTの実践内容や考えかたの可視化を工夫した．

こうした様々な取り組みを重ね，OBP実践について院内外にも発信を行い続け3年が経過した．近隣の施設から当院のOT実践が注目され，何人かの作業療法士が勉強会などの講師として招かれる機会が増えた．院内でのOTの専門性の理解も深まり，技師長からは「これからのリハは，まずクライエントの人生や生活を作業療法士が把握し，それに必要なことを各職種が担うべきだ」

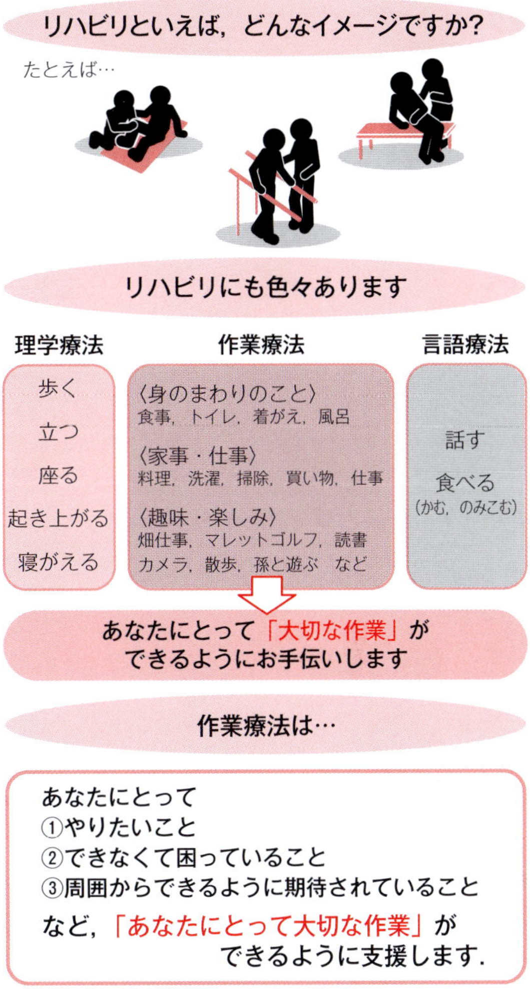

図1 OTを説明するためのバインダー

と言われるまでに至った．

3 考察

OT部門内においてはOBPへの理解を求めるうえで，説得や説明よりも「一緒に学び一緒に行う経験を増やす」ことを心がけた．目の前のクライエントについて一緒に悩み，事例報告を一緒に行い，同じ時間を過ごし思いを語れる場をつくることに力を注いだ．OBPによる事例の変化や事例報告を通して得た他者の賛同など小さな成功体験の積み重ねと，仲間とのつながりのなかで感じる一体感が成長につながり，院外の承認など周囲の環境の変化が相乗効果をもたらし，OBPへの取り組みを推し進めることができたと感じている．

（中塚 聡）

職場内で作業を大切にする仲間をつくる②

OBP勉強会の立ち上げ

→ p.58

1 はじめに

職場の作業療法（以下，OT）部門で作業の大切さを理解し，臨床に生かしていくために，OBP勉強会を立ち上げた．勉強会では事例検討会を行ったり，既存の院内研修を活用したり，様々な方法を取り入れた．その取り組みや勉強会を通して変化してきたことについて報告する．

2 開始の動機

筆者は入職してからの数年間は治療技術を身につけたいと思い，多くの研修会に参加したり，動作分析の練習を行っていた．特に急性期病院の勤務ではクライエントにとって理学療法（以下，PT）やOTの専門性の違いは重要ではないと感じることもあった．しかし，臨床で作業療法士は上肢機能の改善や日常生活動作への介入担当というイメージを与えられることには違和感があり，OTの専門性や説明を満足にできないことに悩んだ．OBP実践を通して，クライエントや家族の希望を実現する介入を継続したいと思うようになってからは，さらにOTの可能性や専門性を知りたいと思うようになった．

職場の変化をスタッフ全員が必要だと感じている環境ではないが，作業を大切にした実践経験を職場のスタッフと共有したい，知識や共通認識が増えていくと臨床に自信がもてる，OBP実践が行いやすい（働きやすい）環境にしたい，と考えた．そこで，1人よりもチームで取り組むほうが環境をより良く変えることができ，効果的で効率的な変化を起こせるのではないかと思い，院内で勉強会を立ち上げることとした．

3 実践方法と結果

1) ランチタイムOBP勉強会の立ち上げ

院内では新人教育の一環で症例発表を行う機会はあったが，OBP勉強会は初めての取り組みであった．業務後は短時間勤務のスタッフが参加できないことや，家庭の事情などもありスタッフが集まりにくいと考え，多くのスタッフが参加できるランチタイムを活用した．勉強会は事例検討会を主とし，日程はOT部門のスタッフ全員に連絡し，参加者を募った．事前に大まかなクライエント情報や検討事項を共有し，臨床場面を見学したり，イメージしたりできるようにしていた．勉強会の成果はすぐには表れない，数値化などの客観的な指標にすることも難しいと感じていた．そのため，事例を提示するスタッフとは検討会の目的を確認し，クライエントの大切な作業についての情報を一緒にまとめた．参加者には治療的介入についてではなくクライエントの作業ができるために必要な支援やOTの役割をディスカッションするように求めた．活発な意見交換や代替案の提示により参加者の介入手段が増えること，アイディアの共有ができることをイメージしたが，実際は思うように意見が出ないことも多かった．

また開始当初，スタッフのなかにはクライエントの希望を実現することだけがOBPであると理解しており，想いを引き出せない面接は失敗と捉えることも多く，「目標共有するにはどうしたらいいか？」「面接のコツや手順が知りたい」などの方法を求められていた．勉強会を通して，スタッフ間でも「作業」の捉えかたの違いがあること，診療時間を面接のみに費やすことへの不安などOBPの障壁がスタッフ自身にあることが理解できるようになった．

2) 勉強会・院内研修会の活用

ランチタイムでは時間が十分に足りず，知識の充足のために既存の勉強会や院内研修会を活用することにした．開始当初は「OBP」という言葉は耳にするが，実践にはつながっていないと感じるスタッフも多く，OBPに関する知識や理論の学習会，文献抄読，ADOCの紹介などを行った．テーマは事例検討会で挙がった質問や参加者の不安を取り上げた．

さらに，院内研修会では全セラピストを対象として企画することができ，他職種にOTの理解をしてもらう機会と捉えた．研修会の運営スタッフはOBP勉強会メンバーに協力依頼し，研修のテーマや内容をともに検討した．テーマを決める際は，運営スタッフが学びたいことだけでなく，参加者や職場にどのような変化が起こることを期待するのかを意識し，繰り返し勉強会の必要性や研修会の意味と目的を確認した．

また，すぐに実践できるように研修会の内容は講師の講義だけでなく，院内の事例検討を取り入れ参加型のワークショップを行った．研修会後は，他職種からクライエントの作業に関する面接を作業療法士に求める場面が増え，目標共有や意見交換の場でクライエントの作業の背景，想いも踏まえてかかわることが可能になった．

3) 院内外への発表

事例をまとめていく過程では，成果が得られたことだけではなく，十分に支援できていなかったことにも気づき，自身の考えていたことを何度も振り返ることになる．この過程はつらいと思うこともあるが，それ以上にクライエントとのかかわりのなかで大切にしていたことにも気づくことができ，OTに自信がもてるようになる．そのため，スタッフには院内の事例検討だけでなく，院外の勉強会や学会で発表するようにサポートした．抄録や発表資料の作成に協力し，プレ発表で院内スタッフからアドバイスを受けるようにした．事例をまとめ，発表する経験をしたスタッフは，新たに発表を行うスタッフのサポートに回るようになった．また，学会参加後の伝達は日頃から発信しているスタッフではなく，意図的に後輩に依頼し，様々なスタッフが発信するようにした．学会参加者や発信する仲間が徐々に増え，経験年数に関係なく，作業療法の専門性を考えたり，伝えたりする機会を院内でつくることができた．

4 ▶ 考察

たくさんの理想をもって勉強会を立ち上げた．院内勉強会を始める目的は明確だが，勉強会自体の成果は数値化しにくく，すぐには変化が出ない．そのため，勉強会を立ち上げる際も，立ち上げた後もどのように成果を測ることができるか，本当に必要なことをしているのかという不安や焦りが常にあった．また，院外勉強会とは異なり勉強会に参加するスタッフ全員がより良く変わるために協働してくれるとは限らない．しかし，1人よりもチームで取り組むほうが効果的で効率的な変化が起こせるのではないかと思い行動をした．

院内勉強会を立ち上げ，継続していくなかで大切にしたことが2点ある．1つめは具体的な目標（理想）を描くこと．当然かもしれないが，目標が具体的であればあるほど課題は何か，やるべきことは何かが明確になる．勉強会のメンバーとは，期待する結果や理想を話し合い，課題を確認する過程を繰り返した．2つめは柔軟に手段や方法を変えることである．院内勉強会の立ち上げも事例検討の進行も初めてのことでもあり，参考にすべき前例や成功例がなく，どのようにすることが正解なのかわからなかった．しかし，試行錯誤しながら何度も方法を変え，職場スタッフの意見を取り入れたテーマにすることで皆を巻き込むことを意識した．

継続している今も不安や課題は尽きないが，OTの実践における悩みや楽しさを職場のスタッフと共有できるようになっていることに改めて気づくことができた．作業を大切にする仲間づくりを通して，筆者自身が最もOTにやりがいを感じ，臨床が楽しくなっていった．今よりもOT部門のスタッフが作業療法を楽しむことができ，やりがいを感じる環境により良く変化していけるよう努力したい．

（西尾絵里香）

職場内で作業を大切にする仲間をつくる③
上司と作業で語る関係性をつくる

→ p.36

1 ▶ はじめに

　上司の理解や協力を得られないから，OBPを実施できないという悩みをよく聞く．上司には上司の責任，そして展望と経験がある．私たちは上司に貢献し，新しい経験の機会を提供することができる．以下に，十分に練り込んだ戦略を効率的な戦術で，時間をかけて変化を起こした方法を述べる．

2 ▶ クライエントが作業で語る仲間になる

　医療福祉の専門職であっても作業療法に対する誤解は存在する．しかし，作業療法のクライエントが選択した作業によって変化していくのと同じように，周囲の認識は必ず変わる．また，上司が作業で語る仲間になるためには，チーム以外のメンバーが鍵を握る．そのためクライエント，家族や外部者の方々に作業に焦点を当てたチームマネジメントへ協力してもらうことが必要不可欠である．クライエントと家族の場合，学会発表やメディア出演の際に個人情報保護の同意を得るときがチャンスである．

　「個人的な情報を公開することは，あなたにとって利益はないでしょう．私は今回の支援を他の病院，施設にいる方々にも届けたいと思っています．しかし，漫然とした治療や訓練が習慣化していると，難しいと感じるかもしれません．今回もあなたに対しスムーズに支援できたわけではありません．でも身体をより良くして，その人らしい生活を支援したいと誰だって願っています．経験したことがないから成功イメージが起こりにくいのです．イメージさえ描くことができれば，やってみたいと思うはずです．あなたの協力によって一歩を踏み出そうと思う支援者たちのために，そして自分らしい生活を取り戻したいと願っている患者さんや利用者さんのために，ご協力をお願いします」

　上記の提案は作業に焦点を当てた実践で成果を出していることが前提になるが，一事例でも経験があれば積極的にクライエントや家族に協力を要請すべきである．発表などに際して同意を得る説明の過程こそ，クライエントが解釈するためのサポートになる．筆者は，レジメを渡して読んでもらった後に説明することもあった．

3 ▶ チームメイトが作業で語る仲間になる

　クライエントが作業について語り出すと，チームメイトも作業へ視点が向かっていく．そこで次のステップへと進む．成果の出た治療，支援はできるだけ学会で発表をした．学会発表の目的は社会貢献にあるが，発表後に職場で開催される報告会も大事である．私たち作業療法士はチームメイトと協業して作業に焦点を当てた支援をしているが，私たちの意図は十分に伝わっているわけではない．プロセスを説明するときに最も重要なポイントは，結果が現れたのは責任を請け負った上司とチームメイトによる協業のおかげだと強調することにある．そのことを踏まえて学会の発表資料と職場の報告会資料を作り直した．専門用語をわかりやすく説明するだけではなく，チームメイトが支援の過程でどのように貢献したのか詳細に解説した．つまりチームメイトが主体的に行動したことによる成果を明確化し，支援過程を理論や根拠を用いて支持した．

　自分の発表と同時に，チームメイトが演者となるよう働きかけた．賛同してくれるチームメイトは少ないが，彼らの理想へと近づけるための貢献ができれば，全体は少しずつ前進する．抄録や発

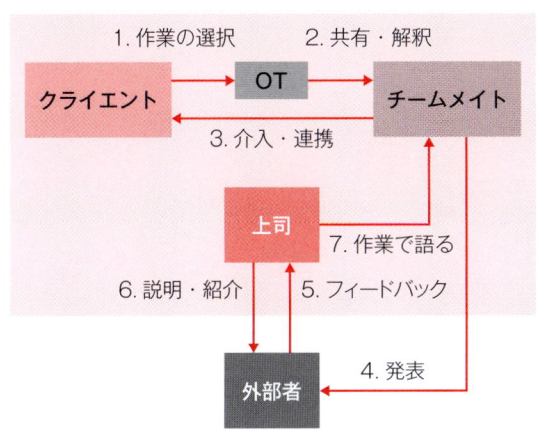

図1 上司が作業で語るまでの経緯

発表スライドを作成する過程は，方向性や視点を共有する手段としても効果的である．発表の時間は10分前後だが，準備に取り掛かる時間は数か月にわたる．疾病管理や予防に焦点が当たった目標やプロセスを否定せずに，作業へと置き換える．

4 ▶ 外部者が作業で語る仲間になる

発表を繰り返していると，他施設から見学者が訪れることがある．見学者に作業療法の目的と実践のプロセスを説明する場合は，同席する職場の上司などを意識した．作業に焦点を当てた実践報告が増えるとメディアから取材を申し込まれることもあった．新聞や雑誌の記者，テレビアナウンサーなどから取材依頼があった場合，まず取材の目的を確認している．記事掲載や放映を通じて，どのような社会貢献を期待しているのかを彼らに逆取材した．取材目的はその人らしい生活支援を社会に広げるためというものが多かったので，その目的を実現する効率的な方法はできるだけ多くの職種から取材をすることではないだろうかと提案した．また，それぞれの職種が専門技能を高め，信頼と責任に基づいた役割分担によってクライエントの希望が実現していることを説明した．作業療法への取材であっても，チームメイトそれぞれの存在意義を再確認できる機会になるようテーマをチーム連携に変更してもらうようにお願いすることもあった．記者の作業を実現しようと本気で協力していれば，結果的に互いが利益を得ると考えていた．

5 ▶ 上司が作業で語る仲間になる

これまで述べてきた流れのように，3か月後に成果が現れ，クライエントと家族に同意を得て6か月後に学会発表し，9か月後にはチームメイトが視点を変えて別の学会で発表し，12か月後には施設見学者が現れ始め，24か月後には外部の人々が取り組みを紹介するといったことをイメージした．24か月以降は上司や管理職が外部の見学者に対して，専門用語は使わずに作業に焦点を当てた実践の目的と効果について説明をするようになった．計画を立てないまま24か月が経過していれば現在の状況にはなっていなかっただろう．

御立は，情報を統合して意思決定する力と人と組織を動かして結果を出す力は，経験の蓄積が必要だが意識して経験を積む必要があると述べている[1]．最も重要で初めにするべきことは，到達目標を明確にすることである．

6 ▶ まとめ

上司は理解しないのではなく，できないと考えたほうがよい．私たちは理解できるように作業療法士として支援してきた．理解には段階と協力者が必要不可欠であるため，焦らず感情的にならず，目標と計画を明確にしてきた．

まずクライエントが作業で語るようになると，チームメイトが作業に関心をもつようになる．チームの視点が作業に当たっていると外部者が評価し始める．そして最後に上司が作業で語る仲間になる．このような流れが理想である．

伝えたいことをうまく伝えるには，相手にイメージを伝えるのが効果的である．しかしこのイメージは経験を通じないと得られないと畑村は述べている[2]．つまりチームや上司に伝わらないのは自分に工夫が足りていないのである．

文献
1) 御立尚資：使う力—知識とスキルを結果につなげる．PHPビジネス新書，PHP研究所，2006
2) 畑村洋太郎：組織を強くする技術の伝え方．講談社現代新書，講談社，2006

（上江洲　聖）

作業環境を整える①
物品管理, リスク管理

◯ p.78

1 はじめに

　本項では，作業を大切にした実践を行うための環境整備に関して，回復期リハビリテーション（以下リハ）病棟に勤める筆者の立場から，物品の保守管理とリスク管理について報告する．

2 開始の動機

　人が作業を行うとき，環境との相互作用は常に存在しているため，クライエントにとって有益な作業療法を行うために環境整備は重要である．加えて，私たちは様々な物品を使用する．個別性の高い作業であれば，使用する物品はクライエントによって違うため[1]，様々な作業を経験できる環境が重要である．しかし物品によっては，リスク管理が適切になされていなければ重大な事故につながるものもある．料理中の創傷や熱傷，掃除中の転倒など，常にリスクと隣り合わせであるため，クライエントに合った作業の行いかたで練習しながら，生じうるリスクに関しても管理していく必要がある．

　筆者の所属する病院でも様々なリスクが発生し，各々の管理担当者の配置や定期的にチームリーダーが話し合い問題に取り組むことになった．

3 実践方法と成果

　当院は，病床数150床に対して50名超の作業療法士が在籍し，作業療法スペースでは機能訓練以上に料理や掃除などの家事，クラフトや裁縫などの余暇活動において，様々な物品を使用した多様な作業療法が展開されている．使用する物品は電気刺激装置などの医療機器，掃除機や布団のような大きなものから裁縫針のような細かいもの，調理食材といった消耗品まで幅広い．これらを用途や場所に合わせて整理整頓できていなければ，必要物品の紛失といった問題だけでなく職員の業務効率低下，経営陣からの購入規制など，様々な要因が間接的に影響して作業療法の質を落としかねない．また，当院では調理練習の機会が多く，包丁などに関しては，クライエントに危険が及ぶこともあるため，取り扱いのためのシステムが必要となっていた．こういった種々の点を踏まえて実践してきた物品・リスク管理について記載する．

1）物品管理

　購入：当院リハ科はチーム制をとっており，作業療法部門は6～8名のチームに対して1名のチームリーダーが配属されている．必要なものはリーダーレベルで情報を集約し，それを上席が経理部門に申請するといったピラミッド構造をとっているが，ある程度必要性の高い消耗品（調理食材や自助具作製材料等）に関してはルールのもとリーダーレベルで判断できるようにしている．購入にかかった金額は，作業療法部門全体の合計として集計し，定期的な職員へのフィードバックを通して無駄のないかたちで購入と消費ができるようにしている．

　定数化：以前は必要な食材を各担当者が個々で購入していたため，1回で使い切らないような調味料や保存食材が余ったまま消費期限になり，廃棄してしまうことがあった．それを受けて，使用頻度の多い食材に関しては定数化を図った．その後は支出の減額に成功した．

　保守：血圧計や電気刺激装置を日々数十名の療法士が使用しているため，置き場が乱雑になるだけでなく紛失や破損が起きやすい．こういった共用物品は一つ一つ置き場を明示し，使用する際は自身の名前が書かれてあるマグネットと交換する

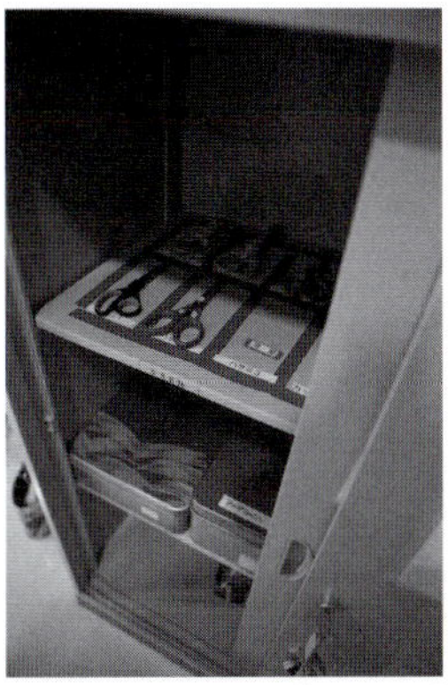

図1 刃物管理棚におけるマグネット管理

ことで現在誰がその物品を使用しているかわかるようにしている．特に，ハサミや包丁，裁縫セットなどの刃物はクライエントが容易にアクセスできないよう鍵付きの棚で管理している（**図1**）．

これらが紛失することはあってはならないため1日の終わりに点検し，所在不明なものはその日のうちにスタッフ総出で捜索することとしている．医療機器・刃物以外に関しては，もう少し頻度を落としたチェック体制としている．たとえば台所周囲は週に2回持ち回りでチェックリストをもとに，余剰食材や清潔面について確認している．また，月に1回医療機器・刃物・食材以外の，作業療法部門にある全ての物品をチェックしており，いつでも使いやすい状態でクライエントの作業を支援できるよう取り組んでいる．こういった物品は，一定のカテゴリーでまとめてチームごとに係を割り振っており，スタッフ全員が責任感をもてるよう意識したシステムにしている．

2）リスク管理

クライエントの望む作業のうち，家事や外出などのIADLでは特にリスク管理が必要である．掃除では，畳の上で足を滑らせてしまうことや掃除機のコードが足に絡まってしまって転倒，外出では小さな石や不整地に足をつまずかせてしまって転倒することなどが起こりやすく，調理では，火を使うことや液体などの入った食器類を持ち運ぶこともあり，様々な視点から考慮する必要がある．当院では月に一度，こういった作業療法中に生じやすいインシデントについて危険予知トレーニングを実施している．それ以外にも調理訓練時には企画書を作成し，起こりうるインシデントに対して予測精度を高めるために，理学療法士，言語聴覚士からもリスクに関してアドバイスをもらうようにしている．この企画書には，食形態や食前の血糖チェックの有無などに関する確認欄があり，万一クライエントに関する情報をとり忘れていても，確認しなければ次の手順に進めないような書式にしてある．これらの項目は，過去のインシデントレポートを参考に再発予防のために随時改訂している．その結果，インシデント件数は減少している．

上記の，物品の購入や保守管理，それらを安全に作業療法介入に生かす取り組みを報告した．まだ成熟していないシステムもあるが，より良い作業療法環境を整備するために改善を続けている．

4 考察

本項では，医療機器から機能訓練物品，ADL/IADL練習のための物品などに対してどう管理しているか，それらを効果的にクライエントの支援に生かすためにリスク管理をどう実践しているのか記載した．

インシデントが発生したときにその対策として新たに組み込んだシステムや，スタッフから挙がる意見や思いを実現するために個人レベル，リーダーレベル，それ以上の職位で話し合い，より運用しやすいものに変更しながら現在の管理体制がある．筆者のここまでの経験ではあるが，未来を予測し，はじめからあらゆる物品が準備された環境，全てのリスクを想定した盤石なシステムをつくることは不可能であり，上層部のみの一部の人間で現場のことを考えていくことにも限界がある[2]．誰もがマネジメントに参画し，クライエントにとって有益な作業療法サービスが展開できるよう，柔軟に対応していけるシステムづくりが重要であると考える．

文献

1) カナダ作業療法士協会（著），吉川ひろみ（監訳）：作業療法の視点—作業ができるということ．pp.9-11，大学教育出版，2000
2) P.F.ドラッカー（著），上田惇生（編訳）：マネジメント—基本と原則．エッセンシャル版，pp.73-136，ダイヤモンド社，2001

（河原克俊）

作業環境を整える②
急性期で作業に取り組むための救急・救命管理

→ p.36, 78

1 はじめに

　米国心臓協会（American Heart Association：AHA）は急性期医療において，リハビリテーション医学を履修した内科医や神経内科医のもと，看護師，作業療法士，理学療法士，言語聴覚士による多角的なケアが理想であり，推奨されると述べている[1]．このように，医療の枠組みの中で，作業療法士も比較的早期からクライエントへの介入を求められる．

　早期介入を行う場合，クライエントの生活の場は一般病棟ではなく，ケアユニットになることが多い．ケアユニットとは，配属された職員が，クライエントの看護・介護・要望・苦情に迅速かつ柔軟に判断・対応ができるよう小規模化されたサービス形態をいう．救急・救命管理の場では，Intensive Care Unit（ICU），Coronary Care Unit（CCU），Stroke Care Unit（SCU）などが有名である．これらの場では，クライエント1人に対し，医師や看護師が一般病棟よりも高い比重で配置される．

　一般的に，作業療法は「生活期を対象としている職業」というイメージがあるが，AHAのガイドラインにもあるように，救急・救命にかかわる時期においても作業療法を求められることが多い．

　本項では，「作業」を介入手段とする作業療法士がどのように救急・救命場面で振る舞い，そして自らの優位性を示すことができるのか，といった点について筆者の経験に考察を加えて述べてみたい．

2 動機

　筆者は，特定機能病院で2003〜2016年の13年間にわたり勤務した．この期間は身体障害領域において，一般的に脳卒中や整形疾患を主戦場としてきた作業療法に対し，他の医療職種から「内部障害」への参画を促された時期でもあった．筆者は，そのなかで心臓・呼吸リハビリテーションに対する興味をもち，その分野で救急・救命にかかわるケアユニットの活動を開始した．

3 実践方法（経過）と結果

　ケアユニットのクライエントを担当することとなった当初，第一の障壁となったのが，コミュニケーションをとるための医学言語の問題である．学部における従来の作業療法カリキュラムにおいて，医師・看護師に比べると一般医学の知識が明らかに少ない私たちは，彼らに直接的に伝えられる言語をもっていない．私たちが行う評価の内容も身体面，活動・作業・参加に関するものが大半を占め，それらの評価における数値や観察内容自体が，救急・救命を目的とする彼らにとって必要な情報であることは稀であった．そこで筆者は，「作業療法」を医師や看護師に理解してもらう以前に，彼らが欲している医学的な情報を提供できる者として，医療圏域の中枢である彼らに認知してもらうことを第一の目標とした．

　そのために，疾患の知識，看護記録・温度板の見かた，心電図，血液データ，薬剤の効能・副作用と容態と用量の関係などについて，看護学生や臨床に出たての看護師，研修医がよく利用する書物により学習を開始した．以前はたとえば，「○○さんのリハビリテーションを担当させていただきます．上下肢もBrunnstrom Recover Stage Ⅲと麻痺のレベルも安定しています．安静度に変化はありますか？」といったリハビリテーション前の情報収集に対し，「特にないです」といったように相手にされていなかった医師・看護師の反応が，「○○さん，昨日午後から，ノルアドレナリンが

中止になって，ドパミン・ドブタミン中心の管理になっていますね．尿量も確保できてきていますし，意識のレベル徐々に改善しています．基本動作時の呼吸状態やバイタルも安定しています．麻痺の増悪もなく，状況も安定していると考えますので，少し安静度を上げていきたいのですが，いかがですか？」と情報収集を行うと，「寝返りや頭を上げた際のバイタルの変動ってどの程度ですか？」といった質問が返ってくるようになった．

このような反応の変化は，私たち作業療法士のことを，彼らが救命を行う「大切なクライエント」を預けることのできる個人もしくは職種と認知してくれた結果といえる．そうなることで，クライエントのニーズに合わせて，手段的な作業活動や目的的な作業活動を導入し，安静度を拡大することができる．もちろん，作業療法の本分であるアプローチを進める際も，呼吸・バイタルサインの経過は常に医師・看護師に報告し，彼らからの追加オーダーを引き出し，それらに対応していくことが大切である．

また，筆者は心臓リハビリテーション指導士など複数の職種間で共通の資格を取得したことで，作業療法士としての立場からの情報を提供できるようになり，動作時のアセスメントについて，医師や看護師から質問がくるようにもなった．このような手続きを繰り返すことで「クライエントのニーズを安全に叶え，日常生活動作や安静度を拡大してくれる職種」という認知が医師や看護師の間で広がった．

そのようななか，筆者の担当ではないクライエントについて，医師や看護師，そして理学療法士から「予後半年以下の70歳代の女性だが，人工心臓を装着しているためICUから出ることができない．彼女のニーズを叶えるために力を貸してほしい」という相談を受けた．これは，他の医療職種が作業療法の本質を理解し，そのサービスの効能を確信したからこそである．筆者は，その女性の入院前の趣味であった「ランの世話」をICUで再獲得することを目的に，リスク管理を行いながら人工心臓着用下での座位や道具を使用するための上肢アプローチを行った．同時に，ランの植わっている土を焼き，ラップでコーティングするといった工夫をすることで，ICUに生花を持ち込むことを可能とし，女性は日々の世話とそれに纏わる日記を作成することができた．

4 ▶ 考察

私たち作業療法士は作業の専門家であり，作業を用いることが生業である．しかし医療現場，特に救急・救命にかかわる環境では，作業の成就よりも大切なものがある．そのような場で，「作業療法士がやりたい仕事」ではなく，「作業療法士に求められる仕事」をまずは実践し，医師や看護師にクライエントを任せてもらうことが先決である．

そのためには，適切なコミュニケーション手段の獲得が必要である．具体的には，「相手の言語で作業療法を説明できること」が重要と考える．これが成し遂げられれば，救急・救命の場でクライエントを任せてもらえるだけでなく，クライエントの幸せを広げられる職種であることを証明できる可能性がある．そのためには，医学に関する基本的な知識は必須であり，作業療法を行ううえでのリスクマネジメントも意味をなすといえよう．

しかし，リスクマネジメントは重要であるが，そればかりに傾倒するとクライエントが幸せになれる可能性を狭めることにもつながる．特に，クライエントに明確な予後があった場合，リスクマネジメントを優先し何も行わないのか，あるいは，多少のリスクを負ってでもクライエントの意味のある作業を成し遂げるのか，という二者の選択を迫られる．この場合，他の医療従事者，そしてクライエント本人・家族を含めて相談し，皆が意思決定を行い，共創・共業していくことこそが極めて重要である．

文献

1) Winstein CJ, et al：Guidelines for adult stroke rehabilitation and recovery. A guideline for healthcare professionals from the American Heart Association/American Stroke Association. Stroke 47：e98-e169, 2016

〔竹林　崇〕

作業環境を整える③
お金をかけずに書類システムを効率化する

→ p.84

1 はじめに

　作業療法士は多大な業務に追われており，これらの業務を効率化することは多くの作業療法士の目指すところである．近年，IT技術の進化により，様々な業務が効率化されている．しかし，外部システムの発注となるとそれらは例外なく高額となる．ここでは，筆者がシステムの効率化（特に書類業務）について安価に行った取り組み，簡易的なExcel®の操作について紹介したい．

2 開始の動機

　筆者の病院は電子カルテを使っていない．定期的な評価表やリハビリテーション総合実施計画書，サマリー，クライエントの退院後の自主トレーニングや介護指導など様々な書類作成が業務を圧迫していた．また，ルールはあるもののカンファレンスの記録内容や検討方法がまちまちであり，書類を含めて，クライエントの情報を多職種で効果的に共有できていなかった．書類業務を効率化することは職員が他の業務に取り組む時間をつくり出し，質を上げる一助になると考えた．

3 実践方法と結果

1) 評価系書類業務の効率化

　作業療法士は毎月のタスクとして，クライエントの評価表，総合実施計画書の書類が存在し，それと別に退院時サマリーの作成をしなくてはならなかった．これらの書類は多数の項目で重複しており，電子化により容易に改善可能であった．つまり，1つの書類に記入すれば同項目は自動的に入力されるようになる．筆者は以前の勤務先でExcel®を利用した書類業務効率化を実施した経験があり[1]，当院でもそれを行うことにより業務整理ができるのではないかと考えた．他の製品ではなくExcel®を採用した理由は全てのコンピューターにデフォルト（初期設定）で採用されていたためであった．しかし，カンファレンスや総合実施計画書は多職種が関係するため，作業療法部門のみで片づく問題ではなかった．よってカンファレンスも絡めてこの問題に対処することとした．

① CIPの設立

　カンファレンスをより効果的な情報共有の場とするために病院管理者にCIP（conference innovation project）の設立を上申し，認められた．CIPでは各職種の評価用紙，カンファレンス用紙を自職種で使いやすく，多職種で効率的に情報を共有できる用紙にした．そして，書類を作成する工程を減らすため，カンファレンスが終了すると，リンク機能により自動的に総合実施計画書が作成されるようにした（図1）．これらの書類は院内ファ

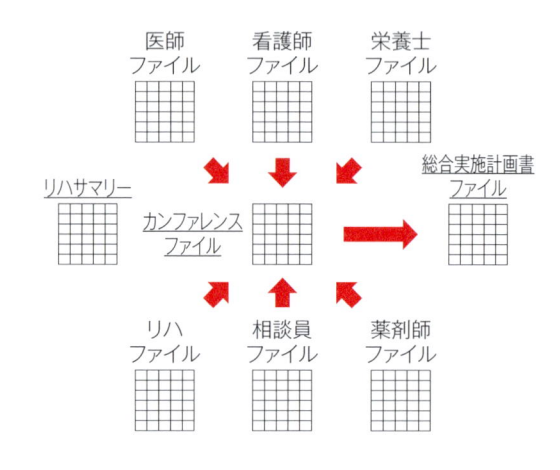

図1　当院のカンファレンスシステム
各職種のファイルを記入すると，下線を引いているファイルの内容がほぼ自動的に入力される．たとえば，カンファレンスファイルは各職種のファイルに記入すれば，あとはカンファレンス時にチームの方針や退院先などを入力するのみで総合実施計画書ができる．

イルサーバーに蓄積されセキュリティ的にも自動バックアップされるようにした．なお，作業療法部門の評価項目として面接はもちろんのこと，総合実施計画書作成のための FIM や AMPS，老健式社会能力評価指標や当院独自の IADL（公共交通機関など）の評価が採用されている．

②Excel®のシステム作成

CIP で大よその内容が決定した後，Excel® でシステムを作成した．初心者のために説明をすると，Excel® のファイルはブックと呼ばれ，それを開くと通常出てくる画面をシートと呼ぶ．このシートはデフォルトで3つ存在する．1つの枠をセルと呼び，縦を行（1，2と書いてあるほう），横を列（A，B，と書いてあるほう），これらを利用していくことになる．

・各評価表のデザインを決定する

各評価表は A4 サイズ1枚（評価1回分1シート）に収まるようにデザインした．筆者が注意したことは後々の調整をしやすくするために列幅を少なくし，列を多めに入れ（目安は A4 サイズで A～Z くらい），セルの書式設定のなかのセルの結合を多く利用することである．枠が決まれば会議で挙げられた評価項目をそれぞれに見やすいように割り振る．

・関数やリンクの設定

Excel® の関数やリンクなどの機能は非常に有用である．筆者がよく使う機能は，自動計算や文字列を利用するための「関数」（IF，SUM，CONCATENATE など），誤作動を防止する・プルダウンを利用するための「入力規則」，自動的に入力情報を飛ばすための「リンク」（¥ファイル名！シート名）である．これだけでも有用な書類が作成できる．成書で上記キーワードを調べ，その機能を理解してほしい．また本システムは，筆者の過去の報告で詳細に示しているので参考にしてほしい[1]．

③経過

発足して1年ほどでシステムは完成し，結果として書類作成の工程数は減少し，CIP は解散した．なお，当院ではリハビリテーション科のレセプト管理システムも Excel® で行っている．

2）退院時指導書などの書類

他の書類でも効率化を行った．代表的なものが退院時指導書である．作業療法士のなかに多大な時間をかけて，退院時に渡すための，長編で非常に見栄えの良い自主訓練や介護方法の指導書を作る者がいた．しかし，筆者は訪問作業療法の経験からその多くが使われていないことがある程度わかっており，調査をした結果，指導書が必要でないケース，またはそこまで詳しく記載しなくともよいケース，典型的な指導が多い（脱臼肢位の注意など）ケースが判明した．また，「回復期において，退院後に必要なことがあれば，退院時指導書が必要ないぐらいに入院中に習慣化すべきである！」という管理者（筆者）の考えもあり，指導書作成には事前申請，典型的な指導内容のひな形作成を行った．プロジェクトメンバーからは退院時指導に関する書類の工程数は減少したとの報告がなされた．しかし時間が経過すると，また自身で報告書を作成するスタッフが出始める．このような現象は他でも起こるが，なにが本質なのかを教育することも重要であり，繰り返される事案に対し再度システムそのものを検討中である．

4 ▶ 考察

本項で紹介したことは作業療法の技術ではないかもしれない．しかし，「カネ」という資源ではなく「ヒト」の技術という資源を活用した重要なマネジメントスキルである．書類が効率化されることによる費用対効果は大きい．今回紹介した内容も，効率化されることにより作業療法士のみならず，多くの職種が恩恵を受けている．ほぼ全ての職場に共通して起こり得る書類業務の効率化を解決し組織に貢献することは，作業を大切にする実践の1つの壁を破る大きな一助となると考える．

文献

1）澤田辰徳，他：Excel を利用した記録効率化の試み．OT ジャーナル 42：882-886，2008

（澤田辰徳）

作業環境を整える④
職員の作業を大切にする

→ p.80, 82

1 はじめに

管理者はクライエントの大切な作業を支援すると同時に，職員の大切な作業も支援しなくてはならない．ここでは，筆者の病院における労務管理方法の一部について紹介したい．

2 開始の動機

筆者は様々な施設に勤務し，作業療法を取り巻く業界の労務状況を経験してきた．そのなかで，私たちの業界は他業種と比べて労務管理に非常に疎く，サービス残業やメンタルヘルスの不調の対策が弱いと感じるようになった．その後，大規模部門の管理者となり，これらのマネジメントが必要であると感じ，対策に取り組むこととした．

3 実践方法と結果

1）超過勤務（残業）

当院は早出遅出を除いて，1日の勤務時間は8：30〜17：30（休憩1時間）の計8時間労働である．開設当初は17：30を経過してもサービス残業をするものが多かった．まず，残業は全て申請するように注意喚起をしたが，なかなか変化は起きなかった．したがって，残業プロジェクトを作成し，システムを構築した．現在の手順は以下のとおりである．①超過勤務（翌日の朝も含む）をしたい職員は日替わりの残業係（リーダー以上）に17：20〜17：40までの間に予定超勤時間と残業内容について申請をする．②残業係はその内容と申請時間が妥当であるかをチェックする．③内容が妥当であれば，それに相当する残業の札（ネームプレート）を首からかける．この札は0.5時間ごとに色別で区分けしており，自己研鑽による申請外の残業も定時後は首からかけることになる．これにより17：30以降，サービス残業をやっている者が一目でわかる．

しかし，効率の良い者が定時で帰り，効率の悪い者が超勤の成果により給与所得が高くなるという状況も出てくる．これに対しては，年間目標で超過勤務を少なくすることを挙げ，個人の意識を高めると同時に超過勤務時間が多い者に対して上司からの業務改善的指導が入るようになった．これらにより，サービス残業者は減少し，科内の合計残業時間は月で100時間ほど減少した．これらの方針は既婚者などの一部の職員からは歓迎された．一方，業務を急かす形にもなり，一部の職員のストレス要因となってきた．業務の効率化の意識がついたこともあり，現在は超過勤務の多い者には体調の心配がないかといったヒアリングを行い，ヘルスサポートという形で支援している．

2）母性管理

開設当初当院は若年者が多かったが，月日が経つにつれ，既婚者や妊娠する者が増えていった．切迫早産など様々な状況についての相談が増え，筆者は自身が考える支援を行ってきたが，男性のため妊娠者のつらさを共有することは難しかった．したがって，妊娠者のことは妊娠経験者が一番よくわかるのでは？という仮説のもとに「こうのとりプロジェクト」というものを立ち上げ，妊娠経験者をメンバーに選出した．

「こうのとりプロジェクト」は妊娠経験者が妊娠者を支援する．妊婦職員は妊娠報告の段階から，プロジェクトメンバーによる妊娠に関する院内外の手続きやサービスの紹介をはじめとした定期的な面談がなされ，手厚いフォローがなされる．妊娠者の業務内容の調整，トラブル発生時の業務量調整などは筆者（管理者）からプロジェクトメンバーへ権限移譲される．このことにより妊娠者の

労務に対する満足度は向上した．しかし，未だ産前トラブルはあるため，今後も改善の余地がある．さらに，現在は産後プロジェクトも立ち上がり，産休明けの職員に対してシステム変化の説明など，円滑な職務復帰の支援を行っている．産後の職員の多くは時短勤務を行うが，本人の生活状況に合わせた組み合わせでの時短勤務が可能であり，勤務シフトも家庭の事情に合わせ，土日を優先して休むことが可能である．また，当院は託児所がないため筆者は上司に託児所の設営を交渉していたが，子どもをもつ母親職員と話をしていくなかで，多くの者が郊外に住み，乳飲み子を連れての電車やバス通勤が大変と考えていることがわかった．よって，子どもをもつ母親職員に対しては近隣の保育施設を利用してもらい，病院は資金手当ての支援を行うことになった．

結果として妊娠者および産休明け職員の満足度は高くなり，妊娠を理由に退職した者はシステム開始以来0名である．これらのシステムは全職員の理解があってこそ成り立ち得るものである．

3) ハラスメント

ハラスメントは自・他部署問わず職員の労働衛生管理上撲滅すべきである．しかし，様々なハラスメントが掌握しきれていなかった．実際，約半数の職員がハラスメント相談の手順を知らなかった．そこで筆者は委員会の担当として，院内全体のハラスメント対応を再構築した．

まずハラスメントの定義を行い，ハラスメントの多くは権力者から弱権力者に行われるため，セクシュアルハラスメント，パワーハラスメント，ドクターハラスメントの3種類に分けた．そして，相談窓口が事務職員による1か所であったものを多数の一般職からなる相談員を設け，それとは別に，メール，投書による窓口を増やした．さらに罰則規定と運用基準を作成し，そのフローチャートを全職員に示した．結果として，ハラスメント相談の認知度は高まったが，始まったばかりのため経過観察を要している．

4) メンタルヘルス

メンタルヘルスの不調者に関しては定期的なチェックが行われるが，それにも増してそれぞれのチームのリーダーや職種責任者などによるラインケアこそが重要である．月例会議や管理者同士の話し合いで，気になる職員を共有し，メンタルヘルス不調を未然に防ぐように対応している．具体的内容は，面接による悩み相談，食事会の設定（プライベートとして），業務量調整などを行い，状況によってチーム移動や院内のカウンセラーを紹介したり，専門病院の受診を勧めている．

一方，それでも不調をきたしてしまい，出勤が困難になり休職状態になった者に対しては，症状がある程度改善した状況下で段階的な支援をしている．段階的支援は，まずは病院に来ることのみから始め，様々な情報と相談をもとに徐々に回数あるいは滞在時間を増やしていくようにしている．心掛けることは本人を大切にすること，焦らないこと，初めは気分の波があることを受け入れるということである．そして真摯に悩み傾聴し，ともに歩むという姿勢こそが大切である．当事者にとって最良と判断すれば転職も支援する．

また，プライベートの問題を抱えている職員もいるが，職場としてプライベートの問題には踏み込めない．業務の問題とは全く分けて支援しているが，抜本的解決にならないことが多い．これは非常に難しい問題であり，職場として対応するには限界があるかもしれない．

4 考察

全ての人が強いわけではないので，疾患をもつ弱者を心から支援するためには労務管理や職員の労働衛生状況の把握は重要である．職員を大切にする取り組みは職場への帰属感を高め，離職を防止すると考える．しかし，支援が過度になれば職員の軋轢も生む可能性がある．たとえば，子どもをもつ母親職員の土日シフトを優遇しすぎればその分だけ他の職員が土日を犠牲にして出勤することになり，プライベートの問題を容易に業務にもち込むなど様々な問題が生じてくる．それについてはバランスを図るとともに，職員に対して取り組みの目的やお互いが共存するための助け合いの風土を如何に醸成するかがポイントとなる．

（澤田辰徳）

他職種と作業の視点を共有する①
伝えかたの大切さ，伝え続けることの大切さ

→ p.60, 62

1 はじめに

本項では特別養護老人ホーム（以下，特養）でクライエントに焦点を当てた作業を他職種と実践することについて報告する．

2 開始の動機

筆者は7年前，特養に機能訓練員として配置され，初めの2年は，前任者から引き継いでクライエント100名に対して決められた機能訓練に追われ続けていた．訓練内容は関節可動域訓練，立ち上がり・立位保持・歩行訓練，物理療法を障害や症状によって当てはめたものだった．それは入所前からの機能訓練であり，クライエント，家族，他職種が強く望んでいたリハビリテーションのイメージであった．しかし筆者は作業療法士として違和感を抱き，より専門的な支援ができるのではないかと感じていた．

作業療法は広範な領域に配置されているが，理解しているクライエントや他職種は少ない．また，作業療法士自身も人に説明することに難しさを感じている．マッサージと機能訓練をする職種であるという長年の経験に基づく概念が形成された環境のなかで，日々ジレンマは膨らみ続けた．

ある時期から同僚の作業療法士（OT）と作業療法について考え直すことにした．その後いくつかの取り組みを繰り返すことにより，クライエントに焦点を当てた作業を他職種と連携して実践することが可能になった．

3 実践方法と結果

1）機能訓練員から作業療法士へ

まずは自身がクライエントの作業に向き合う必要があった．ADOCを使用して面接を実施し，面接が困難なクライエントは家族に面接することにした．面接の際は作業療法の説明も必ず行った．この過程によって作業療法の方向性を確認することが可能になった．しかし今まで長い期間にわたって提供してきた機能訓練の印象が強く，クライエントや他職種にとって容易に理解を得られなかった．

2）機能訓練からクライエントに焦点を当てた作業療法へ

面接で聴取した作業が明確になってから支援を開始した．機能訓練を必要とするクライエントも担当しているため，以前と変わりない業務内容もあった．しかし，「何のために行っているのか」と，クライエントの意味ある作業へつなげることを常に意識した．またクライエントの数に対してセラピストの配置が限られている介護保険施設では集団活動を支援の手段とすることが多い．筆者らは提供しやすい活動を基準に選択するのではなく，クライエントの意味ある作業を基準に活動を提供した．そのため同じ空間でいくつもの作業が存在するパラレルな場が必然的につくられた．障害や症状によって訓練メニューを決定されて目標が画一的だった機能訓練計画書は，クライエントが大切にしている作業を中心に立案できるようになった．しかし，今までとは異なる働きかたをするOTに対して他職種は困惑したのか，疑問を投げかけてくることもあった．

3）伝える

毎週1回，多職種が集まるカンファレンスで作業療法の評価と目標・計画を提示した．他職種が抱くリハビリテーション＝機能維持のための訓練というイメージは変えることが難しいと感じていた．それでもクライエントの意味ある作業を伝え続けた．年に2回の家族面談でも根気強く説明し続けた．面接で知り得た意味ある作業に従事

している場面を写真を用いて他職種と家族とで共有することも始めた．

4) 他職種とのコミュニケーション

　他職種からもクライエントが大切にしている作業の情報を収集したが，併せて他職種がクライエントにしたい支援も調査することにした．その結果，支援の方向性は職種による違いはないことがわかった．やりたい支援が思うようにできない現状は同じであった．そこでクライエントが過ごすフロアで他職種とかかわる時間を増やすことにした．また，困っていることや要望に対してともに取り組むことも意識した．

　1)〜4)に挙げた取り組みは，2年続けた．思い描くような結果や反応が得られず，妥協や頓挫することも考えた．その場合は，同僚 OT や勉強会メンバーと作業療法の方向性を確認し，クライエントの作業に向かう支援の意味を意識した．

　支援を継続しているうちにクライエントが作業に没頭している姿を評価する他職種が増えてきた．カンファレンスでも他職種が作成する計画書の内容が機能維持から作業の参加へと目標が変わってきた．障害や症状だけではなくクライエントらしい生活についての会話も増えてきた．そして，長い施設生活を大きな変化なく送ってきたクライエントの支援に困っていたとき，他職種から「やりたい作業を実現させよう」と提案があった．作業の実現は，計画から準備，実施まで他職種と連携し施行することができた．次回の支援も他職種より提案され，他のクライエントの支援の要望も増えた．また，施設内外での事例報告も他職種の協力で行うことができ，それによってクライエントに直接的にかかわることがない職種にも作業を伝えることができた．この事例を通して，筆者が目指す作業療法は提供しやすくなった．支援に関しては，施設の運営方針・経費・リスク管理が促進因子でもあり，同時に障壁でもあった．しかし，多職種で行うことによりその壁は乗り越えやすくなった．今までできなかった支援も実現しやすくなった．

4 ▶ 考察

　OBP を実現できるようになったのは，他職種との連携があったからであろう．そして，他職種と連携できるようになったのは，作業を伝え続けたことと，他職種と協働的視点をもったことによりお互いを理解できたからだと考える．

　筆者は同じ方向で見つめ，確かめ合える OT 仲間がいた．仲間とともにクライエントに焦点を当てた作業を根気強く伝え続け，施行し続けることができた．よって，今までのリハビリテーション＝機能維持のイメージに対し新しく作業療法を印象づけることができた．そして，支援方法の選択肢として認識された．しかし，作業療法の理解を求めているだけでは他職種との連携は難しい．OT も他職種を理解しなければならない．OT がクライエントと直接にかかわる作業療法の時間はわずかでしかない．特養では介護士が大半を占め，他職種や家族がクライエントの生活に大きくかかわっている．OBP を OT が作業療法の時間だけで支援するのは困難である．生活がクライエント中心になることが必要であり，他職種の協力は欠かせない．

　筆者は他職種とコミュニケーションをもち，同じ視点からクライエントの生活を見ることにより他職種の支援を理解した．また，作業という直接的な介入にこだわらず，他職種が抱える課題に対し OT として支援できることを実行した．結果，他職種からは「安心する」「助かる」などの反応が返ってきた．同じ方向を向いて支援している他職種は，忙しさと多くの課題に悩んでいた．それらを共有することにより信頼関係ができ，遠くから作業療法を眺めていた他職種が目を向けるようになったのだと考える．その過程により，ある事例の支援方法に作業が選択された．その作業の実現を他職種とともに行うことによって，他職種が OT と同じ視点で作業を共有した結果，作業療法を理解してくれたのだと考える．また，他職種が求めていた支援とも重なり，やりがいを感じ自信にもつながったのだと考える．

　他職種と支援した作業は，「10年おでん」として今でもずっと語られ続けている．

（饒平名亜紀子）

他職種と作業の視点を共有する②
クライエントの声から始める

→ p.40, 110

1 はじめに

本項では，訪問リハビリテーション(以下，訪問リハ)において，他職種に作業の大切さを伝え，作業の視点でどのように連携するか紹介する．

2 開始の動機

在宅支援サービスは，クライエントがその人らしく在宅生活を継続できることを目標とし，チームでアプローチすることが望まれる．しかしケアプランは身体機能やADL能力の改善など，個別性の低い内容であることが多く，プログラムにクライエントの大切な作業が反映されないことが多い．

事実，訪問リハビリ認知度調査[1]でも，訪問リハに対する認識が低く，訪問リハを単なる機能訓練やADL訓練と理解しているケアマネジャーが多いことも明らかになっている．担当者会議などの場面で，「身体機能・ADL能力の維持」「転倒予防」といった言葉をよく耳にする．このようなプランを支援の基盤とした場合，チームでの話し合いも筋力，ROM，動作能力の話題が中心となる．クライエント自身も「体を良くしてほしい」「この手をもっと動くようにして」と本来は大切にしていた作業と距離を置くようになり，作業でなく機能に焦点を当てた訓練に陥りやすい．

このような現状のなか，筆者はクライエントの大切な作業の実現に向けた多職種連携を重視した取り組みを行ってきた．

3 実践方法

1) 基本情報

70代女性，Aさん．娘，孫との3人暮らし．定年後は，仕事をする家族のために家事全般を担ってきた．X年に脳梗塞を発症，回復期リハ病棟にて約3か月のリハを経験し自宅退院となる．

退院時，歩行でのADLは自立していたものの，中等度の右片麻痺，重度の失語症が残存し，Aさん1人で過ごすことは困難であった．退院時にデイケアの利用を受け入れず，当院の外来言語聴覚療法(ST)のみを利用することになった．娘はAさんを心配し仕事を退職．退院後は常にAさんと一緒に過ごしていた．

退院5か月後に外来担当言語聴覚士より「娘さんが仕事に就きたい希望があるがAさんが心配で家を空けられない」との相談を受けた．その後，担当ケアマネジャーからも「最近転倒することが増えてきている．デイケア利用を検討しているが本人の拒否がある」との相談を受ける．そこで筆者は，入院中Aさんを担当していた作業療法士からAさんの情報を聴取し訪問リハを開始した．

2) 実践方法

相談を受けた時点で筆者は，Aさんや家族の思いがケアプランに反映されていないと感じた．依頼内容が転倒をしないため機能訓練をしてほしい，ADL能力が向上すれば家族も安心して仕事に就けるといった内容であったからである．これではAさんの作業の意味や目的がなく，機能訓練を実施し介助量が若干軽減したとしても，Aさんらしい生活を取り戻すことにAさん自身や家族の関心が向きにくくなることが予測された．

そのため，介入前にAさん，家族，チームで話し合う場が必要と考えた．当院での外来ST利用時に合わせて面談を設定し，Aさんや家族の取り戻したい生活や現在の悩みについて詳細に話してもらった．Aさんは失語症があり自身では十分に思いを伝えることができないため，以前からかかわりのある言語聴覚士に協力してもらい「娘が働くことを応援したいから，安全に家事を行いた

い」との思いを代弁してもらった．家族からは「また仕事を始めたいが1人にするのは心配．1人では何もしないまま毎日を過ごしてしまうのではないか」という思いを聴取した．Aさん，家族の思いを確認したうえで，Aさんの大切な作業に込められた意味や，その作業を支援することがAさんの今後の生活の幅を広げることをケアマネジャーと話し合い，ケアプランを「Aさんが安全に家事が行えること．Aさん1人でも安全に自宅で過ごすことができ，家族が安心して仕事を再開できる」と修正した．また家族の不安を考慮し，あくまでもAさんが納得するタイミングでデイケア利用を開始することもプランに組み込んだ．

ケアプラン修正後，筆者は，Aさんの希望する家事について観察評価を実施．遂行の質を確認後，台拭きや洗濯物たたみなど，遂行可能性の高い家事に限定し，反復練習を行った．また，以前Aさんが，家族が冷蔵庫に準備した食事を摂らずに過ごしていたことを踏まえ，今後はテーブル上に食事をセッティングしてもらうことにした．加えて家族が心配せずに外出できるよう，外出時にはこまめに電話連絡し安否確認することを提案・練習を実施．まずは短時間からの留守番を開始し，安全性を確認しながら家族の外出時間を段階的に延ばしていくことにした．

さらに他職種の情報共有方法についても介入した．在宅支援サービスは，経営母体が別々のことも多く，それぞれ連絡ノートを使用するケースが多い．しかし同じ目標に向かって取り組むなかで，各支援の進行や目標達成に向けた連絡事項をチームで共有できる媒体が必要と考えた．そこでチーム共通で書き込める連携ノートの作成を提案し，各職種が随時作業の視点で立てた目標へ向けての取り組みや進行具合を確認できるようにした．

担当ケアマネジャーには，Aさんが納得するタイミングで必要なサービスを追加できるよう，定期的に状況確認をしてもらうことにした．

3) 成果

Aさん，家族の大切な作業をベースに目標を再設定，チームで共有したことで各々の役割が明確になり，限られた情報交換のなかでより効率的に問題解決ができた．また連携ノートへの記載も作業視点での内容が含まれるようになり，チーム全体が大切な作業を中心に話し合い，Aさんもより目標を意識できるきっかけとなった．その結果，自宅での過ごしかたをチームでタイムリーに検討でき，段階的にAさんが1人で留守番できる時間を増やすことが可能となった．家族の不安軽減のために必要であったデイケアの利用に対しては，Aさんの意思を確認しながらその必要性を説明した．デイケアでも役割をもって過ごせるよう，お茶入れやテーブル拭きなどの可能になった作業をデイケアでも行えるよう提案し，Aさんが納得したタイミングでケアマネジャーへ連絡，サービスの調整を依頼した．訪問リハ介入から1年後，Aさんは週3回デイケアに通いながら，デイケア内で役割を遂行できるようになり，デイケアを利用しない日は自宅内で家事，留守番を行うことが可能となった．娘も就職活動を開始．訪問リハは終了となった．

4 ▶ 考察

本項では他職種との連携において，作業の大切さをいかにして他職種に伝えるかをポイントにまとめた．訪問リハを，機能訓練やADL訓練と認識している他職種は多い．

作業の視点で目標をチームと共有することができれば自然と会話はクライエントの作業遂行文脈に沿った内容となり，クライエントも作業の意味や目的を再確認しやすくなる．

本事例については，介入前に作業の視点で目標を再設定するために，最初にクライエントと家族の思いをしっかりと聴取，共有し，その後でチーム全員が集まり，話し合いをするという流れを大切にした．そこでクライエントや家族の大切な作業，作業の意味を確認し，各職種が目標達成に向けて何ができるのか話し合えるよう働きかけた．チーム全体が作業的存在としてクライエントをみることが可能になり，クライエントや家族もまた，作業の意味や目的を実感することができるようになったものと考える．

文献

1) 花田英稔，他：訪問リハビリテーションを提供するセラピストの立場から．地域リハ 77：629-633，2012

（下重　斎）

他職種と作業の視点を共有する③
他職種を理解することから始める

→ p.42, 60

1 はじめに

本項では，特に介護保険分野において必ずかかわることとなるケアマネジャー（以下，ケアマネ）との連携について報告する．

2 ケアマネジャーとの連携を始める動機

筆者が意識してケアマネとのかかわりに重点を置くきっかけとなったのは，前職場でケアマネおよび相談員から「リハビリテーションの内容はケアプランに則ったことをしてください」と指導を受けた経験である．筆者がクライエントとともに目標設定し，介入していた内容がケアプランに記載されていないことがしばしば見受けられた．確かに指導内容の通り，介護保険法では「指定通所介護事業者は，居宅サービス計画が作成されている場合は，当該計画に沿った指定通所介護を提供しなければならない」[1]と規定されている．しかしながら，「転倒せずに生活する」「楽しみをもって暮らす」といったケアプランの目標を多く目にしていた．このような目標は，達成度がクライエントの主観に依存し，達成したかどうかが目に見えにくいものとなる．筆者は，目標となる作業名を挙げ，クライエント自身にも目標を達成したかどうかの客観的な判断が明確になるようにしておく必要があると考えていた．したがって，ジレンマを抱えながらも，ケアプランに記載されていない内容に関しても介入していた．

上記の経験から，介護保険分野で作業に焦点を当てた介入をするためには，ケアマネと密に連携し，ケアプランに作業を盛り込んでもらう必要があることを痛感した．

3 実践方法と結果

作業に焦点を当てた介入を行うために，筆者がデイサービスで行っていることを述べる．まず，デイサービスはADOCを用いてクライエントの目標設定を行い，通所介護計画書と個別機能訓練計画書に目標を盛り込んだ形で作成する．そして，その計画書をケアマネに提出し報告と説明を行う．また，評価表に関しても通所介護計画書・個別機能訓練計画書と同様に，ADOCの結果を記載していることから，担当者会議の場で評価表を使用した報告や説明を行っている．このように，計画書と評価表を用いてケアマネに説明し，ケアプランに目標とする作業を反映してもらうようにアプローチしている．

ケアマネにクライエントの目標を伝える際に，私たちが最低限認識しておかなければならないことが2つある．まず1つめは，ケアマネはクライエントの生活をマネジメントする専門家であるという認識である．2つめは，ケアマネが膨大な量の書類業務を遂行しており，多くの時間と労力を注いでいるという認識である．伝えるタイミングによっては，ケアプランの変更を依頼することで，さらに業務を増やすことになることを理解する必要がある．作業療法目標をケアプランへ反映してもらえるよう依頼した際，ケアマネが難色を示す理由の1つであろう．これらのことを最低限認識しておかなければならない理由は，クライエントの目標をケアマネへ伝える際の「伝えかた」が最も重要なためである．筆者がケアマネへの「伝えかた」を失敗した事例を紹介する．以前，ADOCの結果をケアマネへ提出し，「Aさん（クライエント）は，このような理由で，このようなことをしたいと考えています．ケアプランに反映し

160

てください」と伝えた際，ケアマネの返答は「私のアセスメントが不十分ってことですか!?」というものであった．筆者の伝えかたがケアマネのプライドを傷つけたのである．結果，ケアマネとの関係修復に時間を要しただけでなく，ケアプランの内容に反映されることもなかった．これは極端な例かもしれないが，伝えかたによってはケアマネが気分を害することにつながる．伝える側に悪意はなくても，受け手に負の印象を抱かしてしまっては目的を達成することはできない．したがって，伝える側が伝えかたに十分留意する必要があるのである．

では，筆者や当社デイサービスの作業療法士がどのようにケアマネへ伝えているか，具体例を紹介したい．筆者は，前述したようにケアマネのプライドを傷つけてしまった経験があることから，ケアプランの内容を尊重するとともに，極力ケアプランを変更しなくてもよいような言い回しを心がけている（もちろん，ケアプランの見直し時に目標とする作業が記載されることは期待している）．たとえば，ケアプランの内容（長期目標・短期目標の順で記載）は「筋力をつけてT字杖で安定して歩行したい・膝痛に負けず毎日歩きたい」「生け花や季節の飾りで家を明るくしたい・作品を増やして楽しみたい」で，ADOCの内容（目標）は「起き上がり（ベッド上で向きを変えるのが困難なことがある）」「正座からの立ち上がり（お茶を汲むときに必要．友人の手を借りるのが申し訳ない）」「旅行（家族や友人と様々な場所に出かけていたので，また行きたい）」「地域の集会への参加（毎月自宅近くの寺院に友人とともに出かけていたので，また行きたい）」であった．Aさんの担当者会議でケアプランの内容について意見を求められた際，筆者はケアマネに「当デイサービスでAさんとお話をして決めた目標は，起き上がり，正座からの立ち上がり，旅行，地域の集会へ参加することの4つでした．これらの目標にはそれぞれこのような理由（上述している括弧内の説明）があります．このうち，旅行と地域の集会へもう一度行くことができるようになるためには，歩行が必要

だとご本人も考えています．また，旅行や地域の集会へ参加することは歩行機会を増やし，より歩行を安定させることにつながると思います．これらのことから，ケアプランに挙げられているT字杖で安定して歩けるようになるという目標を達成するために，旅行や地域の集会へ行くことができるように支援をしたいと思っておりますが，このような解釈で捉えてもよいでしょうか？（正座からの立ち上がりも生け花やお茶に関連づけて説明する）」というように説明する．この説明は，「生きがいをもって楽しく過ごす」という目標がケアプランに挙がっている際には，より重要なものとなる．回りくどいように感じるかもしれないが，一番大切なことは，事業所の支援内容がケアプランに則って行われているということをケアマネに認識してもらうことである．ひいては，ケアプランの変更を要求しているわけではないということを伝えることにもなる．

4 ▶考察

本項では，ケアマネとの連携についてのみ述べたが，他職種とかかわる場合には，それぞれの業務内容と業務量を知ることをお勧めする．それを知ることで「伝えかた」が変化するからである．

ケアマネと連携することは，クライエントだけでなく作業療法士にとっても，最良の環境をつくるうえでの必須事項となる．ケアマネにクライエントの目標を説明し，ケアプランに作業名を記載してもらうことが理想だが，少なくとも，ケアプランの内容に目標として挙げた作業が包括されていると認識してもらうことが大切である．その結果，作業療法士が作業に焦点を当てた介入を行いやすくなるだけでなく，クライエントが望む作業の可能化に向けて多職種で協働する土台をつくることにつながる．

文献
1) 川上雪彦：介護報酬の解釈2　指定基準編　平成27年4月版．p.139, 社会保険研究所，2015

（原田伸吾）

他職種と作業の視点を共有する④

信念対立解明アプローチ

→ p.24

1 はじめに

　OBPは，クライエントが意味を感じる作業に従事することで健康と安寧を促進する方法論である．そのため作業療法士は，ADL再獲得，趣味や休息の確保など，クライエントが重要と考える生活行為に対して評価と介入を行う．しかし，生活行為に対しての介入は，一見して作業療法という職種が専門性を発揮せずとも行えると感じられることから，作業療法士が医療機関でOBPを行う必要性について他職種から理解されにくく，OBPを行う是非をめぐって他職種と信念対立が生じやすい．

2 開始の動機

　作業療法士Aは，左橈骨遠位端骨折を呈したクライエントBを新たに担当することになった．Bは術後1日で，1週間はリハビリテーション（以下リハ）以外でシーネ固定をする必要があった．作業療法では，術後1週間まで手指の可動域訓練などの機能回復を中心に行い，その間はリハ中に作業療法に関する説明を行い，Bの作業歴を適宜聴取した．1週間後に主治医からシーネ固定解除と手関節の可動域訓練開始の指示を受け，AはBが以前から趣味として行っていた貼り絵を提供した．リハ中はBから「意外とできないものですね，練習になります」と肯定的な反応が見られた．しかしOBPに対する他職種の反応は悪かった．リハを見学した看護師は「リハなのに遊んでていいの？」とBに問いかけ，Bは混乱する様子が見られた．また理学療法士からは「貼り絵なんか退院してからやりなさい．今は入院中でしかできない専門的な治療をするべきだ」とAに指導が入る場面もあった．AとBを取り巻く信念対立に対して，Bは戸惑いや不安を口にすることもあった．そこでAは，この状況を打破するために信念対立解明アプローチを用いた．信念対立解明アプローチは，医療福祉領域で生じる信念対立を解消するために体系化された方法論である[2]．信念対立解明アプローチが適切に作動すると，信念対立している人々の関心や価値が変わり，問題の構造が変化する．そして自身の信念を絶対視することなく，互いに連携し合える方法を考えることができる．

3 実践方法

　信念対立解明アプローチの具体的方法は，信念対立が生じた状況と目的の自覚と共有を行う．状況は，きっかけ，環境，現実的制約，雰囲気などがある．目的は，自身の欲望，関心，感情，身体，立場などがある．これらを自他で自覚し共有することにより，信念対立発生の構造を理解でき，自他の信念対立の解明に向けて相互に連携しあえる可能性を担保できる．

1) 状況の自覚

　自分も含め信念対立に陥った人々が体験したきっかけは何か，信念対立する環境はどうか，現実的に行えることは何か，どういった雰囲気で実践しているのか，などを理解していった．たとえばAがOBPに立脚するきっかけには，教育校での学びと過去の成功体験があり，他職種がOBPを批判するきっかけにはクライエントの回復段階を重視したり，従来の急性期の整形外科病院でのリハの認識を改められない傾向にあった．また，Aと他職種がどのような環境で実践を行おうとしているのか，病院内の雰囲気はどうかなども考慮した．

2) 状況の共有

　信念対立の構造を自他が理解できるように行

う．状況の共有は自身で行う方法や相手と話し合って行う方法があり，そのつど行いやすい方法を選択した．たとえば他職種の意見に対して理解できない部分があると「なぜそう言い切れるのですか？」，「そう考えるようになったきっかけはありますか？」と質問した．また，思考形態の理解を得ることも重要と考え，自身がOBPに立脚しようと感じたBとのエピソードを相手に伝えた．

3) 目的の自覚

状況の自覚と共有で信念対立の構造が理解できると，次は自他の目的を自覚するようにする．目的の自覚は，自他の関心がどこにあるのか，クライエントは何を望んでいるのか，自他が共通して希望していることはないか，などの理解を深めた．たとえばAは，クライエントをまずOBPに当てはめて考える傾向がある，他職種はクライエントの機能回復を優先する傾向がある，他職種は病院の雰囲気や風潮を重視する傾向がある，Bは機能回復を望み，退院後も趣味を継続したいと考えている，Aも他職種もBの意思を尊重したいと考えている，などの目的があることを自他ともに自覚していった．

4) 目的の共有

互いに連携するためには，目的の自覚を深めつつ自他の目的を共有することが重要である．目的の共有では，自他の目的を明確にし，目的の共通ポイントを探していった．たとえば「互いの意見のよいところを採用するにはどうしたらいいと思いますか？」や，「あなたと私の意見は違うように思うけど，Bが今後の生活を楽しめるように支援したいと考えているのは一緒ですよね」などと話し合いながら考えていった．

4 ▶ 結果

状況の自覚と共有では，看護師に「なぜ遊びだと感じたのですか？」と聴取することで，看護師が急性期病院では作業療法の役割を医学的に捉えていることが理解できた．つまり，上肢に関する骨折部への直接的アプローチを提供できる職種が作業療法士であると認識していることが明らかになった．また，理学療法士が指摘した背景としては，Bは機能回復に重要な時期に差し掛かっているため，OBPが遠回りの治療と感じられたとのことであった．状況の自覚と共有では，他職種からするとOBPは疾患に対する治療方法として適切でないと捉えていることが明らかになった．

目的の自覚と共有では，Aが看護師と理学療法士の信念を同定し，信念対立の解明を図れた．まず，看護師とAの間には問題認識に齟齬が生じていると理解できたため，「作業療法を行ううえで一番重要視する目的には，クライエントの健康と幸福の向上がある」と作業療法という方法を使ってしか解けない問題があることを繰り返し伝えた．また理学療法士には「クライエントへの実践の有効性は確率論の問題であり，何が有効かは行ってみないとわからない」ということを理解できるように働きかけた．

結果として，他職種はAの価値や関心とは別の視点があることが理解でき，Bの健康と幸福を向上させるために，必要と思われる介入方法は可能な限り取り入れることで合意した．Bは身体機能面と作業機能面の両方に介入してもらえ，退院時には「自信がつきました．作業療法っていいよと周りの人に教えます」と嬉しそうに話していた．

5 ▶ 考察

本例では，OBPを行ううえで生じる信念対立を，信念対立解明アプローチを用いて対処した．信念対立の内容は，急性期の整形外科病院でOBPを行うことの是非をめぐって作業療法士と他職種の間で生じたものであった．結果として，本例では急性期の整形外科病院でのOBPは問題認識の齟齬を解消し，確率論的実践の有効性を担保しつつ，クライエントに必要な介入をそのつど取捨選択することで実行できる可能性が開かれた．したがって，他職種と作業で連携する可能性を広げるために信念対立解明アプローチは1つの有効な手段であると考えられた．

文献

1) 京極　真：医療関係者のための信念対立解明アプローチ―コミュニケーション・スキル入門．誠信書房，2011
2) 京極　真：チーム医療・多職種連携の可能性をひらく信念対立解明アプローチ入門．中央法規出版，2012

（寺岡　睦）

他職種と作業の視点を共有する⑤
面接内容・作業場面・目標を共有する

→ p.64

1 はじめに

本項では，他職種に作業の大切さを理解してもらうために，筆者が臨床家時代に行った取り組みについて報告する．

2 開始の動機

筆者は長年にわたり，作業が人の健康に及ぼす影響や，クライエントが意味のある作業に従事する意義などについて，他職種の理解を得ようと発信を続けてきた．しかしどんなに熱意をもって伝えても，他職種に作業の大切さを理解してもらうことはできなかった．

病院や施設に限らず，私たちが作業療法を行うフィールドでは，複数の職種が連携し，役割分担をしながら業務を行っている．そのため，クライエントにとって有益な支援を提供するためには，自分たちの知識・技術を磨くだけでなく，他職種の専門性を理解することが不可欠であるが，作業療法は，クライエントの健康に寄与すると判断した場合，趣味や余暇などに介入することも少なくないため，他職種が作業療法の専門性の理解に苦しむことは容易に想像できる．

筆者はうまく伝えられないもどかしさのなかで試行錯誤を繰り返し，そして複数の取り組みを同時進行で行うことで，一定の成果を得ることが可能になった．

3 実践方法

まずは具体的な取り組みを紹介する前に，筆者が複数の取り組みを同時に実施するうえで大切にしたポイントを紹介したい．それは「体験を共有すること」，そして「目標を統一すること」である．

なぜ体験を共有することを重視したのか．それは物事の価値は主体の関心に相関する[1]ため，どんなに詳細に説明を行ったとしても，そもそも関心事が異なる他職種に言語的な説明のみを行っても真の理解を得ることは難しいと考えるからである．また，目標を共有することを重視したのは，（大前提としてクライエントの健康に寄与する目標を共有することが一番の意義であるが）概念や方法論の異なる体系をもつ者同士の間で，概念間の対応づけを行うためには，根本的な目標や目的を統一することが最も有益であると考えたからである[1]．上記のポイントを踏まえたうえで，以下に具体的な取り組みと，その後の変化について記載していく．

1) 面接内容の共有

初回面接でクライエントと共有した大切な作業やその作業の遂行文脈を，クライエントの同意を得たうえで積極的に他職種に向けて発信することにした．これは後述するカンファレンスの場だけでなく，日常的な会話でも同様である．ADLの介助方法等の情報交換に終始するのではなく，クライエントの大切な作業やその遂行文脈を他職種と共有することが可能になると，他職種とクライエントのコミュニケーション内容に変化が生じてきた．つまり他職種が，クライエントの大切な作業と，その作業に付帯した思いや価値，ストーリーを踏まえたかかわりを行うようになったのである．

2) 作業場面の共有

面接評価の内容を共有すると同時に，積極的にクライエントの作業場面に他職種を巻き込むことも重視した．たとえば調理の練習をするクライエントがいる場合，作業場面の見学や，完成した料理の試食などにも他職種に参加してもらう．また家事や趣味作業を行う際だけでなく，更衣などの

パーソナルADLに対する介入時も，好きな洋服をもう一度着ることなど，クライエントの思いを共有したうえで他職種に見学してもらうようにした．このように，①でクライエントの作業に対する思いやこだわり等に関する情報を伝達したうえで作業場面を他職種と共有することで，遂行の質の向上に伴うクライエントの心身の変化に他職種が価値を見いだすことが可能になった．

3) カンファレンスでの〈目標の共有〉

p.64でも紹介したが，筆者が勤務していた回復期リハビリテーション病棟では，ファシリテーターを起用したカンファレンスを実施している（図1）．ファシリテーターが全職種の平等性を担保した司会を心がけながら，各職種が専門的視点から評価結果を出し合い，クライエントの活動・参加レベルを含んだ主目標を立案し，その目標の達成に向けた役割分担を行っていくのである．

活動・参加レベルを含んだ目標を共有することで，一見別々の介入を行っているように見える多職種業務が，1つの最終目標に帰結することになり，お互いの役割の価値を認め合った連携が可能になった．

冒頭で述べたように，言語のみでの説明で他職種の理解を得ることは難しい．筆者は当初，1)の取り組みから開始したが，面接評価の内容を口頭で伝えるだけで他職種の理解を得ることは難しかった．しかしながら，1)〜3)の取り組みを同時進行で行う（図2）ことで，少しずつ変化を生むことが可能になった．

4 ▶ 考察

ここまでの内容を振り返ると，作業の伝えかたというよりも，作業療法士がどのように他職種と連携していくかという内容が主であることに気づく．しかしながら，筆者はそこに作業を伝えるヒントがあると考えている．

作業療法士は自身の専門性の特性上，周囲からの理解を得られないというジレンマを感じやすく，「理解してもらうこと」に強い関心をもつ傾向がある．筆者も理解してもらうことばかりに関心を寄せていた時期があった．しかしながら，理解してもらうこと自体を目的に発信作業を継続しても，概念や体系の異なる他職種の理解を得ることは容易ではないことを過去の取り組みのなかで痛感した．

理解してもらうこと自体を目的にするのではなく，自分たちの専門性を発揮してクライエントに貢献し，結果として他職種と一緒に共有した目標の達成に寄与するという専門性の発揮の過程こそが，作業に焦点を当てることや，作業療法自体の価値を他職種に理解してもらう近道になるのだと今は切に思う．

文献

1) 西條剛央，他（編）：現代思想のレボリューション．構造構成主義研究1，北大路書房，2007
2) 齋藤佑樹（編）：作業で語る事例報告―作業療法レジメの書きかた・考えかた．医学書院，2014

（齋藤佑樹）

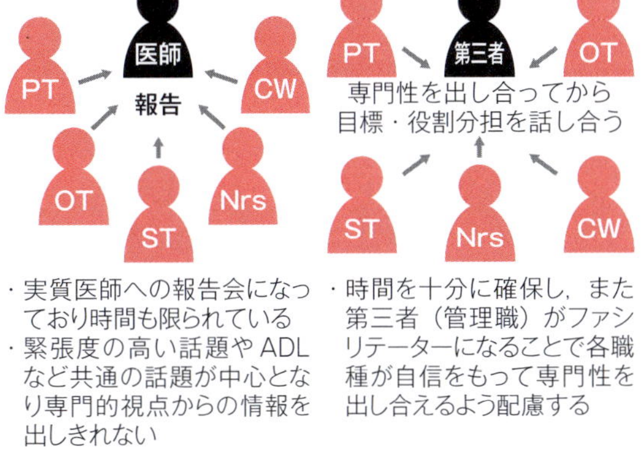

図1　カンファレンスの工夫

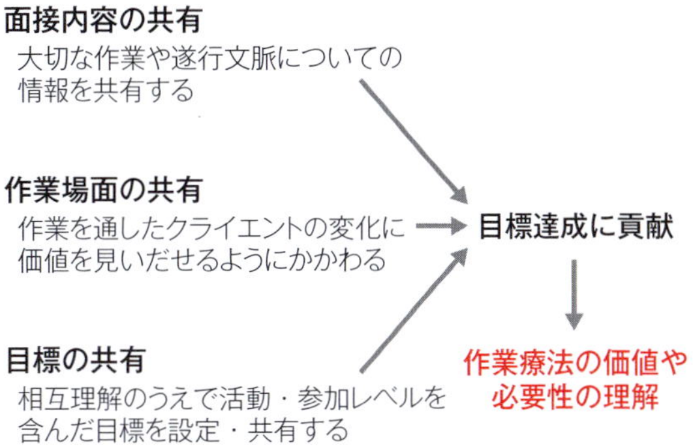

従来のカンファレンス
- 実質医師への報告会になっており時間も限られている
- 緊張度の高い話題やADLなど共通の話題が中心となり専門的視点からの情報を出しきれない

新しいカンファレンス
PT・OT・ST・Nrs・CW　第三者
専門性を出し合ってから目標・役割分担を話し合う
- 時間を十分に確保し，また第三者（管理職）がファシリテーターになることで各職種が自信をもって専門性を出し合えるよう配慮する

図2　作業療法の価値や必要性を伝えるプロセス

面接内容の共有
大切な作業や遂行文脈についての情報を共有する

作業場面の共有
作業を通したクライエントの変化に価値を見いだせるようにかかわる

目標の共有
相互理解のうえで活動・参加レベルを含んだ目標を設定・共有する

→ 目標達成に貢献 → 作業療法の価値や必要性の理解

他職種と作業の視点を共有する⑥
OT newsletter の活用

p.42, 62

1 はじめに

腎疾患総合病院である当院では，職員向けに発行しているOT newsletter（作業療法新聞）を多職種で作業を支援する環境づくりの一助にしている．発行をはじめて約2年が経過したので，以下に報告する．

2 当院の状況

1）クライエント

入院している透析患者の多くはベッドレストの時間が長く，トイレに行くことも少ない．透析治療による合併症の増悪やシャントトラブルなどの入院を契機に，地域生活で行われていた意味のある作業の連続性が断たれ，在宅復帰や活動に対する興味や関心は低下する傾向にある．血液透析に至っては，治療による時間的・身体的・精神的拘束が多いことに加え，痛みや合併症に対する不安や恐怖を感じながら生活している人も少なくない．また，複数の合併症をもつ人が多く，透析治療や感染，環境の変化に対する心身の抵抗力が低いといった特徴もある．生涯続く透析治療で拘束される生活に対して失望感を訴える人も多い．

2）環境

当院の入院患者のほとんどが血液透析や腹膜透析を導入されている．多くの医療スタッフの関心は，透析治療に関連した全身管理や創傷治療に重点を置かれている．筆者は「長期療養患者の在宅復帰支援」という期待を受けて当院へ異動し，開院より4年遅れて作業療法の開設を任された．しかし，現場では「ここが既に家みたいになっている人もいる」と療養生活の質的な向上を作業療法に期待する人もいた．

3）作業

全身状態への配慮や先行的な介助習慣，心身疲労による介助への依存や期待は，長期化する入院生活の中で強まる傾向にある．透析導入や入院の長期化に伴い，大切で意味のある作業や暮らしについて諦め，見失っている人も多い．作業療法に対する要望も受け身になりやすく，疼痛緩和などの心身機能の改善に向けられ，具体的な作業について語られることは少ない．

3 開始の動機

当初は作業療法における臨床と開設業務を筆者1人で担うことや，透析治療が優先される当院の習慣に対し多くのジレンマを感じていた．作業療法士が少ない当院では，他職種の協力は心強いだけでなく必要不可欠である．他職種それぞれの業務内容や考えかた，役割について理解を深め合うことは，作業を支援するためのエンパワメントを強化していく過程で重要だと考える．

そこでOT newsletterを発行し，他職種とともに「協業」や「分業」をするチャンスをつくることから始めた．継続することで期待される退院支援と療養生活の質的向上につながる「その人の大切な作業を支援する環境づくり」の一助にしようと考えた．

4 実践方法

OT newsletterは5本の柱（図1）を基盤にして，手に取りやすいように写真や表を挿入，A4サイズでカラー印刷して，院内の全部署に対し月1回発行している．その後の保管や閲覧方法に関しては各部署の方法に一任している．内容は日常の作業に関するエピソードと透析患者の暮らしの特徴，当院で経験した事例について各項題材（表1）と5本の柱がリンクするよう心がけている．

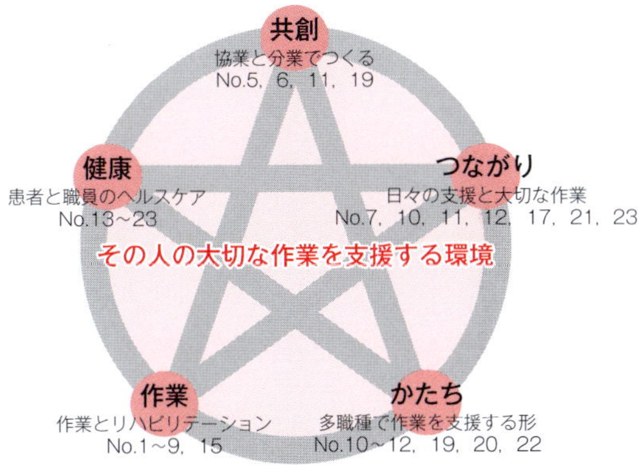

図1 5本の柱「作業・つながり・かたち・共創・健康」

表1 OT newsletter 各項題材

No.1	作業とリハビリテーション	No.13	姿勢と筋
No.2	Institutionalism	No.14	腰痛
No.3	透析患者と運動・筋	No.15	作業機能障害
No.4	アンティーク家具	No.16	環境調整
No.5	ありとシロアリ	No.17	クリの木
No.6	ゴール設定	No.18	旅リハ！
No.7	その人らしさ	No.19	リハパス
No.8	作業バランス	No.20	歯車で考える
No.9	透析室の作業療法士	No.21	食事を再考
No.10	CMOP-E	No.22	福祉用具
No.11	作業の意味	No.23	拒否じゃないかも…
No.12	ADOC・川モデル		

No.1〜9, 15では透析患者の心身の「健康」や「作業（とリハビリテーション）」の説明に重点を置いた．透析は生涯続く継続した治療であり予後も見通しがつきにくい．その人の大切な作業を支援するリハビリテーションはオーダーメイドで具体的な目標と期間があり，その人らしさを取り戻す過程も含まれることにも触れた．具体化された作業を生活の中に再構築する過程でクリティカル・パスを活用することは，支援期間での専門職それぞれの役割分担と支援計画を明確にできることも紹介した．No.10〜12は，その人の大切な「作業」をより深く考えるための「つながり」や「かたち」について，事例を通して作業療法理論であるいくつかのモデル，「共創」するためのツールも紹介している．No.13〜23は"介助量を減らそう"というテーマのもとで，職員と患者の「健康」に再び目を向けている．日々の支援において意識してもらえるように介助方法や環境調整などの視点を記載している．ともに支援する事例を作業療法士によるアセスメントを交えて紹介することで，入院患者および介助するスタッフの安全と安楽，主体性を支えることを目指している．

5 経過および結果

22回の発行を終えた後，院内の各専門職に対してアンケートを依頼した（配布数138枚，回収率83％）．OT newsletterを読んだことがある人は回収数の65％であり，その人の大切な作業を支援する環境づくりに役立つか，他職種の専門性を知ることは良い治療や支援・業務の効率化につながるかなどの質問には，90％以上の賛同を得た．

OT newsletterでは「クライエント－環境－作業」の結びつきを重視する実践例を数多く紹介をしている．その過程で，他職種の専門的な支援によってその人や家族，環境と作業の結びつきを促進することにつながった支援を複数経験した．病棟では実践例で紹介した福祉用具を病棟負担で購入，看護計画に組み込まれた例もあった．作業療法士の専門性に興味をもってくれた薬剤師とは，在宅復帰に向けたインスリン自己接種チェック表をともにつくるなど，その効果は広がりつつある．また，作業療法開設時に期待された課題に関しては，筆者が起案した「透析を受けながら，住み慣れた地域で大切な作業に包まれて暮らす」ことをコンセプトにしたリハビリテーション クリティカル・パスが，退院支援の形としてクリティカル・パス委員会で全員の承認が得られた．

6 考察

作業療法士の仕事は理解してもらいにくい，説明しにくいといった課題に加え，OBPに至ってはリハビリテーション部内でも理解を得られにくいとの意見もあるという．その人の大切な作業を効果的・効率的に支援する過程で，多職種間でそれぞれの専門性を共有することは重要であり，質の高い「協業」や「分業」に発展する．その協力者を知るために，作業療法士がそのフィールドで何ができるのかを示すことは重要であると考える．

OT newsletterの発行を始め，その人の大切な作業や地域での暮らしかたについて他職種で「協業」や「分業」ができる環境が整いつつある．今後はクライエントに向けて，他の専門職の「らしさ」も活かせるOT newsletterを発行する予定である．

（志村邦康）

他職種と作業の視点を共有する⑦
作業療法の理解を促す

→ p.40, 110

1 はじめに

クライエントが大切な作業に従事できるようにマネジメントを行うことは作業療法士にとって必要な役割である．今回，がんを呈した終末期のクライエントへのかかわりを通して作業療法の取り組みを報告する．

2 開始の動機

作業療法の理解がなければ，クライエントにとって大切な作業を聴取することが困難となり，作業療法を展開することが難しくなる．また，クライエントが作業を望んでいても，障害の程度や作業の難易度，環境，周囲の理解などによって作業の達成や実施すること自体が困難な場合がある．今回，作業療法の理解を促すことや作業参加に向けた環境への働きかけにより成果が得られた．

3 実践方法

1) 事例紹介

60歳代の男性．妻と2人暮らし．大手企業を定年まで勤め上げ数年前に退職となり，妻と第2の人生を送っていた．しかし，X年に中咽頭がんを発症し，X＋1年に脊椎転移（胸椎6）が発覚．転移性脊椎腫瘍（末期がん）と診断された．約3か月間病院で治療を受け，その後自宅退院となり訪問作業療法が開始となる．

ADLは食事と整容以外は介助が必要．排尿に関しては，日中はバルーンカテーテルにDIBキャップ（尿路用カテーテル・外瘻用カテーテルのキャップ．キャップを開閉することで排尿できる．採尿袋を付ける必要なく，外出や入浴時に使用できる）を装着しているため本人が操作して尿器に排尿をし，破棄は妻が行っていた．夜間はウロバッグを使用していた．日中は車椅子の生活が中心であり，自走は本人で可能であった．介護保険は要介護4であり，ケアプランは通所介護，訪問介護，訪問入浴，訪問看護（看護，作業療法）を利用することになっていた．

2) 作業療法の説明と作業の抽出

入院中に退院時カンファレンスに参加した．その際，本人は何も動けないと話し，作業への関心が低い状態であった．また，入院中のリハビリテーションは理学療法のみであったため，作業療法の認識がない状態であった．そのため，作業療法を開始する前に本人と家族，介護支援専門員（ケアマネジャー）と話し合う場面を退院後に設けた．そこで，作業療法の目的，役割，流れを説明し本人と家族の合意が得られたうえで契約を結び，その場でADOCを用いて作業の聴取を行った．本人の選択した作業はカラオケであり，満足度は1であった．

3) 作業の背景・クライエントの想いを知る

本人は家族のつながりを大切にすることに価値をおいており，定年後の楽しみとして妻とカラオケや旅行に行くことが習慣となっていた．本人は「将来に対して漠然とした不安感があるが，病気に負けないように楽しく過ごしたい」と語った．カラオケは楽しく過ごせるための作業であり，元気な姿を妻に見せて安心させたいという想いや妻との時間を大切に過ごしたいといった意味があることがわかった．

4) 作業の評価

後日，カラオケを行うために必要な要素を本人と妻と協議した結果，(1)玄関の出入りや屋外移動などの外出方法，(2)車椅子で入店できるカラオケ店の探索の2項目があがり，それについての評価を行った．

(1)外出方法の課題点は，玄関の上がり框が高いため本人で昇降することは困難であり，妻の介助でも重度の介助量が必要であった．また，妻が車椅子の操作に慣れていないこともあり，本人の不安感を認めた．屋外の車椅子移動に関しては，駆動開始から5分程度で上肢の疲労感を認めた．

　(2)カラオケ店の探索に関しては，本人とインターネットを使用して探したが，家から離れた場所や階段が必要な場所しか見つけることができなかった．しかし，家から15分程度の場所に車椅子でも入店できそうなカラオケ喫茶があることを本人が思い出し，その店へ行くことになった．

5) 作業の共有

　評価をもとに本人と妻と相談し，作業目標を「妻とカラオケ喫茶へ行き，一緒に歌うことができる」とした．その後，サービス担当者会議において作業と本人の想いを共有するため，作業目標と支援計画を記載したリハビリテーション計画書をケアマネジャーに渡しケアプランに反映してもらった．ケアマネジャーからは，いつでも練習ができるようにとカラオケが行える通所介護を探してもらえることになった．

6) 作業の導入

　福祉用具業者に玄関の段差解消のためのステップ台とスロープを設置してもらい，本人と妻と車椅子の操作方法と段差昇降の練習を行った．車椅子の位置づけや妻の介助方法を修正し，訪問開始2日目に本人の不安感の軽減や妻の軽度の介助量にて可能となった．訪問3日目に玄関の出入りが可能となり，実際にカラオケ喫茶に行くことにした．車椅子駆動は，目的地の半分の距離で疲労感を認めたため，妻の介助での移動とした．

　カラオケ喫茶に到着した後，店主に今までの経緯と作業療法の取り組みを説明したうえで本人の意思を代弁し，車椅子で来店しても可能かどうか交渉を行った．店主から承諾を得ることができ，事前に連絡を入れれば車椅子のスペースをつくってもらえることになった．また，排尿に関しても話し合いを行った．店のトイレは車椅子で入ることが困難であった．そのため，排尿の準備を行っている間，他の客から見えない場所を確保してもらい客が入れないような対応をとってもらった．その他に，訪問看護師を交えて緊急時の対応や連絡先を伝えるなど安全に行えるように対策を立てた．

7) 成果

　店主の理解や協力によって，妻とカラオケ喫茶に通えるようになり，目標達成後に再評価を実施した．週に1回以上妻とカラオケ喫茶へ行き，デイサービスでは毎回カラオケの練習をするなど作業に従事できていた．本人から「妻といる時間が楽しくなった．妻も明るくなったような気がする」と語られた．ADOCの満足度は5と向上を認めた．

　3か月後，新たにがんの転移が発覚し病院に入院となった．しかし，妻と外出をしてカラオケ喫茶や地域のカラオケ大会に参加したとのことだった．再入院から2か月後，病室で息を引き取った．妻は，「最期まで一緒にいられて，夫らしく過ごせることができてよかった」と語った．

4 考察

　地域の作業療法は，医療や介護保険下のサービスだけではなく，地域とのつながりや協働がクライエントの作業の可能化に大きな影響を与えると考えられる．しかし，一般的に作業療法の認知度はそれほど高くなく，クライエントに限らず自分たちは何者であるかを伝え合意を得ることが作業療法を効率的に行うための一歩だと考える．また，クライエントにおける人-作業-環境の関係性を把握し，どのような働きかけを行えば効果的な作業療法を展開できるのかを考えることも重要なことだと思われる．

　今回，作業療法を開始する前にクライエントやケアマネジャーに作業療法を説明する場を設け合意形成を図った．これにより，クライエントの具体的な作業を聴取でき，主体的な作業参加が可能になった．また，ケアマネジャーへの理解が得られたことで作業の共有ができ，クライエントの作業と想いがケアプランに反映されたと推察される．そして，カラオケ喫茶の店主と協働したことにより作業が行える環境ができ，作業への参加につながったと考える．残された時間をクライエントらしく過ごせるように支援するため，作業に対するマネジメントの大切さを感じた事例であった．

(唐松考記)

他職種と作業の視点を共有する⑧

1人の事例から始める

⇒ p.40, 110

1 ▶ はじめに

「1人の患者にそこまでエネルギーを注がなければならないのか」．この取り組みをはじめた頃，筆者がスタッフに言われた言葉である．

2 ▶ 開始の動機

当院はオレンジプラン（認知症施策推進総合戦略）の発表と同時期に，もの忘れ外来を本格始動させた．これは医療保険としてのデイケアの役割を明確化するために，軽度認知障害者（MCI）～初期の認知症および若年性の認知症者の早期発見・早期治療システムを確立する目的があったからであった．この頃から徐々に，介護保険の通所リハビリテーションでは対応が難しく比較的初期の認知症の人を当院重度認知症患者デイケア菜の花（以下，当デイケア）でフォローすることが増えた．認知症の初期の人はもの忘れの程度は軽度ではあるが，そのぶん周辺症状への対応は大変な苦労を強いられる．また，これまで比較的重度で高齢のクライエントが多かった当デイケアにとって，初期の若い認知症の人に対するプログラムが追い付いていないという課題が新たに生まれ，他職種にもその対応への混乱が広がった．

筆者はマネジメントを特に意識したわけではないが，今回は，「料理ができなくなった」と訴えるA氏への料理活動を通して，認知症の人と料理活動について考え，その活動がスタッフにもたらした影響について振り返りたい．

3 ▶ 実践方法と成果

【事例紹介】
1. 対象：A氏，70歳代，女性（独居）．診断名は，アルツハイマー型認知症，うつ状態．CDR 1（軽度認知症），MMSE 19点，主訴は「もの忘れがあり，特に料理ができなくなった」であった．
2. 介入：週3回のデイケア通所日に看護師，作業療法士（OT），介護士とともに調理活動を実施し，遂行能力評価や今後の支援方法を模索することとした．OTがメニューの決定から，買い物，調理，家計簿の記入までの流れを，毎回A氏とスタッフにフィードバックしながら支援した．週に1回は家庭訪問し，貼り紙をしたり遠方に住む家族と電話で打ち合わせをしたりするなどリスクマネジメントを行った．実際の活動はオープンな環境で，スタッフが見学できるようセッティングした．調理内容はA氏と相談して決定し，料理手順を示した「レシピ表」を作成した．レシピ表はA氏が自宅でも見て作ることができるように写真付きで困難な部分を強調するなどA氏が1人で見て料理ができるか確認しながらA氏だけのオーダーメードのレシピノートになった．

評価は，調理活動終了後に満足度，難易度，今後作ることができるかの3点について，Visual Analogue Scale（VAS）を聴取した．

約3か月，計23回の料理活動を行った結果，認知症の程度に変化はなかった（CDR 1，MMSE 21点）が，抑うつからくる不安感の訴えはなくなった．

VASは，満足度（前後半10点），難易度（前半6.8点，後半8.1点），今後作れるか（前半5.8点，後半8.3点）ともに，前半と比較して後半の値が向上した．料理の遂行能力については，前半は「メニューが浮かばない」「手順の確認が多い」「包丁などの物品操作がぎこちない」などが観察された．後半は，レシピの手順を参考に，手際よく動作できる場面が多く観察された．また，それま

でひきこもりがちだったA氏が地域のゲートボールに参加したり買い物や散歩に出かけたりすることが増えるなど生活面でも変化があった．調理活動を通して台所の様子の確認のために自宅訪問をするなかで，初期の認知症ならではの小さなつまずきにいち早く対応でき環境調整を行った．自宅でA氏が1人で行った調理の話を聞くと細かい部分は忘れていたので，写真を携帯で撮影することを提案した．操作方法のメモを作成し練習したことで，できるようになった．OTは遠方に住む娘とA氏の料理や生活の様子を報告し，A氏に時々電話をすることを提案した．A氏は娘に料理の携帯の写真を褒めてもらったと照れたように語った．A氏は活動中，「ここにくるのが楽しみ，ここで料理をするのが生きがい」と語り，スタッフは利用者さんの生きがいになるような活動をもっと提供しようと話し合い，またA氏との料理を通して，初期の認知症の方の苦悩を改めて知り，介入の仕かたがわかってきたという声が聞かれた．その後，調理活動を見学していた独居の男性利用者からも，「不安はあるが自分も挑戦したい」と希望があり，A氏にアドバイザー的な役割を担ってもらい男性スタッフを加えてグループ活動へと発展した．出会った頃，「もう何もできないのよ」が口癖だったA氏が「私ができたんだからあなたにもきっとできるよ」と声をかける姿が印象的であった．

4 考察

A氏との料理活動を通し，①手続き記憶（体で覚えた記憶）は残存しやすく，練習すれば切ったりむいたりの作業はできるようになる，②実行機能の障害により献立を考えたり料理のいくつかの作業を並行して行ったりすることは難しい．そのためどこでつまずいているかを評価し，レシピ表や携帯電話などの外部記憶を利用する工夫が必要である，③リスク管理も重要であるが，生きがいを取り戻すチャレンジはもっと重要であることをA氏に教わった．

それまでほとんど実施したことがなく，リスクが高い「料理」を活動として提供することに，当初は反対したスタッフも多くリスクを指摘する意見も多々あり簡単にことが進んだわけではない．

問題は一つ一つ解決し，その都度写真を添えて文書にしスタッフには失敗や苦悩した過程さえも細かく伝え意見を求め，直接的ではなくても活動に自然と参加してもらった．レシピノートの強調した部分はA氏が気をつけるところでもあるが，実はスタッフが介入時に気をつけてほしい場面でもあり，スタッフにとっても成功体験になるようにと考えた．

記録は簡易化してマニュアルにすると皆の負担を軽減できた．徐々にOTの介入を減らしスタッフ中心に活動ができるように段階づけし，利用者への介入，スタッフへの介入の量を調整していったこともグループ療法への発展につながった要因ではないかと考える．この活動を通して院長やスタッフに繰り返し伝えたのは，この利用者さんを支援できたら，私たちのデイケアは初期や軽度の認知症の方の支援ができるより良いデイケアになること，A氏を支援することはこれから出会うたくさんの利用者を救うことにつながるという点である．利用者と目標設定することはもちろん，他職種とも短期的，長期的な明確な目標設定をし，展望を見据え共有した．

A氏の言葉やノートの感想はスタッフには必ず伝えた．今思い返すと，レシピノートの1頁目であるカレーが完成したときの泣きながら笑っているA氏の写真，そして次の日あんなに字を書くのが嫌だと言っていたA氏が書いた「カレー作りをして嬉しかった．ありがとう．また何か教えてください」の言葉が，他の何よりもスタッフの心を動かしたのだと思う．たった1人の利用者によって，筆者を含めたスタッフは変化した．そして結果的に当デイケアには初期の認知症の方が利用希望されることが増え今日も支援に奮闘している．この結果はもちろん筆者1人ではなし得なかったことであり，A氏とスタッフに心から感謝している．職場の価値は人材の多様性であり，それぞれの能力が作用し合い相乗効果を生み出すのだと考えている．

(冨永美紀)

他職種と作業の視点を共有する⑨

行政との連携

p.44

1 ▶ はじめに

　近年，地域包括ケアシステム，インクルーシブ教育，障害者福祉など，厚生労働省や文部科学省から発令される書類上で「作業療法」という文言をよく見かけるようになった．しかし現時点での現場の感覚では，この流れを「追い風」と真に受けて行政や他職種とすぐに協働して実践できる段階とは言いがたい．筆者らは特別支援教育において，学校や行政からの依頼もなく，教員も作業療法の必要性を認識していない状態から，行政との接点を模索するためのアプローチを行ってきた．本項では，特別支援教育での経験や実践を通して，教員および行政との連携の取りかたについて述べてみたい．

2 ▶ 教員との連携

　2008年，仲間（現ADOC project理事）[1]は，発達障害のある子どもの保護者，学校教員が子どもの支援に悩んでいることを知り，小学校に学校作業療法の必要性を直訴した．当初は何度も断られたが，2009年に1つの小学校で作業療法士のボランティアとして受け入れてもらった．校長と相談し，まずは幼稚園の自閉症児とその担当教員の支援を行い，同地域の幼・小中・教育関係者の勉強会で学校作業療法の実践を報告した．その結果，教員や教育委員会の理解を得ることができ，同地域の2つの小学校で学校作業療法をボランティアとして開始することができた．ボランティアの学校作業療法の成果が教員同士の口コミを通して少しずつ広がり，他の小学校からも要望があるようになり，2011年，教育委員会から作業療法士への正式な業務委託として幼稚園（2か所）・小学校（1か所）の学校作業療法を開始した．ここまでで約3年の期間を要している．そのくらい学校の教員は外部専門家のことを過度に警戒しているところがある．したがって，学校作業療法を展開するには，まず教員の警戒を解き，教員が作業療法の必要性を認識したうえで，協働体制を築くことが重要なポイントとなる．

　では具体的にどのように協働体制を築くのか，仲間の実践を例に挙げる[1]．仲間は「どんな子どもも教員が元気であれば健やかに成長する」ことを信条にしており，教員（必要に応じて保護者）をクライエントとすることが多い．つまり，教員を「自らがやりたい教育がうまくてできていない状態のクライエント」として捉え，教員に対して私たちが開発した教育支援計画書作成アプリであるADOC for school（ADOC-S）を実施し，対象児が好きな活動，得意な活動，できるようになってほしい活動を特定し，優先順位をつけ，具体的に目標に落としこんだ．

　その後，実際に対象児の学校での生活場面をschool-AMPSやEvaluation of Social Interaction（ESI）といった評価ツールを活用しながら観察し，作業遂行障害について分析を行った．そして教員と再度面接を行い，どうすればADOC-Sで特定した目標が実現できるのかヒントの量とタイミングを考慮しながら，あくまで教員自身が教育方法を考えつくように誘導した．ここが協働関係を築くポイントで，作業療法士が専門的な解釈を一気に教員に伝えてしまうことは，この解釈というプロセスにおいて教員が自分の役割はないと思い込ませてしまう危険性が生じる．仲間は，「教員は教育の専門家であり，教育について私たち作業療法士は到底及ばない」という尊重の気持ちを教員に伝えている．教員が日々の実践のなかで自ら考え，子どもの成長を促し，さらに上の段階で工夫

を行うといった良循環になるよう，作業療法士は「黒子」の役割に徹している．

3 行政との連携

学校作業療法によって子どもの成長や教員のやる気を引き出すなどの一定の成果が得られたとしても，実際にはそれだけでは不十分であった．というのも，教員や校長が異動すると急に取り止めになったりすることがあるためである．また，現場である教員，校長，保護者は学校作業療法を強く要求しているにもかかわらず，事務官などにそれをよく理解してもらえず事業が打ち切りになることがある．また，委託といえども，ほぼボランティアに近い契約内容であることも少なくない．

学校作業療法が教育現場で受け入れられたとしても，継続的な事業の委託を最終的に決定するのは事務官である．この二段構えが行政と協働する難しさといえるだろう．

そこで，2014年に筆者らはADOC projectをNPO法人化して，それまで仲間個人での取り組みであった学校作業療法を，B to B(Business to Business，企業間取引)として取引・交渉できるように下準備を行った．法人化の主なメリットは，行政から発注される入札への応募資格が得られることや，委託業務を受注できることが挙げられる．また法人格があれば各種助成に応募することもできるようになる．逆にデメリットは事務処理，書類作成の負担が増えることである（何の活動をしていなくても毎年報告義務が生じる）．もちろん事業内容にもよるが，本格的に行政と協働して活動を始めたいと思うのであれば，法人化しておいたほうがチャンスは増えるだろう．

さて，他職種と協働するには相手への「貢献」を念頭に置くことは先に述べた通りである(→p.44)．私たちは，行政に学校作業療法の必要性をアピールする前に，行政側が課題に感じていることのヒアリングを行った．行政の色々な立場の方と話す機会があったが，共通していたことは新規で予算を計上することの難しさであった．それまで行政

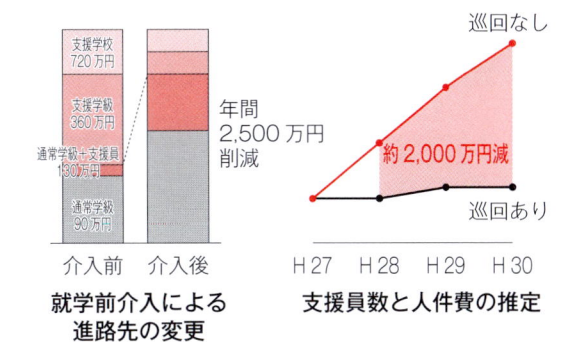

図1 学校作業療法の経済効果

に対して，現場では学校作業療法のニーズがあること，実績や効果を示してきたことを説明していたが，それだけでは行政が求める予算削減のニーズには応えていないことがよく理解できた．そこで，学校作業療法の経済効果を分析し直し，資料を追加した(図1)．この資料を使ってプレゼンすることで，行政サイドの理解も深まり，学校作業療法を新規予算で申請してもらうことができた．もちろん全ての自治体が予算を出し渋るわけではない．ここで言いたいことは，行政側の課題をヒアリングし，それに応えるという姿勢の重要性である．

4 まとめ

行政との連携においては，もっとクライエントへ手厚いケアをしたいという現場側の思いと，事業をできる限りミニマムにしたいという事務側の思いと，この2つの相反するニーズを実現しなければならない．筆者らの場合は，増加するであろう予算を見積もり，それを減額させることで委託金を確保するという戦略を用いた．読者の参考になれば幸いである．

文献
1) 仲間知穂，他：特別支援教育における教員との協働的作業療法の実践―教員が子どもの課題を主体的に解決していくことができた事例．作業療法 32：86-94, 2013

(友利幸之介)

職場を超えた仲間づくり①
湘南 OT 交流会

p.32, 44

1 はじめに

　SIG（special interest group）である湘南OT交流会は，参加者の声に耳を傾け継続をしてきた結果，重点目標である仲間づくりが成し遂げられただけではなく，予期せぬ大きな成果をも生み出したため，その試みと成果について報告する．

2 開始の動機

　作業療法士（OT）の資格を有し5年が経過した頃，作業モデルに出会った．これまでの自分を振り返ると「知識不足」「結果が弱い」との認識が強く，これが作業モデルに没頭する背景となったのだろうと思う．しかし医学モデルからの脱却は職場で理解してもらえず，「不安」と「孤独」の連続であった．でも「障害を主語に人を捉える」医学モデルから「その人の作業を主語として人を捉える」作業モデルは，不安や孤独をも凌駕する魅力があった．

　筆者はこの年，貯金を全て使い果たし，南は九州，北は東北と全国各地で開催されていた作業に関する勉強会に参加し，その後3日間山にこもって学んだ知識をまとめるだけを行う時間をつくった．何かに取り憑かれていたのだと思う．しかし実践では大きな収穫が得られ始めていた．クライエントからの拒否はなくなり，本当に楽しそうに筆者の提供する作業療法プログラムを実施してくれるようになった．

　2年ほど作業モデルで実践を行っていると，職場でも理解者が増え始めた．そして同じような勉強をしたいと言ってくれるOTも現れてきた．そこで自分の学んだプロセスを説明すると，誰もが二の足を踏んだ．当然だと思う．「貯金を全て使い，全国で開催されている勉強会に参加する」．これが条件であるため，多くの者にとって超えられない壁になった．そのとき「勉強会をつくってください」との要望が寄せられた．

　そこで筆者は自己の経験をもとに「全国を回る必要のない勉強会」「仲間を作れる勉強会」をコンセプトに「湘南OT交流会」を立ち上げた．

3 実践経過と成果

1) 勉強会の立ち上げ

　最初に自己の学んだ知識を，近隣施設に伝達することから始めた．開始当初は多くの知人が参加してくれたが，回を重ねるごとに参加者は減少した．開始時は物珍しさから人は集まるが，それを維持することは難しく，力不足を痛感した．参加者に調査を行った結果，開催日を忘れてしまうなどの意見が多く，広報の充実と開催日を明確にする必要性が示唆されたため，ホームページとメーリングリストをつくった．そうすると継続的な参加者が得られた．

2) SIG認定

　ホームページを立ち上げたことによって，内輪の会であった湘南OT交流会は誰でもホームページで閲覧できる会となり，参加したいと日本全国から問い合わせを受ける状態となった．そのためSIG認定を受け，誰でも参加できる会へとリニューアルした．しかしコンセプトとは逆に，南は沖縄，北は北海道から参加者が集まり，「全国を回る必要のない会」から，「全国から人を集める会」になってしまった．参加者に当会へ参加した理由を聞くと，「臨床的な視点で作業を考えている勉強会はない」「この会に集まると作業の話ができる仲間がいる」と作業モデルでの実践を試みているOTの駆け込み寺のようになっていた．

3) 参加者のニーズ

作業実践と仲間づくりが隠れたニーズとしてあることがわかったため，作業に関するテーマを多く設定し，その後の懇親会に力を入れた．その結果，さらに多くの参加者申し込みが全国から寄せられ，作業に関するテーマ設定は成功であったが，懇親会参加率は低く，仲間づくりはうまくいかなかった．参加者はギリギリの時間に到着し，会終了後に急いで帰っても終電になるなど，遠方からの参加者が多いことが原因であった．

そのため「グループディスカッション」の時間を設け，交流する時間を設けた．これは参加者から好評であったが，参加申し込みを減少させた．講演の形で勉強会を設定すると「受動態」で終了する．しかしディスカッションを設定すると「能動態」で自分の意見を言わなければならない．作業に関する知識は深く，そして広いため，自分に自信がなく，発言をしなければならない状況は恐怖を生むようであった．参加してしまえば楽しく過ごせるが，参加するまでの勇気がもてないとの理由が，参加をためらう理由だとわかった．この結果を受け，ほぼ毎回グループディスカッションを設定しているものの，広報の段階では情報を伏せることで対処することとし，参加を促している．

4) 自信をつける

作業モデルを実践しているOTは自信がないとの声が多かったため，自信をどのように強化するのか検討した．その結果，自己の臨床を発表し賞賛を得ることが最も効果的だと判断し，発表に興味はあるが，発表まで踏み出せないという会員を募り，発表までの支援を行う「チーム湘南OT」を立ち上げた．7名の会員が参加し，随時集まり進捗状況報告や発表を行いながら，内容に磨きをかけ「OTとしての自信」「かけがえのない仲間」を獲得していった．

5) それぞれの羽ばたき

チーム湘南OTの参加者は，それぞれの地域で「勉強会の立ち上げ」「OT交流企画立案」「勉強会参加の促し」など，様々な活動を行うようになっている．彼らは当会での活動を通じ，「自信」と「仲間」を手に入れた．自信は「新たな行動を推進」し，仲間はその新たな行動を支え，いつでもどこでも集ってくれるという安心感を与えた．各地での勉強会は軌道に乗り始めており，当会のコンセプトである全国を回る必要のない勉強会がいくつもできあがっている．

6) 社会にOTが貢献できるように

現在，各地域のOTがアクセスできる勉強会は多く存在するようになった．次の課題は，社会に対する貢献にある．こういった声を聞いたことはないだろうか．「作業療法の知名度は低く，一般には知られていない」

全国で勉強会が立ち上がり，「自信」がつき「仲間」ができた今，次の道は「結束」と「開拓」にあると考えている．私たちの分野は広く深いため，もっとできることはある．OTが結束し，新たな分野開拓を皆で成し遂げ，社会にさらに貢献できる道を模索していきたい．

4 まとめ

湘南OT交流会のマネジメントを振り返ると，明確な設計図を組み，それを成し遂げた形ではなく，そのとき，その場所で求められているニーズを検討し，即座に対応策を立案する柔軟な対応を主としていた．今回当会の試みを振り返ったが，参加者の悩みや声には作業療法業界を変えるヒントが隠されている．SIG運営のマネジメントは，参加者の声に応えることが最も大事なのだと再認識できた．

5 考察

湘南OT交流会は立ち上げから10年を迎えようとしている．ここまで継続できたのは間違いなく参加者の支えであり，疑問や悩みを共有できた結果である．SIG運営は困難の連続であるが，その参加者の声を拾い対応策を試み続ける限り，そのSIGの継続は保証されると考えている．「継続は力なり」という言葉があるが，得られる力は大きく，人と人がつながっていくことで，当会の活動にとどまらず，様々な地域での活動につながるなど，予期できなかった大きな効果を生み出した．参加者を運営者にできた当会の試みを参考にしてもらえれば幸いである．

(藤本一博)

職場を超えた仲間づくり②
ADOC project

→ p.44

1 ▶ はじめに

　私たちは，ADOCというiPadアプリを開発した後，全国の作業療法士と共同研究を始め，そのつながりにはADOC projectという名前がつけられた．いつしかADOC projectには，全国に点在している「作業療法の楽しさ」を追求したいという作業療法士の思いが結集され，また時流にも乗って，アプリ開発，多施設間無作為化比較試験，講習会，学会設立，教科書出版など，様々な活動を共創した．現在では，海外の臨床家や研究者とも共同研究や交流も行われている．ここでは，その実際について述べる．

2 ▶ 重要なのは動機

　ADOCを開発した動機は，当時養成校教員だった筆者が，学生や初学者でもこのアプリを使うことによって，作業に焦点を当てた実践やクライエント中心の実践ができるようになってほしいと思ったからである．その後，ADOC projectのつながりができていく過程において，動機は「作業療法の楽しさを共有する」に変わった．それは，なぜ作業に焦点を当てた実践ができるようになってほしいのか，動機を突き詰めて考えていくと，作業療法理論でそれが重要だからと謳われているからでもなく，作業療法の地位向上でもなく，やはり自身の経験でそれが楽しかったからであり，クライエントや作業療法仲間もそうだったからである．

　筆者らは，この動機を「WHY」[1]と表現して，非常に重視した．何をするにしても，いつでもこのWHYに立ち戻った．それは，プロジェクトにかかわる行動の意思決定に，一貫性をもたらしてくれるからである．やるのかやらないのか，どっちにするのかなどと，意思決定に迷ったときには，このWHYに当てはまるかどうかで決めてきた．

　たとえば，ADOCを作業療法士の専売特許にするために，使用者を作業療法士に限定したほうがよいのでは？という話題もよく上がった．しかし，私たちは職種を限定しないほうが作業療法の楽しさを様々な職種が体験できる，知ってもらえる機会につながると判断し，使用者の制限は設けなかった．ADOC for schoolは，教員が使えるようにデザインした．このように，WHY（動機）を明確にすることで，目先のことにとらわれずに一貫した意思決定ができる．皆で何かを始める前に，この動機を明確にすることをお勧めしたい．

3 ▶ 取り組み

1）多施設間共同研究

　ADOC projectでは様々な活動を行ってきたが，特に紹介したいのは多施設間での無作為化比較試験（randmised controlled trial; RCT）である[2]．これは，全国の回復期リハビリテーション病棟に入院中の脳卒中患者を対象に，ADOCを用いたトップダウンの作業療法を行う群と，通常のボトムアップ中心の作業療法を行う群に無作為に振り分け，身体機能面，ADL，QOL，入院日数などをアウトカムとして，両群どちらに効果があるのか検証した．その結果，多くのアウトカムにおいて訓練前後で両群とも有意に改善したが，両群間の比較に有意差はなかった．つまり，両群とも同等の効果が期待できることが示唆された．

　研究の内容はさておき，ここで説明したいことは研究の手続きである．この研究には，全国10施設が「自ら」参加した．参加施設のリクルートはWeb（ブログ，SNSなど）を中心とした公募である．RCTは手続きが多かったり，介入する群と

しない群を設定しなければいけなかったりと，臨床現場にとって大きな負担になる．そのため，協力施設は研究者自身が所属している職場や，大学の研究室で大学院生が勤務している職場など，比較的強いつながりがある間柄でしか行うことができなかった．しかし今回ほとんどの参加施設がWebでの公募を通しての自主的参加で，いわゆる初対面の方々が多数を占めた．それから，筆者が全国各地の施設を訪問し，研究の説明と同意を得て，施設の代表者を集めてのミーティングや，インターネットでのビデオ電話やメールのやり取りによって研究を進めていった．筆者の役割は研究全体の統括とデータの管理・整理・解析であり，患者の評価や介入は研究協力者である臨床家が行った．

なぜこのような協力が得られたかについては，やはりp.44でも述べたとおり，相手への「貢献」であろう．本研究では，研究者と臨床家が互いに「Win-Win」の関係になれることを強く意識した．たとえば，トップダウンとボトムアップのどちらが効果的かという，多くの作業療法士が明らかにしたいと思うテーマを設定した．事実，「作業療法のエビデンス構築のために協力したい」という動機をもった方もいた．また，「トップダウンを勉強する機会にしたい」と思う方や，「病院にトップダウンを導入したい」という方もいた．つまり，この研究に協力することで，日々の臨床業務においてプラスになると判断していたのである．実際，研究協力を通してトップダウンの導入が日常的になったという声もよくあった．このように，研究協力者各自が「目的」をもち，その実現のための手段として研究に協力し，また協力者が集結して，RCTを通して作業療法のエビデンス構築に貢献するという大きな目的につながっていった．筆者の不手際で協力者に苦労をかけてしまうことも多々あったが，まさに共創であったといえる．

2)作業で語る事例報告

筆者らの前著「作業で語る事例報告」(医学書院，2014)もまさに「作業療法の楽しさを共有する」という目的のもと，全国の作業療法士38名が集い，共創した仕事であった．後半の事例集では，学生のうちから作業に焦点を当てた実践に触れてほしい，という臨床家の熱い思いが伝わる内容となっている．

そもそも「作業で語る事例報告」を企画した当時は，まだ作業に焦点を当てた実践が浸透しておらず，現在ほどのニーズはなかった．しかし筆者らは，作業療法の楽しさを共有したいという思いから，書籍執筆の実績がないにもかかわらず，この書籍の必要性と可能性を何度も出版社に説明した．なにより企画とは，既存のニーズを調査するよりも，これまでにない新しいニーズを読者と共創していくことだと考えていた．通常企画から出版まで2年ほどかかるとのことであったので，書籍のコンセプトや内容，出版までの進捗状況などをブログやSNSで随時公開し，それを見てくれた読者が紹介してくれることで，ニーズが膨らんでいった．SNSを通して読者対象となる方々に意見を求めたり，カラーパターンを4種類公開してどの色が良いか読者へ尋ねたりして，その意見を内容に反映させることもあった．

その結果，出版から1週間で増刷が決定するほどの好評ぶりだった．事例を提供してくれた著者数名が，当然のように出版された書籍をすぐクライエントに進呈しにいったという話や，クライエントの家族からお礼のお手紙を頂いたりしたことなど，クライエントも合わせて「みんな」で作った本だったと実感した．

4 ▶ まとめ

プロジェクト達成を目標とした仲間づくりの実際を，研究と著書出版の例を挙げて紹介した．現在，地域包括ケアシステムなど，所属を超えたチームワークを構築できる人材が求められている．本項も参考になれば幸いである．

文献

1) サイモン・シネック(著)，栗木さつき(訳)：WHYから始めよ！―インスパイア型リーダーはここが違う．日本経済新聞出版社，2012
2) Tomori K, et al: Comparison of occupation-based and impairment-based occupational therapy for subacute stroke: A randomized controlled feasibility study. Clin Rehabil 29: 752-762, 2015

(友利幸之介)

作業を大切にする組織運営①

理念・基本方針を活用する

→ p.10, 72

1 はじめに

筆者の所属する病院のリハビリテーション科の組織マネジメントについての概要を示す．

2 開始の動機

当院は2009(平成21)年に回復期リハビリテーション病棟150床をもつ病院として開設された．当時，作業を軸に考える（クライエント中心，トップダウンなど）作業療法士がほんの少しずつ増えてきてはいたが，その実践者の多くは組織での自分の立ち位置に悩んでいた．自分1人や少人数でやっているというものが多かったのである．筆者は大人数の作業療法士が所属する施設において，作業に焦点を当てた作業療法を組織的に行う施設があれば，クライエントに有益であるとともに作業療法の発展に寄与するのではないかと考えた．

当時，そのような思いをもとに筆者は新設の回復期リハビリテーション病院の所属長となることが決まったため，作業を大切にする組織をつくることを目指すこととした．

3 実践方法と結果

1) 理念

組織を運営していくにあたって核となる理念を作成した．当院の理念に合わせて当科の理念を，「患者様とともに歩むリハビリテーションの展開」「地域でいきいきと暮らすための支援」とした．当科の職員はこの理念のもとに集まった集団である．「クライエント」ではなく「患者」と表現したのは科内の他職種への配慮である．「クライエント」という言葉には病人として人を見ないというものがある．一方で，職種によっては病に対峙することを避けられない職種もある．リハビリテーション領域のような複数の職種が存在する部門の理念は他職種も目指すべき理念でなくてはならないため，当院の「患者」という言葉はそのことに配慮した．

この理念で一貫して運営してきたことにより，現在，当科全職員はこの理念に基づき業務を遂行している．

2) 基本方針

職員を理念の方向へ導くべく，基本方針は職員の意見を取り入れることとした．しかし，100名前後の職員の意見をもとに設定することは現実的でなかった．したがって，職員の代表である当科の役職（作業療法士，理学療法士，言語聴覚士）を集結させ基本方針を作成することにした．

基本方針は，参加者全ての理想を書き出し，カテゴリーにまとめて作成した（**表1**）．2番目の基本方針に注目してほしい．ここには作業療法は作業に関する専門家であることも示しており，当院の理学療法士は作業療法士のことを「作業の専門家」として説明できるようになっている．

また，役職者がこの基本方針を熟知し，実践するようになったことにより，各部下へ正確に伝達ができるようになった．現在は統括の管理者である筆者が語らなくとも，これらの理念は上席の職員および経験者によってオートマティックに実践されている．

3) 組織図

多くの組織がそうであるように当科は作業療法以外にも理学療法，言語療法の2領域がある．作業療法士の専門性を最大限に発揮するために，お互いの専門性を認識する組織は重要である．筆者が常に留意し続けていることは「自分は作業療法士であるゆえ，理学療法や言語療法のことは専

表1　当科基本方針

1. 患者さまとともに歩み，地域で生き生きと暮らすための支援を実践します．
2. お互いの専門性を発揮しながら，優れたチームアプローチを展開します．
3. 一職業人として自律した社会人を目指します．
4. 全職員が主体的にマネジメントに参画します．
5. アットホームな職場づくりに貢献します．
6. 個人・集団に対応した優れた教育システムを整えます．
7. 組織の一員として経営に貢献します．

図1　当科組織図

門ではない」ということである．そして，他職種はその職種の専門家であるという尊敬の念を常に抱くようにしている．したがって，筆者が他職種部門を管理する場合，理念や基本方針に適合しているか？などに留意するのみであり，職種専門性には介入しない．結果として作業療法部門はもちろんのこと，当科の他職種はそれぞれの専門性を生かしながら社会参加へつなげる取り組みができている．

一方，通常の業務は組織やチームの一員として職種横断的に行われることが多い．たとえば，勤怠の報告書や書類整理，カンファレンスの設定，病院決定事項の伝達などのいわゆる間接業務である．これらの業務は職種専門性は薄らぐがなんらかの管理者が必要となり，職種縦断的な管理が必要となる．ゆえに当科の組織は2平面が存在するマトリクス構造となっている（図1）．マトリクス構造は責任者への報告など誰に報告すべきかで職員を混乱させる．当院でもそうであったが，各階の責任者と職種の責任者は兼任（副技士長）としてこの問題の解決を図った．結果として，最終的に同じ人物へ報告されることによりこの悩みは解決された．

一方，各職種のリーダーは役職および一般職が担当している．リーダーは一般職にとって役職への登竜門となっている．経験年数が高いから優れた能力を発揮するとは限らない．したがって，リーダーや役職は年齢や経験年数にかかわらずマネジメントスキルの高さで選任することとした．はじめは一部の職員より抵抗があったが，理念を遵守し能力が高い者が組織を運営することで，組織自体が作業を大切にすることに関して主体的に取り組むようになった．また現在，年功序列を廃止したこの企業風土は当たり前のこととなっている．

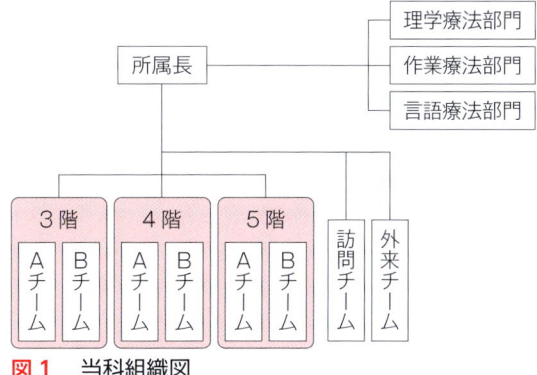

4 考察

本項において作業療法部門の実践については何も語られていない．しかし，大組織を運営していくうえで重要なことは，その大人数を束ねるための理念や基本方針を明確にすることである．各組織や部門を管理する者は明確に方向性を示し，組織をまとめ運営を行わなくてはならない．当院ではその考えに基づいて理念や基本方針を明確にしてきた．それだけではなく，これらの理念や基本方針はリハビリテーションの原理である全人的，社会参加といったことと同時に作業療法の核である「作業を大切にする作業療法」の考えが練りこまれていた．このことが組織をあげて「作業を大切にする風土」を明確にすることを可能にしたのだろう．

環境によって，これらの理念や基本方針がなくとも組織的として実践できることもあるだろうが，それは上席の理解や仲間の理解が深い場合に限られる．そのため，上席や管理者や影響力の強い仲間が不在になった場合に，組織の運営方針が変わってしまう可能性がある．当院では，理念や基本方針をスタッフとともにつくり上げ，運用に活用し続けたことで，管理者が積極的に関与しなくても組織としての一貫した考えかたが生まれたのだと考える．

（澤田辰徳）

作業を大切にする組織運営②
作業という言葉を使わずに作業を大切にできる組織

⊃ p.6, 8, 10

1 はじめに

　当施設は，日本で唯一「仮設」として指定されている介護老人保健施設である．福島第一原子力発電所から20 km圏内に位置していた当施設は，東日本大震災の翌日に地元からの避難を余儀なくされ，現在は避難先の地域に仮設の施設を建設して運営している．作業療法士であり副施設長としての任を担う筆者が，作業を大切にした組織づくりのために実践してきたマネジメントの経験を報告する．

2 開始の動機

　利用者とともに複数の避難所を転々とした後，当施設は同法人施設の一部を間借りして業務を再開させた．当時は震災の影響で職員の確保もままならず，終わりの見えない多忙な日々が続くことで職員の疲弊は蓄積していき，ポジティブな思考が全く生まれてこないという悪循環に陥っていた．

　さらに，このような状況が続くことで，利用者への配慮が不十分な場面が散見されるようになっていった．慢性的な人手不足からくる職員中心の日常は，利用者の作業を剝奪するだけでなく，いつしか想いを表出する機会を奪い，無為に過ごす利用者を増やす結果を招いたのである．

　このような状況を打破するために，筆者は管理職として複数の手段を講じた．

3 実践方法と結果

　混沌とした状況の中で最初に着手したのは，各職員が原点回帰のできる機会を設けたことである．なぜ今の職業を志したのか，専門職としてどのようなことをやりたいのかなど，各々が自己と向き合い，潜在的なニーズを自覚し表出する機会を作るためである．各管理職に働きかけて職員の想いを聴取していくと，利用者が生き生きとした人生を送るための支援，笑顔の溢れる生活を過ごすための支援がしたいと，多くの職員が語っていたとのことであった．そして，それらを実現させる手段として，利用者が好むような活動やレクリエーションの実施，また，利用者の想いを踏まえて，やりたいことを実現できる手助けをすることなどが挙げられたとの報告を受けた．

　彼らの想いを実現することが利用者の利益にもつながることは明らかだったため，筆者は，人員の不足分は多職種が連携して補いつつ，職員の想いを満たすことが可能になるような業務の再編を促した．

　次に取り組んだことは，職員の想いを踏まえた基本方針の立案である．立案の際には職員の意見も取り入れながら，ともにつくり上げていくことを意識した．そして，「利用者様中心のサービスを徹底し，利用者様やご家族，地域が元気になるような支援を実践いたします」という基本方針を新たに掲げ，当施設の使命として職員に明示した（図1）．

　さらに，具体的にどのような介入をすればよい

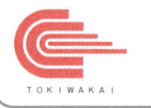

ときわ会　基本理念
「一山一家」
共生＝地域の皆様と共にきる

楢葉ときわ苑 基本方針
「利用者様中心のサービス」を徹底し
利用者様やご家族，地域が元気になるような支援を実践いたします．

図1　楢葉ときわ苑 基本方針

かを示すため，基本方針に沿った介入のモデル事例をつくり，職員間で共有することにした．利用者に対して，やりたいことや日々の想いを知るためのインタビューを行い，そこで得られた情報を踏まえて，想いの実現に向けて多職種協働で介入した事例を提示した．他職種の共感を得ることができたこの事例は，いわゆるトップダウンの作業療法で介入した事例であった．

職員の原点回帰，基本方針の明示，モデル事例の共有などの手段を講じて現在に至っているが，他職種とともに歩んできた中で，筆者は「作業」という言葉を一度も口にしたことはない．作業療法的介入を無理に推し進めたこともない．当施設において，作業という言葉は浸透していないが，施設の1日は朝礼での基本方針の唱和から始まり，そして，モデル事例のような介入場面が徐々に増えてきている．

4 ▶ 考察

筆者はマネジメントを進めるにあたり，「作業」という言葉を一切使用してこなかった．これに関しては賛否両論あるだろうが，筆者はこの言葉を使わなくとも，作業を大切にする環境を構築できることを確信していた．職員の想いを聴取する中で明らかになった各々がやりたいことは，作業療法の目標でもある作業の可能化に通じるものであったからである．医療・福祉業界で働く人間の多くは，クライエントに貢献したいと思いながら業務に従事している．ゆえに，他専門職に作業療法を理解してもらう術を考えなくとも，クライエントの作業の可能化に共感できる部分を少なからず有しているはずである．現に，筆者は基本方針に即して多職種で介入したモデル事例を職員に提示したが，作業という言葉を使わなくとも作業療法的な介入方法に対する各専門職の理解を深めることができた．これは，作業の可能化に向けた各専門職による介入が，彼らの潜在的ニーズと合致し共感を得ることができたからだと考える．

加えて，作業を大切にする組織に導くための鍵となるのは，職員が共感できる組織としての使命を明示することである．マネジメントの理念を生み，発展させてきたことで有名なドラッカー (Drucker) は，あらゆる組織において，共通のものの見かた，理解，方向づけ，努力を実現するには，「われわれの事業は何か．何であるべきか」を定義することが不可欠であると述べている．自分たちの使命や目指すべき方向性を定め，それを全職員で共有できる環境を整えることがマネジメントの第一歩となる．そして，基本方針を立案したときのように，作業の可能化に共感できる職員の想いを踏まえてつくり上げた方針であれば，より作業を大切にする組織の構築につなげることが期待できる．

筆者が組織を再構築していくなかで，最初に行った原点回帰の機会の設定は，作業療法の介入で言うところの情報収集に当たるであろう．管理職である筆者にとって，職員はクライエントであり，彼らの心に秘めた想いやニーズ，意味のある作業を知ることを目的とした情報収集であった．そして，そこで得ることができた情報を踏まえ，職員とともに考えた当施設の基本方針は作業療法の目標，そしてこの目標を実現しやすくするために提示したモデル事例は，作業療法介入として捉えることができる．組織の再構築に要したこれらの過程は，全てが作業療法のプロセスに置き換えることが可能であり，つまりマネジメントは作業療法に類するものであると言えるであろう．

作業を大切にできる組織の構築を望むのであれば，まずは他専門職が利用者のためにやりたいことは何か尋ねてみてほしい．彼らの想いの中には，必ず作業療法士の想いに通じる部分が存在するはずである．一方的に考えを伝えるのではなく，彼らの想いに耳を傾け，それを共有する．そして，利用者のために貢献できる方法をともに考える．作業療法の一連のプロセスが，必ずマネジメントにも役立つはずである．

文献
1) P.F.ドラッカー(著), 上田惇生(編訳)：マネジメント—基本と原則．エッセンシャル版，ダイヤモンド社，2001
2) 齋藤佑樹(編)：作業で語る事例報告—作業療法レジメの書きかた・考えかた．医学書院，2014

(木田佳和)

作業を大切にする組織運営③

うまれる，つくる，はぐくむサイクル

◯ p.104, 108

1 はじめに

筆者らが運営する「いねいぶる」は，特定非営利活動法人で組織されており，1998年12月に施行された特定非営利活動促進法に基づいている．筆者らの組織では本法人の基盤を「市民団体」と位置づけ運営に取り組んでいる．

本項では，その取り組みについて報告する．

2 開始の動機

事業体としての組織は，継続性と採算性，存続重視，急激な変化をしない，安全で安定的な経営，従事者の安定的な雇用と職場のメンタルヘルスを保つ，事業内容の見える化などに努めることで，事業利用者（障害福祉サービス利用者など）にとって，安心してチャレンジできる居場所，いつでも立ち寄れる場所，利用者自身が必要とする支援を受けられることを保障すること，運動体としての組織は，瞬発性と凝集性，必要だと思う力の集約，不要になったら消滅する等の特性があり，いわゆる市民団体（自助活動や有志活動など）の典型的な体制をとることである．

異なる性質をもつ2つの組織体が，有機的に結びつき，それぞれの利点を発揮することによって，人の暮らしとまちの変化に敏感さをもちつつ作業を主とした組織づくりができる点に，筆者らが特定非営利活動法人を基に活動している意図がある．そのことで，携わる全ての人と社会が常に成長と変革の機会をもたらしあい，尊厳と誇りのある暮らしを保障することにつながっている．

3 実践方法と結果

組織の在りかたは，分業制ばかりではない．むしろ，作業に携わる従事者同士が役割分担（従事する立場を問わず，同じ目的で異なる視点を意識しながら同じ作業に取り組む）することで組織に自在さをもたらすこともある．

当法人の6つの実践例を紹介する．

1）作業場がうまれる・つくる・はぐくむサイクル

本法人では，社会生活の安定化と多様な活動経験の機会を得ることを目的とした地域活動・相談支援センターをはじめ，障害を抱える当事者や家族等を対象とした相談支援，企業内でのチーム作業や実習の機会と就職後の定着支援を中心とした就労移行支援，精神障害者（以下，当事者）自身が自分たちの町で暮らすために互いに働きながら支え合うまちづくりと作業場づくりを目的とした8か所の就労継続支援（弁当加工業，清掃管理業，小売販売業，町屋カフェ業，駅なかカフェ業，古民家ランチ業，再生紙ものづくり業），一般マンションの居室を活用した共同生活援助を通じて，社会の中で暮らし働くための活動を，地域に点在した事業所で行っている．その他，こころの健康相談，自殺対策支援などの，労働・障害・福祉関連の事業や，ピアヘルパー・ピアサポーター活動，まちおこし活動，当事者や家族の自助活動などを行っている．

2）多様な人による協業と地域産業の活性化

地域観光イベントやコミュニティスペースづくりを，自治会やまちおこし団体などと協業しながら行っている．古い町家を活かした景観保存，JR駅周辺の再活性化，地域福祉情報へのアクセス，雇用・住居・社会交流などの暮らしづくり，インフラなど，障害の有無を問わず「こんな暮らしがしたい」というニーズと，地域自体が抱える課題を解決したいという地域のニーズが交錯する課題について取り組んでいる．

3）圏域（地域）障害者自立支援協議会の運営

市町福祉課，医師会，ピアサポーター，健康福祉事務所，公共職業安定所，特別支援学校，各障害者協会，障害者福祉施設，商工会等が委員として招集され，障害者が地域で暮らし・働ける地域を目指して様々な実践や施策を検討する組織であり，市町部会・相談部会・療育部会・施設部会・就労部会・当事者部会・社会的孤立防止ネットワーク部会（障害当事者部会）を傘下に有している．筆者らも会長および各部会員として参画している．地域の実態調査や障害者への希望調査の結果を基に，タウンミーティング，福祉事業所の見学ツアー，情報バリアフリー化，各種啓発活動，障害福祉サービス事業者間交流，障害者間交流などを実施し，常に障害者が必要としている地域福祉と作業に焦点を当てつつ，実情に応じた事業を展開している．

4）雇用支援の運営

公共職業安定所専門援助部門にて専門官とともに，筆者も雇用トータルサポーターとして従事し，県障害者職業センター，管轄内の就労系障害福祉サービス事業所，医療機関などとともに雇用支援を実施している．職業評価，各種訓練の活用と斡旋，訓練経過の確認，求人開拓，職場訪問などを行い，求職者が希望する企業内で，良好な作業遂行が発揮されるよう支援を行っている．

5）若年性認知症カフェ事業の運営

本法人の認知症初期集中支援OTおよび就労継続支援B型事業所OT，地域包括支援センターPHN2名，ピアスタッフ1名，障害者家族会，介護支援専門員1名にて運営している．若年性認知症者と家族が参加し，談話および就労活動を行っている．カフェの運営と同時に，認知症初期集中支援チームの訪問支援も実施することで，常に若年性認知症者の状況や情報を共有しつつ，地域住民らの支えや見守り協定事業所など，インフォーマルなナチュラルサポートの積極的活用も行っている．

6）センター的機能充実事業の運営

特別支援学校を中心とした周辺小中学校との連携により実施している．筆者は特別支援学校教諭や家族と，就学・進学・就職などに際して必要な支援を実施している．特別支援学校卒業後の社会生活を見据えて，卒前から様々な作業経験を得られるように，学内生活に加えて，自宅生活や休日の過ごしかたについても協議を重ねていく．また，卒後の生活について，特別支援学校教諭がイメージしやすいよう勉強会も定期的に開催している．

4 考察

作業を大切にする組織や役割は，支援者・障害者や家族・企業・その他市民のいずれの立場を問わず，ともに課題と感じる作業を一緒に遂行し解決していく過程にある．

自身が社会に必要とされたり有能感が得られるためには，（たとえば）障害者「でも」できそうだと用意された役割や，不自然でしかない感謝の上には成り立たない．自身にとっても社会にとっても不可欠な社会的役割に携わるからこそ，役割が人を変革し，組織や社会を変革していく．

日々の社会情勢の変化は，市場では当然起こり得る．その点で，ある特定の専門家集団が専門特化された業態は，高度な支援サービスを実践できる反面，市場の変化にも左右されやすい．ゆえに，作業を大切にしつつ社会の安寧を目指した事業体においては，常に事業規模が縮小されていくことを念頭に運営することが大切であろう．

つまり，組織の目的が達成に近づくほど，組織自体は解体していける用意をしなければならないということになる．特に就労や地域生活の支援現場では，多様な人同士の共生，健康維持のためのセルフケア，人生の意味と価値を見いだす生きがいを得る活動などにより実行可能な社会になることを目指しているので，専門家の出番が少なくなることは，むしろ大歓迎なのである．

作業は，常に状況依存しながら変容を繰り返すものであるからこそ，必要最小限の物以外を持たず，従事者を育て輩出し，組織運営していけるかがポイントであろう．そういった点で，作業を大切にする組織が，唯一大切にし続けるものは理念と信念を貫く頑固さと自在さなのかもしれない．

（宮崎宏興）

作業を大切にする組織運営④

誰もが当たり前に暮らせる社会をめざして

⮕ p.94, 104

1 はじめに

　本項では，筆者が経験した起業までのプロセスをたどりながら，作業に焦点を当てた組織の実践を紹介する．

2 起業までのプロセス

　筆者は大学の教員として勤務をし，身体障害領域を担当している．このなかで，高次脳機能障害の家族や当事者に講演をしていただいているが，体験談には「適切な支援を受けられない」「引きこもりになっている」などの訴えがよく聞かれていた．背景を調べてみると，40歳以上の脳血管疾患由来の高次脳機能障害者の多くは介護保険サービスを利用し高齢者と同じ介護の対象として生活していた．また介護保険対象外の場合は，少数だが福祉サービスの利用経験があった．一般的に福祉事業所は知的障害，発達障害，精神障害の方が多く，高次脳機能障害者は福祉事業所の環境に馴染めず孤立感を強くもつため通所継続が困難であった．そのため，該当する公的支援がないと社会福祉サービスに不満を抱く当事者家族もいた．
　そこで必要としている人がいるなら，という思いから2010年に大学の研究費を獲得し，高次脳機能障害特化型デイサービス（仮称）を，週1回ペースで大学の一室で開催することにした．

3 実践方法と成果

1）行動

　スタッフは作業療法教員と作業療法学生，ボランティアも数名募った．参加当事者は，脳外傷友の会より紹介を受けた10名であった．活動内容は，午前中は心身の健康増進を狙いとしたレクリエーションやSST（社会技能訓練）など集団での活動とした．午後は，個人の好みを尊重し選択制とし，製作や学習など個別性の高い作業を提供した．活動の終わりには，振り返りを実施し内省を高めた．研究事業は3か月行ったが継続を希望する声が上がり，延長して合計6か月間の実施となった．継続するにあたってかかわっていた作業療法教員らで研究事業の意味や効果，またその先の継続有無についての検討を行った．参加者家族からは「家で怒ることが減った」「出かける準備を自ら行い楽しみにしている」などのメッセージが届くようになり，また活気が増し柔和な表情で交流をはかる当事者の姿もあったことから，継続させた事業へと移行することを決意した．

2）法人化への歩み

　提供サービスの総括的枠組みの選択肢として介護保険によるサービス事業所というのも考えられたが，40歳以上でも頭部外傷のように介護保険サービスが該当しない者もいれば，若年であれば適応外であることもあり，障害者総合支援法によるサービス提供が妥当であることがわかった．私たちが提供できるサービスを必要としている方々がいるという手ごたえが後押しになり，法人化に向けた煩雑な手続きを必死で調べ準備をして，2011年4月に「特定非営利活動法人えんしゅう生活支援net」を設立した．同年7月，高次脳機能障害者専門支援事業所として「ワークセンター大きな木（生活訓練，就労移行支援）」を開所し，同年9月よりナイトサロン（働く，または就労に向けて奮起する高次脳機能障害者のインフォーマルな語りの場）を定例開催した．また，2014年5月には「ワークセンターふたば（就労継続支援B型）」を開所した．

3）法人の基本理念

　えんしゅう生活支援netの基本コンセプトは

「①広く一般市民，特に障害者・高齢者およびその家族，子どもたちに対して，介護保険法ならびに総合支援法に基づく各種事業，②介護・福祉に関連する人材の育成に関する事業，③保育・育児のための支援に関する事業を行い，障害のある人もない人も地域で当たり前の市民生活が送れる社会の実現に貢献し，障害の有無にかかわらず市民が相互に人格と個性を尊重し，広く公益に寄与する」とした．この活動には「地域におけるノーマライゼーションの実現」という基本理念がある．私たちの法人運営は，作業療法実践の基本概念である人を包括的に捉えることを重視しており，「環境からの作用と意味ある作業を通して人の行動を変容していく」という，人－作業－環境の構図が軸として存在する．地域での作業療法を展開することは，リアルな生活における，生きたクライエントが本来の姿，あるべき自分，なすべき作業，実現したい夢へと挑戦ができることへとつながる．

4) 地域における作業療法の取り組み

当事業所では，医療から福祉へのシームレスなサービス提供を心がけ，病院との連携を欠かさない．病院との双方向的な情報のやり取りや，地域福祉サービス，就労先の企業などとの連携を行うことで，クライエントの体調や気分の変動に合わせ，必要な分野への相談ができ，医療－福祉－企業の役割分担が実現される．いわばクライエントに必要なケアと社会参加の両方を良いバランスで保つために必要な資源活用を案内するパイプ役としての役割がある．クライエントの希望や思いを共有するためにCOPMの活用や，各種検査なども使い分けながらアセスメントし，希望を叶えるために，今，すべきことなど目標や行動指針の明確化，可視化と，効果測定のための月1回の振り返りなどを行っている．実際場面の支援としては，退院直後であれば生活の組み立ての日課や，役割の見直し，服薬管理，金銭管理の方法模索，移動手段の開発のための実践訓練や家事評価，耐久性の向上に向けた体力づくりや，ホームエクササイズ指導などを行う．またクライエントの置かれた状況によっては，病院以外にも訪問看護ステーションや介護保険事業所，居宅介護事業所，後見人，弁護士，社会保険労務士，行政職員などとの連携の必要性もでてくる．さらに就労支援では，職場研修，企業での実践に関して，AMPSも活用した作業分析を行うことで，企業の人事担当，産業医，ジョブコーチなどとの連携も生じる．特に企業とは合理的配慮を意識した交渉が必要になる．クライエントには生活習慣，行動管理，環境整備への指導がポイントとなる．

5) 障害者総合支援法を活用した事例

A氏．40代前半の男性．2年前に脳梗塞による中等度～重度の右片麻痺，失語症（運動性失語）を呈する．退院後に病院にて外来リハビリテーションと通所介護サービス事業所を利用していた．A氏は復職したいという希望があったので生活訓練サービスを受けることとなり，3つのサービス（医療，介護，福祉）を同時に受けることとなった．生活訓練サービスでは，復職に向けて生活の基盤づくりを行った．公共交通手段の利用や買い物，他者とのコミュニケーションや感情のコントロールを中心に作業療法士が復職に向け支援を行った．しかし，休職期間終了とともに職場からは事実上の退職を命じられてしまった．このころには外来リハビリテーションと通所介護サービスの利用は終了していた．そこで新たな目標としたのは，再就職であった．就職に向けて職場体験などをプログラムに組み込みクライエントの能力の開発とA氏自身への気づきを促すようなかかわりを行っていった．発症から5年を経て，現在は障害者総合支援法における就労継続支援A型事業所（雇用契約あり）に勤め，福祉的就労ではあるがA氏のニーズである就労を達成できた．

4 考察

人は大なり小なり社会に貢献したいという思いや，必要とされ役に立っているという感覚により自身の存在意義を見いだすものである．働き，苦楽を感じ，生きていく厳しさを知り学ぶ．クライエントにとってより良い人生を創造するかかわりは，作業に焦点を当てているからこそ可能になる．

作業療法士は，クライエントへの直接支援のみならず，クライエントを生活者として捉えマネジメントする能力が必要であろう．

（建木　健）

作業を大切にする組織運営⑤

全職種がADOCを使用する

→ p.60, 94

1 はじめに

本項では，作業に焦点を当てた組織づくりについて，筆者が現在取り組んでいることを報告する．

2 組織立ち上げの動機

筆者が作業に焦点を当てた組織づくりを行うこととなったきっかけは，前職場での経験によるものが大きい．筆者が働き始めた当初，他職種との連携を深く考えずクライエントの作業を可能化するために躍起になっていた．その際，リスク管理や責任の所在において頻繁に他職種と衝突した．特に看護師との衝突が多かったと記憶している．臨床を行って約4年経過したときに介入した事例によって，他職種と連携できていない現実を目の当たりにし，マネジメントの重要性を痛感した．そこから部署内の全スタッフに面接を行い，仕事に対する目的を明確にするなど試行錯誤しながら取り組んだ結果，作業に焦点を当てた組織となった．

この経験をもとに，筆者の会社はシステム構築をしている．

3 実践方法

当社が行っていることは大きく分けて次の2つである．1つめは「採用試験時の面接で働きがいを明確にする」こと．2つめは「クライエントの評価には作業選択意思決定支援ソフトADOCを使用し，多職種に行ってもらう」ことである．

次に具体的な説明をする．まず1つめに関して，なぜ「働きがい」を明確にするかということについて説明する．筆者は立ち上げの動機で述べたように，働いて数年間は他職種と意見の衝突を繰り返した．この経験から学んだ失敗の原因は，「目的が不明確なまま手段のことのみについて議論していた」ということである．多職種が集まりクライエントに対する介入手段のみについて話す際，当然各専門職は専門性を基にした意見を述べることになる．時にその専門性は相反する意見となる．たとえば，釣りが目標のクライエントに対して実際の場面で支援をしようとした場合，リスク管理の観点から看護師から中止するように促されるなどである．これは筆者が以前体験したことであり，もちろん自身の連携の仕かたや臨床能力の低さも関係しているが，似たような場面は多くの方が経験しているのではないだろうか．つまり物事を始める際には，まず目的を明確にすることが重要で，手段はその後に考えるということである．職場において考えてみると，まず明確にしておかなければならないことはスタッフの「働きがい」は何かということになる．この「働きがい」がスタッフの働く目的ということになる．筆者の経験上，面接でスタッフの働きがいを具体的に述べてもらうと，言葉はそれぞれ違うものの「クライエントがやりたいと思ったことができたとき，そのような支援ができたときに働きがいを感じる」という内容にほぼ全員がまとまった．このことから職種はそれぞれ違っても，目指しているところは皆一緒だということがわかる．この共通理解が，クライエントの作業の可能化のために専門性を発揮するチームをつくり上げるのである．

筆者が行っている実際の取り組みについては，採用試験時の面接で「働きがい」を明確にし，それが当社の理念に沿っているかどうかを採用の最低ラインとしている．この採用基準を設けることによって，クライエントの作業を可能化するという同じ目的をもった組織を結成することにつなが

る．また，年に1回個別面談を行い，目標を設定する過程で「働きがい」を再確認できるように心がけている．このような取り組みの結果，「夫の墓参りに行けるようになりたい」「息子の結婚式に参加したい」「透析食を自分で作れるようになりたい」などの個別的な支援に対して，積極的に取り組む組織ができ上がっている．

もちろん筆者のように，多くの方に人事権があるわけではないことは承知している．しかしながら，人事権がないとこのような組織がつくれないかと言うとそのようなことは決してない．では，どのように取り組んだらよいのだろうか．上述しているように，大切なのは働きがい（働く目的）を明確にし，共通の目的のもと働いていることを共有することである．これについては日常会話を通じて行うことも可能であると考える．長期的な視点をもって取り組んでいく必要はあるものの，同じ結果を得られるはずである．

次に「クライエントの評価にはADOCを使用し，他職種にも行ってもらう」という点であるが，ADOCを使用する理由は，特別な理論に関する知識をもたなくても，クライエントとともに生活全般の作業を見渡すことができ，そのうえで作業を選択できることから，他職種も使いやすいためである．ここで大切なのは，目標を設定するだけでなく，クライエントが作業を選択したストーリーや想いを共有してもらうことである．したがって，他職種には事前に作業を選択した理由を質問するように依頼しておく必要がある．当社では，社内研修会でADOCの使用方法や面接練習を組み込んでいる．

なぜスタッフにクライエントの作業のストーリーや想いを共有してもらうことが大切かという点であるが，まず1つに，チームでクライエントの目標を共有するとき，ストーリーとともに伝えることで皆の共感を得やすいという利点がある[1]．2つめに，目標とする作業を達成したとき，クライエントだけでなくスタッフの喜びが，より大きなものとなるからである．これがスタッフの働きがいを支援することにつながる．このような理由で，当社は作業療法士だけでなく，多職種が目標を聴取するようにしている．

上述した2つの取り組みを行うことによって，作業を大切にした組織となり，クライエント一人一人の作業を支援するサービスを行うことができている．成果の1つとして，当社の看護師は看護業務の内容について「クライエントのやりたいことを実現するために，リスク管理などを行います」と話している．また，クライエントの1人は「今まで，"こんなことをしたい"と言ってはいけないと思っていた．ここに来て，したいことを言えるようになった」と筆者に語った．

また，当社は居宅介護支援事業所も運営している．開設の目的は，作業に焦点が当たったケアプランを作成すれば，より多くのクライエントの健康に寄与できると考えたからである．そのため当社のケアマネジャーはできる限りADOCを使用し，聴取した内容をケアプランに盛り込んでいる．その結果，クライエントにかかわる事業所全体で目標の共有ができ，他事業所においても作業への支援が可能となってきている．

4 考察

作業を大切にする組織を作るうえで最も重要なことは，「手段は違っても目的は一緒の集団である」ということを他職種との共通理解とすることであると考える．一概には言えないが，医療・福祉関係の職種を目指す多くの人の動機の1つは「クライエントの幸せに貢献したい」というような，誰かの役に立つことであると思う．そこで，「働きがい」を明確にすることにより，共通の目的を見出しやすくなるのではないかと考える．そして，その「働きがい」を満たす体験をすることで，作業を大切にする組織はより強固なものとなるはずである．

文献

1) 菅原美千子：ロジックだけでは思いは伝わらない！「共感」で人を動かす話し方．pp.48-53，日本実業出版社，2010

（原田伸吾）

作業を大切にする組織運営⑥
クライエントのストーリーを共有する

→ p.8, 42

1 ▶ はじめに

　筆者は訪問リハビリテーション(以下,訪問リハ)事業所の管理者である.当院の訪問リハは当院の回復期を経験した理学療法士,作業療法士,言語聴覚士(以下,PT,OT,ST)で構成している.本項では,当事業所で実践している作業を大切にする組織運営について報告する.

2 ▶ 開始の動機

　当院は回復期リハ病院を約7年前に立ち上げ,その3年後に訪問リハ事業所を開始した.筆者はこれまで地域で臨床実践するなかで,病院や施設から退院したクライエントが地域で様々な作業の問題に直面し,大変な思いをしている,あるいは長年し続けていることを見聞きしてきた.当院のリハビリテーション科は入院中から活動・参加を見据え,「患者様と共に歩むリハビリテーションの展開」「地域で生き生きと暮らすための支援」を共通理念に掲げ支援を行ってきたが,入院のみでは退院後の活動・参加までの支援が不十分なことは明確であった.ゆえに,退院後の作業の定着に向けたソフトランディングの支援として訪問リハ事業所を開設することとなった.

3 ▶ 実践方法と成果

　当事業所では「その人らしく生きるための利用者様中心の効果的な訪問リハビリテーションの展開」を基本理念に定めた.この理念を実践するために,個々のクライエントの目標となる作業を共有する面接を行うことを必須とした.さらに事業方針として,当時訪問リハでよく行われていたエンドレスな機能訓練ではなく,大切な作業を支援し定着した際に終了するスタイルを構築し,PT,OT,STが各々の専門分野を生かし守備範囲の広いチームアプローチを行うことを目指すことにした.これらについて3つの視点から概説したい.

1) 事業所で考えるその人らしい生活への支援

　当事業所のサービス提供の目的はクライエントをその人らしい生活へ導くことであり,生活に即した目標を達成するための支援を行うことが主軸である.そのためにはクライエントの大切な作業を知らなくてはならない.したがって,クライエントが生活場面で何に困り,どのような生活を思い描いているのかを聴取し,文脈や価値観,挙がった作業の意味や目的を共有することが重要である.そこで当事業所は,目標設定のためにiPadアプリADOCを利用している.ADOCは面接が苦手な者でもより構成的にクライエントの大切な作業を選択できるため導入している.そして全職種がADOCでの面接が行えるよう教育している.ADOC採用の他の理由は後述する.

2) 専門性を発揮したその人らしい作業の展開

　筆者は各職種の専門性について,OTはクライエントの作業の意味を知り,作業遂行分析を行い,作業の支援を専門とし,PTは病状やリスク管理,クライエントの基本動作や移動に関して力を発揮し,STは家族や友人との交流や安全な食にかかわることであると考えている.そして,どの職種も最終目的はクライエントの希望する生活へ導くことである.当院および当事業所ではPT,OT,STが各々の分野のスペシャリストとしてお互いの職業特性について入職時から教育を行い,クライエントの目標の達成に向けてそれぞれの職業特性に準じた役割分担を行い,多職種協業を実現している.

　当事業所では入院から退院後の作業定着までのシームレスな連携を行うために,入院中のリハビ

リテーション見学や家屋調査の同行，書面による情報共有による引き継ぎや，院内の他部署からも情報共有を行っている．これらは一貫して大切な作業を支援する流れになっている．訪問担当はクライエントのニーズによって最適な職種を検討し決定している．また目標の変更や追加の際に最適な職種への担当変更，他職種による同行やワンポイント介入（基本 PT で，月に 1 回のみ OT など）といったフレキシブルな対応も行っている．

訪問リハは利用回数や時間が回復期に比べて少なく，効果的なサービスを展開する必要がある．PT，OT，ST はそれぞれ違う理論背景と技術をもつ違う職種であるがゆえ，考えや意見を一致させるには障壁が生じることもある．しかし，当院ではリハビリテーション科全体で互いの専門性を尊重する風土があり，その流れは回復期を経験した訪問リハ職員も同様である．さらに，各々の職種がもつ視点，提供できる技術が違うところがチームの強さともなるため，それは折に触れて言語化するようにしている[1]．そのためには訪問リハのカンファレンスや会議など，スタッフ間での相談や交流の場を多くもつことを試みている．

3）地域のチームで考えるその人らしい生活支援

当初，訪問リハ事業を始めた際には介護支援専門員から「歩けるようにしてください」「マッサージやストレッチ，筋力強化をお願いします」といった依頼が聞かれていた．クライエントはその人個人として捉えられておらず，誰にでも当てはまるようなケアプランが立てられ，訪問リハ＝機能訓練と捉えられていた．しかし，その人らしく地域で生き生き暮らすための支援こそが在宅にわざわざ出向いて行う訪問リハの真の目的である．そのため，当事業所では単なる心身機能の維持・改善を目的とする場合などは契約を行わず（難病などは現在受け入れていない），マッサージを希望する場合は訪問マッサージなど，ニーズに応じた他サービスを紹介している．

一方で，介護支援専門員や医師に対してはADOC で挙がった結果とその遂行文脈を伝え，それに対してどのような支援ができるかを説明している．これらの取り組みが結果としてケアプランに反映され，訪問介護や通所リハといった他事業所の職員がその人らしい生活を支援するものになる．しかし，前述のように介護支援専門員には訪問リハの真の目的が伝わりづらく，計画書に支援内容を書いても伝わらないことが多い．そのため私たちは訪問リハ計画書へADOCのイラストを添付し，わかりやすく目を引きやすい書面とすることで理解を深めている．これが当事業所でADOC を採用している最大の理由である．

これらにより開設当初は当院からの紹介のみであったが，現在，介護支援専門員が趣旨を理解し，外部からの紹介も増えている．そして当事業所は現在，訪問リハの終了は平均 6.3 か月で，73.9％を活動・参加へ導いている（入院・入所・死亡などによる終了者を含むと 90％以上）．また短期間で終了することで，短期集中リハビリテーション加算を 32.8％取得し経営に貢献している．

4 考察

ここまで述べてきたように，作業を大切にする支援を行うには作業療法を他職種に説明し，作業療法以外の職種の専門性を理解することが重要である．そのためにはクライエントの大切な作業をいかに適切に把握し，わかりやすく説明するとともに各々の専門性をどう活かし成果を残していくかが重要となる．事業所内の協業に関しては入職時の専門性の教育は重要な柱である．臨床実践は入院中からの作業を支援するシームレスな流れはもちろんのこと，クライエントの幸せのために相手に伝わる様々な手段を用いてコミュニケーションを密に図り，互いに共有し，作業で結果を残すことが大切であると考える．そして重要なことは，これら作業を大切にする支援を促進するためには経営や交渉などマネジメントできる能力をより身に付ける力が必要であると感じている．最終的には実践，教育，経営など多面的に多職種から信頼を得るためマネジメントを行い，結果を出すことが重要である．

文献

1) 河本のぞみ：訪問リハは，何を使命とするか？—提供されるべきサービス内容．OTジャーナル 44：1366-1369，2010

（小澤友恵）

作業を大切にする組織運営⑦

「不器用だけど一生懸命」を支援する

→ p.92

1 はじめに

　筆者は，沖縄県の中部に位置する沖縄市泡瀬で20年続く焼肉店「キングコング」において作業療法士として勤務している．今回は，様々な立場の人がともに働くうえでの配慮の必要性について当店の取り組みを紹介しながら説明する．

2 開始の動機

　大規模な精神科病院の中でレクリエーション中心の作業療法プログラムを提供し続けることに疑問を感じていた筆者は，2011年にイタリア・トリエステに行く機会を得た．そこでは全ての精神科病院が廃止され，当事者は地域で仕事をもち暮らしていた．働く場として社会共同組合と呼ばれる企業体は，従業員の3割を雇用に結びつきにくい方々を採用しているということだった．そこには障がい者やホームレス，貧困家庭の子どもたちが含まれていた．帰国後は，医療でも福祉事業所でもなく，一般の企業体において様々な立場の人がともに働くことの重要性を痛感し，筆者の経営する会社にてその実践に励んでいる．

3 実践方法と成果

1) 筆者の経営する会社での実践

　当社は3年前より，障がい者や高齢者，若年者の雇用を積極的に行っており，「様々な立場の人がともに働くなかで生まれる相互理解を基にして，豊かな働きかたができる職場づくりと社会に新しい豊かさの価値を創りだすこと」を目指している．従業員20名中障がい者が9名いる．9名のうち2名が週40時間のフルタイム勤務，3名は25時間以上30時間未満で働いているパートタイム，そして残る4名が障害者総合支援法に基づく就労継続支援A型事業で週25時間の雇用である．それぞれが生きづらさを抱えながらも，必要な支援を受け，ステップアップを目指して主体的に働いている．

　筆者は，普段の業務では，雇用している障害者（以下，不器用だけど一生懸命の略でBIメンバーと呼んでいる）の直接支援とともに，他のスタッフがうまくBIメンバーの力を見つけて引き出していけるように間接的支援も行っている．また，役員として会社が目指す方向性を定めることはもちろん，さらにそれをどう従業員全員と共有し，士気を高めていくかということも重要な役割となる．以下に，BIメンバーを含め様々な立場の従業員がいる会社において，どのように目標や気持ちを束ね，主体的な行動を引き出していくかについて述べてみたい．

2) 働くとはそもそもどういうことか考えてみる

　キングコングは障がい者だけでなく，高校に進学していない若年者や高齢者も雇用している．このように様々な立場の人が多く集まると，常識という概念は通じず，根底となる価値観からの共有が必要不可欠になる．そのために筆者の会社では週に2時間の勉強会の時間を設け，経営戦略の話をし，全スタッフで共有する．BIメンバーや高校進学していない若年者，高齢者は数字についての話が苦手なため，開始当初はぼんやりしている者も多かった．しかし，一人一人の関心があるストーリーになぞらえて話すと，実によく集中して話を聞くようになった．そのような工夫をし，誰もが話題からもれることのないように配慮し，実にゆっくりではあるが皆で参加できる雰囲気を大切に運営している．

　ほとんどの時間は，経営の勉強や，季節ごとのキャンペーンや商品に関する話題が多いが，折々

に「あなたにとって働くこととはどういうことか」というセッションを入れるようにしている．答えは様々で，正解と呼べるものがあるわけではない．ただ，一人一人にとって働くことが大切で，役割意識や所属感，そして労働の対価としての賃金が重要であることが確認できる．給料の使い道はそれぞれであるが，給料なしでも働きたいという人はまずいない．どんな綺麗事をいっても会社が利益を出せないと雇用は成り立たないので，利益について皆で考えることはとても大切である．では，様々な立場の従業員がいるなかでどのように「利益を出す」ということを共有するのがよいのだろうか．

「利益を生む」ことを内的動機づけにしていくには，利益がどのようにして生み出されるか知ることから始めなければならない．

3) 利益についての教育

利益を出すということはお客様を集めるか，あるいは客単価を上げるということになる．当たり前に思えるかもしれないが，これらを理解していくことが非常に重要になる．さらに，客数を上げるためにする作業をお客様活動と呼び，「お客様に喜ばれ，気に入られ，忘れられないようになること」と教える．このような経営の原理原則は毎回従業員全員で唱和し丸覚えしてもらっている．

大切なのはここからで，それではどのようにしたらお客様に喜んでもらえるのか，気に入ってもらえるのか，忘れられないようになるのかということを楽しい雰囲気のもと作戦会議を行う．こういった話題では実に多くのアイデアが出てくる．たとえば，1人のBIメンバーが「誕生日を覚えてくれていると嬉しいですよね」と発言した．すかさずもう1人が「どうやってお客様の誕生日を知るの？」．すると一同沈黙…となったときに，店長がアンケートやポイントカードなどという手もありますよと助け舟を出すのである．結局この週では結論まで至らなかったが，3週間かけてアンケートを実施するという結論を出したのである．ここで起こっているのは，損益分岐点まであといくらだから頑張りましょうというお尻に火がついた目標設定ではなく，みんなでお客様を喜ばす方法を考えようというワクワクした気持ちをベースとした目標への転換なのである．そしてこれはお遊びではなく，経営戦略のなかのどこに位置するのかを毎回行っている唱和の意味を伝えながら説明していくと，難しい戦略も少しずつ理解が促進されていく．具体的には，「アンケートをとるというのは誕生日を知ることになり，お客様に喜んでいただけるためのお客様活動になるし，来店動機を質問に入れておけば顧客維持対策になりますね」という具合に，普段丸覚えしている経営戦略は，実は皆が実践していることで決して難しいことではないと伝えることが重要である．

4) 様々な立場の人がイキイキと働くために

上述したように，ワクワクしながらやっていることがお店の利益につながるんだよというメッセージを与え続けると，従業員はさらに元気になり，喜んで仕事に向かい，さらなる高みを目指すようになる．何をするかについても全従業員で導き出した答えであるので，誰も人のせいにすることなく，責任をもって何事も実践するようになる．イヤイヤとワクワクではどちらが成果を上げるかは明らかで，数字として表される売り上げや利益は当然のこと，数字として表すことができない社風や働きやすさについても良いパフォーマンスを引き出せる．BIメンバーや低学歴の若年者，高齢者など様々な立場で，しかも雇用に結びつきにくい人たちを多く雇用しているとこのような価値観の部分から共有していくことが大切になる．しかし，理論的な話や横文字ばかりの話題などでは，話題についていけない人も出てくる．単に簡単な言いかたに変えるということではなく，わかりやすく説明し，そして体感しながら学習していけるように組み立て直す作業が重要になる．それは，作業療法士が作業分析をして構造化しプログラムとして提供するプロセスと似ている．

今回は仕事という切り口から述べたが，今後の作業療法士はもっと広い視野に立ち，様々な人が生活しやすい地域をつくるにはどのようなことが重要なのかといったことも考えなくてはならない．それは1人でも多くの人とともに，知識や想いを共有することから始まる．つながって，想いを共有し，皆でワクワクをエネルギーに変化することが上手な職種になりたい．

（仲地宗幸）

あとがき

　10年ほど前，私が教員になるために臨床を去ろうとしたとき，著名な作業療法士の方が「後進を育ててから辞めなさい」とおっしゃった．そのとき，私はトップダウンアプローチや作業に焦点を当てた実践（まとめていえば作業を大切にする実践）による作業療法や教育をある程度してきたつもりであったが，当時の部下たちの中には医学モデルをもとに作業療法を行っている者も存在し，全員が私のめざすものを共有しているか疑問であった．今振り返れば，作業を大切にして実践を行う組織として成熟していなかったのだろう．

　教員職に就いて，少なくとも私が知るなかで作業療法を大切にする実践を組織的に行っている施設はほぼ皆無であると感じた．どんなに著名な先生が海外の作業療法を紹介しても一部の作業療法士にしか伝わらず，伝わったとしても私たちの臨床の場は日本であり，当時の医学モデル中心の作業療法の現状では，それを組織として解釈し実践するには困難を極めたのだろう．理論を知ることはかけがえのない財産である一方，臨床で実際に起こる問題はいくらそれだけを学んでも解決しないようにも思えた．

　その後，臨床に戻り，作業を大切にする組織をつくろうと意気込んだが，現実は想像以上に甘くはなかった．病院開設当初はまるで荒野のようで，ただ呆然と立ち尽くしたくなるような状況も，仲間に支えられ数々の困難を乗り越えてきた．幾度もくじけそうになったが，できないことを嘆くより，どうやればできるかを考え続けてきた．私の好きなロールプレイングゲームでは，強い敵を倒すほど経験値を獲得できる．いくら弱い敵と戦ってもレベルはなかなか上がらない．現実においても避けたくなるような大きな困難に打ち勝つと，いつも心の中でレベルアップの音が鳴り響いた．普段あまり見ないテレビ番組で，有名な芸人が「仕事はつらいもんだよ．みんなつらいことを表に見せず，どうすれば楽しくなるか一生懸命考えてやってるんだよ」と力強く説教していたことがやけに腑に落ちた．作業療法という仕事は楽しいばかりではない．それが現実だ．しかし，マネジメントをすることで，つらいことを楽しく変換することができる．

　本書に書かれている様々な知見や実践談はそれぞれの執筆者の経験をもとに築き上げられた作業を大切にする実践の攻略法である．しかし，その裏には現場での様々な苦楽があったことと思う．そのことに心から敬意を表したい．そして本書を通してそれを共有できることを嬉しく思う．読者の方々が本書に目を通すことで少しでも容易に自身や所属組織を変化させ，クライエントの作業を支援する素晴らしさを体験できる一助となれば幸甚である．

　さて手前味噌ながら，私は所属病院で心から誇れる組織をつくることができたと自負している．作業療法士は全員作業を大切にし，理学療法士は作業療法の専門性を

「作業」「意味のある活動」といい，言語聴覚士はCOPMの結果を聞いてくる，さらに組織の上席管理者は作業療法士がクライエントを大事にしている姿を心から愛している．そして，様々な職種が作業療法の素晴らしさを理解してくれている．未熟な部分は沢山あるが，病院建築前で設計図のみであった約8年前に当時の事務長に私が持って行った企画書の9割は実現できた．

　本書が出版される頃には，私は既に大組織の管理者というマネジメント業務から離れている．私はこの築き上げた組織を後にすることを決めた．私が属した組織はあまりにも大きすぎたため，力不足で至らぬ点も多々あったとは思う．しかし，所属する組織の多くの人から惜しまれつつ去ることは管理者冥利に尽きる．私自身が周りに支えられながら組織で成し遂げたものが少なからずそうさせたのかと振り返っている．八方塞がりで困難を極めたことも，クライエントとの作業の共有も，振り返れば全て私にとって素晴らしい文脈となっている．一方，私はイノベーターである．本書で述べたように，イノベーションを起こす管理者は組織の黎明期には必要であるが，その時期を過ぎた後は成長の阻害となる．作業療法の真の成功は，作業療法を通してクライエントが自律して作業的存在になる術を手に入れ，最終的に作業療法士がいなくともクライエントが主体的に幸せな生活を送ることであると私は考えている．それはマネジメントも同じである．私がいないと成り立たない組織はマネジメントが成功したとはいえない．私がいなくとも組織が成熟し，さらなる飛躍を成し遂げたとき，はじめて私のマネジメントは間違っていなかったと思えるのだろう．そのためにも，今，まさに私は去るべきときなのである．

　大組織のマネジメント業務という肩の荷が下りた私は，作業療法をさらに深める旅に出ることに決めた．このあとがきを書いている現在，40歳を過ぎて単身渡米し，1か月間ではあるが10代から20代前半の海外の作業療法士の卵（下手すれば自分の子どもと同じ年代である）とルームシェアし，ともに作業療法を学んでいる最中である．英語でのコミュニケーションという不自由により，講義や話も理解できず，他国の学生が遊びに出かけても自分は一人寮に閉じこもり予習に追われている．英語も話せないのに海外に飛び出す状況は主体的な武者修行であり，実際，この旅により私の知識と経験の幅は少しずつ増えているように思う．一方で送り出してくれた家族に感謝するとともに初老（初老は意外に早くやってくる）の年齢までこのようなセルフマネジメントをする自分を褒めてあげたい．

　ところで，海外の作業療法は私が実践してきたものと違うのか？　医療・福祉の保険システムは異なり，素晴らしい取り組みも沢山あるが，結論から言えばその答えは否である．私が行ってきたものが劣っているとは全く思わない．一つ言えるのは，海外の作業療法士のほうが自信を持って作業療法を実践しているように見える．日本の作業療法士は自分たちが行っている作業を大切にする実践についてもっと誇りを持つべきだと思う．わが国の作業療法士がセルフマネジメントを通して，海外で誇りを持って主張できる日を心待ちにしている．

あとがき

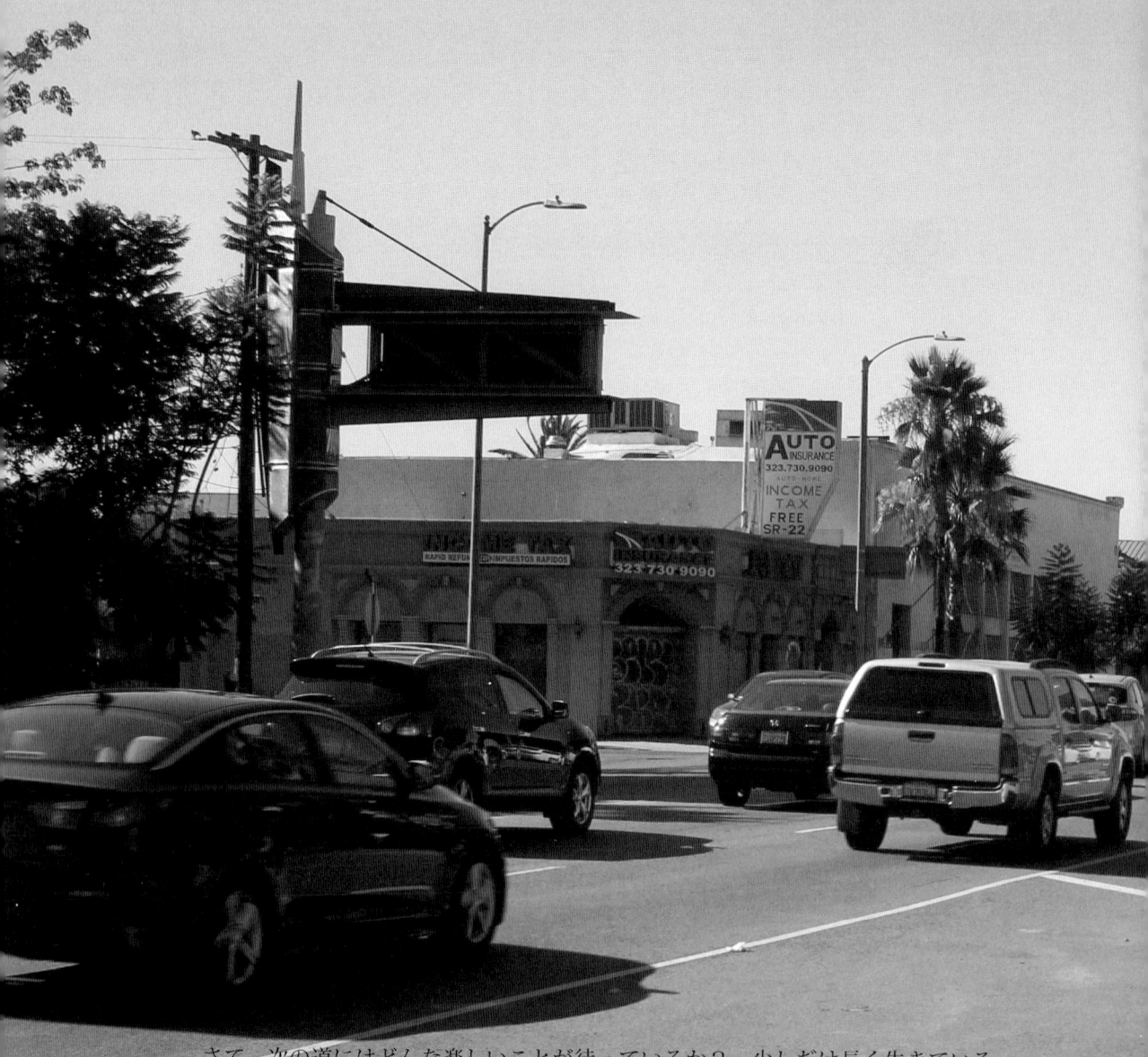

　さて，次の道にはどんな楽しいことが待っているか？　少しだけ長く生きていると，楽しいことと同時に苦難も待っていることはもう理解している．ただなすべきことを楽しみ，そして時に困難に耐えるよう自分をマネジメントし，目的を達成するのみである．もしかしたら，それは自分に作業療法をすることなのかもしれない．作業療法とはなんとも奥が深く，素晴らしいものである．

　私たちの未来は輝かしい．読者の皆さんを取り巻く組織がこの先作業的存在として躍進し，結果としてみなさんのクライエントが輝かしい幸福に満ち溢れることを祈念して本書を結びたい．

　　　Los Angels にて

澤田辰徳

195

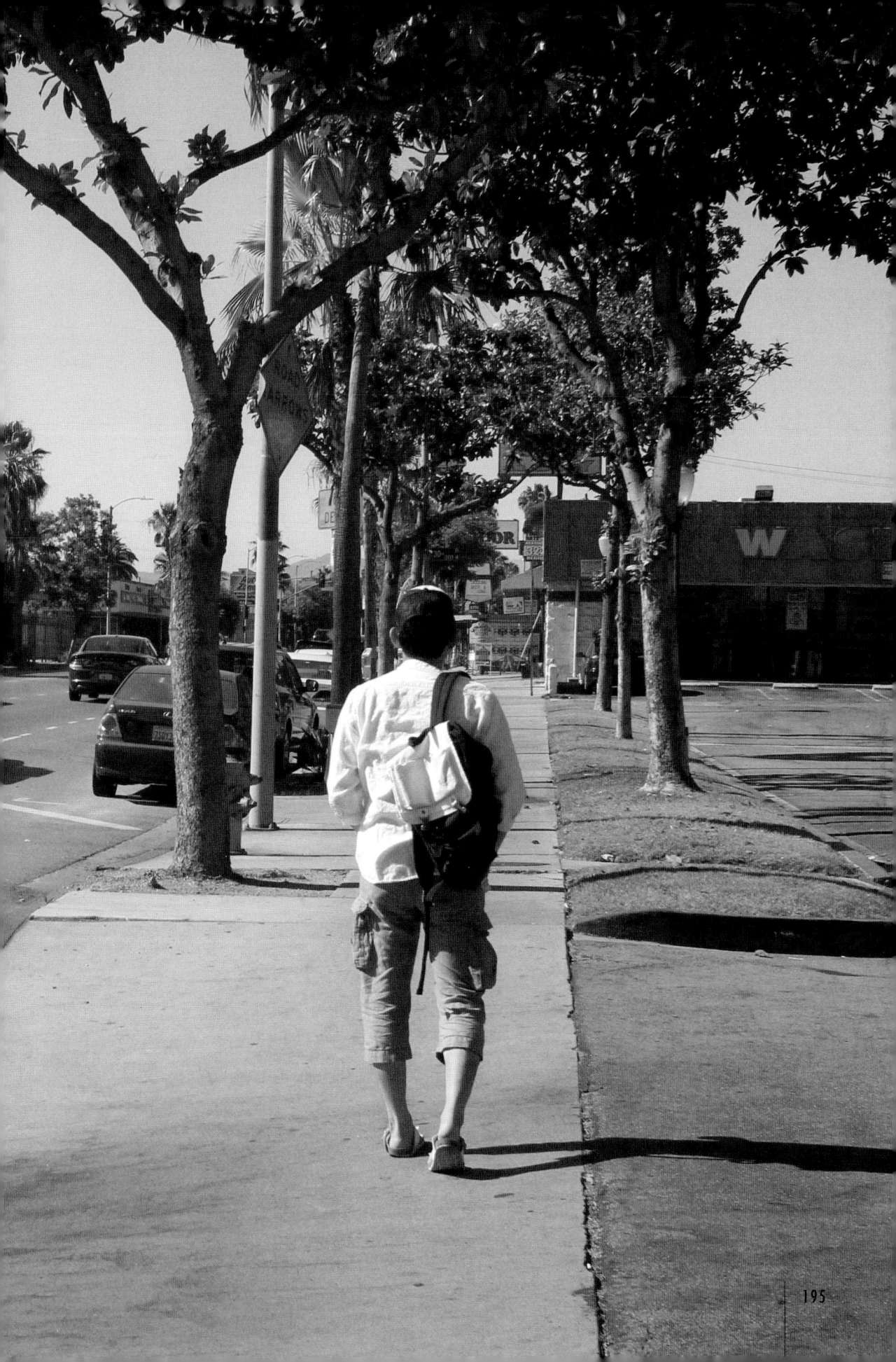

索 引

頁の太字は主要説明箇所を示す.

欧文

A・B
ADOC for school（ADOC-S） 172
Aid for Decision-making in Occupation Choice（ADOC） 133,**176**,186,188
assertive community treatment（ACT） 101
Assessment of Motor and Process Skills（AMPS） 136,185
behavioral and psychological symptoms of dementia（BPSD） 101

C
Canadian Model of Client-centered Enablement（CMCE） 51
Canadian Occupational Performance Measure（COPM） 32,59,136,138
Canadian Practice Process Framework（CPPF） 50
CE 128
clinical clerkship（CCS） **28**,128

D・E
Dissolution Approach for Belief conflict（DAB） 24,**26**,162
Evaluation of Social Interaction（ESI） 172
evidence-based practice（EBP） 120
Excel® 152

G・I
General Instructional Objective（GIO） 87,**126**
International Classification of Functioning, Disability, and Health（ICF） 134

K・M
Kiken Yochi Training（KYT） 79
Management Tool for Daily Life Performance（MTDLP） 51,**112**,134
Medical SAFER 78
mild cognitive impairment（MCI） 101,170

O
OBP 2.0 26
occupational dysfunction 26
Occupational Performance History Interview（OPHI-Ⅱ） 59,138
Occupational Performance Process Model（OPPM） 50
Occupational Therapy Intervention Process Model（OTIPM） 50,136
Occupation Self Assessment（OSA-Ⅱ） 59,138
occupation-based practice（OBP） 130,132,142,144,146,157,162
Off the job training 87
On the job training 87,126,128

P
PDCA サイクル 20
PEO モデル 50

R・S
root cause analysis（RCA） 78
school-AMPS 172
SHELL 78
special interest group（SIG） 127
Specific Behavioral Objectives（SBO） 87,**126**

W
Win-Win 36

和文

あ・い
アウトリーチ 101
一次謝罪 68
一般教育目標（GIO） 87,**126**
医療保険 100
インシデントレポート 78

う・え
運動とプロセス技能の評価（AMPS） 136,185
エンパワメント 35

か
会計管理 90
介護報酬 98
介護保険 102
介護予防教室 113
介護老人福祉施設 103
介護老人保健施設 103
改善 21
外的動機づけ 93
回復期作業療法パス 136
回復期リハビリテーション病棟 100
科学的根拠に基づいた臨床（EBP） 120
学位 123
学習 61
学校作業療法 172
カナダ作業遂行測定（COPM） 32,59,136,138
カナダ実践プロセス枠組み（CPPF） 50
カルテの書きかた 84
環境整備 9,142,148
感染対策 77
カンファレンス 64
管理者 72
　──のタイプ 67

き
企画書 88
起業 75,**94**,184
危険予知トレーニング（KYT） 79
基本方針 **10**,178,180
キャリアデザイン 49,120,122,124
　──,進学に関する 120
救急・救命管理 150
教育業績 123
教育研究職 124
教育システム **86**,126,128,130
共創 177

索引

興味・関心チェックシート　113

く
クオリティマネジメント　78
クライエント　16
　── のストーリーの共有　188
クライエント中心　50
　── の作業療法　16
クリニカル・クラークシップ（CCS）　**28**,128
クリニカルラダー　**86**,126
クレーム　68

け
ケアプラン　160
ケアマネジャー　168
　── との連携　160
ケアユニット　150
計画　21
計画書の作成　64
経験学習理論　129
傾聴　69
軽度認知障害（MCI）　101,170
結果回避義務　79
研究　122

こ
効果　61
貢献　44,60
交渉　66
拘束時間　80
行動目標（SBO）　87,**126**
コーチング　22
ゴールデンサークル　140
国際生活機能分類（ICF）　134
コミュニケーション　37
　──,他職種との　157
根拠に基づいた実践（EBP）　120
根本原因分析（RCA）　78

さ
サービス　40
在宅支援サービス　158
作業　8,62
　── に焦点を当てた実践
　　　20,28,37,38,46,48,56,138,142,144,146,176
　── に焦点を当てた組織　11
　── の可能化　16,**50**,181
　── の大切さ　56
作業機能障害　26
作業遂行プロセスモデル（OPPM）　50
作業遂行歴面接第2版（OPHI-II）　59,138
作業選択意思決定支援ソフト（ADOC）　133,**176**,**186**,188
作業的公正　140
作業に関する自己評価改訂第2版（OSA-II）　59,138
作業場面の共有　164
作業療法介入プロセスモデル（OTIPM）　50,136
作業療法サービス　99
3C分析　94

し
時間の有効利用　34
事業計画書　88
事故対策　76
施設管理　76
施設基準　76
実施　21
社会貢献　12
社会保障給付費　108
収益　**74**,**84**,**90**,**98**
障害者総合支援法　**104**,184
上司　146
　── のタイプ　67
承認欲求　**42**,57
職業的アイデンティティ　124
所属外のつながり　44
書類システムの効率化　152
自律　15
自立支援給付　104
事例検討会　130
新オレンジプラン　101
人材，組織に求められる　14
人材マネジメント　92
新人指導　130
心大血管疾患リハビリテーション料　100
人的ネットワーク　66
信念対立解明アプローチ（DAB）　**24**,**26**,162
信頼　66
診療報酬　**98**,**100**,114

す・せ
ストレスチェック　82
生活行為確認表　113
生活行為向上マネジメント（MTDLP）　51,**112**,**134**
生活行為向上リハビリテーション　102
生活行為申し送り表　110
精神科重症患者早期集中支援管理料　101
説明義務　79
セルフケア　82
セルフマネジメント　4

そ
組織づくり
　──,作業に焦点を当てた　186
　──,作業を主とした　182
組織マネジメント　178

た
退院後生活環境相談員　101
大学院進学　**48**,120,123
タイムマネジメント　118
多施設間共同研究　176
多職種協業　188
他職種の専門性　42
多職種連携，地域包括ケアにおける　110
タスク　119

ち
地域ケア会議　110

索引

地域作業療法　168,185
地域支援事業　109,**113**
地域生活支援事業　104
地域包括ケアシステム　100,**108**,110
地域包括ケア病棟　100
チームアプローチ　188
チームマネジメント　54
中間管理職　66
懲戒処分　81
超過勤務（残業）　154
調査　20

つ
通所介護　103
通所リハビリテーション　102
伝えかた，作業の　156

て
デイケア　170
出来高　12
出来高システム　74
電子カルテ　84

と
動機　176
特定非営利活動法人　182,184
トップダウンアプローチ　133
ドレイファスモデル　86

な
内的動機づけ　93
仲間　146
　──，組織の　38

に・の
認知症　170
　──の行動や心理症状（BPSD）　101
認知症患者リハビリテーション料　101
認知症初期集中支援チーム　103
認知症対応型通所介護　103
認知症短期集中リハビリテーション　103
認知的徒弟制　129
ノルマ　74

は
ハインリッヒの法則　78
働きがい　186
働く　190
バディ・システム　128
ハラスメント　81,83,155

ひ
人−作業−環境モデル　50
ヒューマンエラー　79
費用　90
評価　21

ふ
父権的自己　138

物品管理　77,**148**
プリセプター　130

へ・ほ
勉強会　58,81,86,132,142,144,174
包括的地域生活支援プログラム　101
防災対策　77
報酬制度　98
訪問リハビリテーション　**103**,158,188
母性管理　154

ま・め
マネジメント　**4**,50
面接環境　138
面接内容の共有　164
メンター　**49**,125
メンタルヘルス　**82**,155

も
目標　125
　──の共有，カンファレンスでの　165
目標設定　32
モチベーション　**60**,92
問題　6

よ
予見義務　79

ら
ラインケア　82
ラダー，クリニカルラダー　126

り
リーズニング　41
リーダー　72
リーダーシップ　54
利益　12,36,66,74,90,93,191
　──，クライエントの　43
リスク管理　**78**,148,151
理念　10,178
　──，起業にあたっての　94
リハビリテーションマネジメント　103
理論　46
臨床教育者（CE）　128

れ
連携
　──，教員との　172
　──，行政との　173

ろ
労災　81
労働衛生管理　82
労働基準法　80
労働時間　80
労務管理　**80**,154
論文　122

わ
ワーク・エンゲイジメント　83